Friederike Reumann

OSTEOPATHIE FÜR ZU HAUSE

RÜCKEN

Bibliografische Information der Deutschen Nationalbibliothek
Die Deutsche Nationalbibliothek verzeichnet diese Publikation in der Deutschen Nationalbibliografie. Detaillierte bibliografische Daten sind im Internet über https://dnb.de abrufbar.

Für Fragen und Anregungen
info@m-vg.de

Wichtige Hinweise
Dieses Buch ist für Lernzwecke gedacht. Es stellt keinen Ersatz für eine individuelle medizinische Beratung dar und sollte auch nicht als solcher benutzt werden. Wenn Sie medizinischen Rat einholen wollen, konsultieren Sie bitte einen qualifizierten Arzt. Der Verlag und die Autorin haften für keine nachteiligen Auswirkungen, die in einem direkten oder indirekten Zusammenhang mit den Informationen stehen, die in diesem Buch enthalten sind.

Ausschließlich zum Zweck der besseren Lesbarkeit wurde auf eine genderspezifische Schreibweise sowie eine Mehrfachbezeichnung verzichtet. Alle personenbezogenen Bezeichnungen sind somit geschlechtsneutral zu verstehen.

Originalausgabe
1. Auflage 2025

Türkenstraße 89
80799 München
Tel.: 089 651285-0

Redaktion: Susanne Schneider
Umschlaggestaltung: Pamela Machleidt
Umschlagabbildung: Shutterstock/Pixel-Shot
Abbildungen im Innenteil: alle Fotos von Philipp Schröder, www.donphilipe.com, außer: S. 6: Helena Heilig; S. 29, 63 (Wirbelsäule): Shutterstock/Vectoressa; S. 32, 38, 40: Shutterstock/3dMediSphere; S. 33, 34, 36, 37, 53: Shutterstock/medicalstocks; S. 39 li.: AdobeStock/HANK GREBE; S. 39 re., 47: AdobeStock/Sebastian Kaulitzki; S. 42: Shutterstock/Kjpargeter; S. 43: Shutterstock/sam100; S. 45: AdobeStock/bilderzwerg; S. 49: Shutterstock/Barks (Gehirn), Bahtiar Maulanaa (Organe), Shannon-Chocolate (Nervenstrang); S. 50: Shutterstock/Silver Place; S. 52: AdobeStock/Axel Kock; S. 54: Shutterstock/PushprajP; S.58: AdobeStock/WavebreakmediaMicro; S. 61: Shutterstock/JFontan; S. 63: Shutterstock/Bahtiar Maulanaa
Layout und Satz: Daniel Förster
Duck: Florjancic Tisk d.o.o., Slowenien
Printed in the EU

ISBN Print 978-3-7423-2843-4
ISBN E-Book (EPUB, Mobi) 978-3-7453-2633-8

Friederike Reumann

OSTEOPATHIE FÜR ZU HAUSE

RÜCKEN

Blockaden, Verspannungen und tief sitzende Schmerzen sanft und einfach selbst behandeln

riva

INHALT

Vorwort

von Dr. rer. nat. Torsten Pfitzer

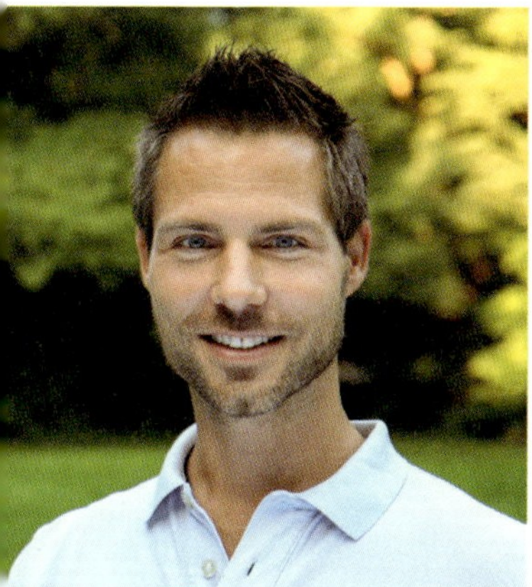

Ein stechender Schmerz im unteren Rücken, Verspannungen in den Schultern oder ein Ziehen bis in die Beine – viele Menschen kennen diese Beschwerden nur zu gut. Doch was, wenn der Schmerz nicht nur ein lästiges Symptom ist, sondern ein Signal Ihres Körpers, das verstanden werden will?

Rückenschmerzen gehören zu den häufigsten Beschwerden unserer Zeit. Viele Menschen, mittlerweile auch etliche Kinder, leiden unter Blockaden, Verspannungen oder tief sitzenden Schmerzen im Rücken, ohne genau zu wissen, was die Ursache ist oder wie sie sich selbst helfen können.

Auch ich habe früher diese Erfahrung gemacht: jahrelange Schmerzen, zahlreiche Untersuchungen, unzählige Therapieversuche – und doch keine nachhaltige Lösung. Erst als ich begann, mich intensiv mit Osteopathie und tatsächlich ganzheitlich wirkenden Therapieansätzen auseinanderzusetzen, erkannte ich, wie entscheidend die eigene Körperwahrnehmung, gezielt regelmäßige Selbstbehandlung und eine ganzheitliche Herangehensweise für eine dauerhafte Verbesserung sind. Diese Erkenntnis, und insbesondere deren Umsetzung, war für mich ein echter Gamechanger.

Als Osteopath und ganzheitlich arbeitender Schmerztherapeut sehe ich täglich Patienten, die sich mit ähnlichen Problemen plagen. Viele kommen nach der üblichen schulmedizinischen Mühle aus Hausarzt, Orthopäde, verschiedensten Schmerzmitteln, Spritzen, bildgebenden Verfahren wie MRT, Neurologe, Physiotherapie, Rückenschule, Operationsempfehlung oder bereits operiert, Reha et cetera in meine Praxis. Kommt Ihnen das bekannt vor? Sie suchen nach einer nachhaltigen und ursächlichen Behandlungsmethode – einer Möglichkeit, die Beschwerden nicht nur kurzfristig zu lindern, sondern sie langfristig in den Griff zu bekommen und wieder echte Lebensqualität zu finden?

Dabei spielen die aktive Mitarbeit und ein ganzheitlich ausgerichteter Ansatz eine entscheidende Rolle: Wer versteht, wie der eigene Körper funktioniert und welche Techniken ihm helfen, kann seine Gesundheit nachhaltig positiv beeinflussen.

Genau hier setzt dieses Buch an. Die Autorin Friederike Reumann ist nicht nur eine erfahrene Osteopathin, Physiotherapeutin und Heilpraktikerin, sondern auch jemand, die mit viel Leidenschaft und Expertise ihr Wissen weitergibt. Mit diesem Ratgeber stellt sie ein wertvolles Werkzeug zur Verfügung, das einerseits fundierte osteopathische Grundlagen vermittelt und andererseits vor allem praktische und wirksame Selbstbehandlungsübungen enthält. Die beschriebenen Techniken und Übungen sind leicht verständlich erklärt und können direkt in den Alltag integriert werden. So kann jeder die eigene Rückengesundheit aktiv in die Hand nehmen – egal, ob es darum geht, akute Schmerzen zu lindern, langjährige Verspannungen zu lösen oder langfristig vorzubeugen.

Ein weiterer großer Vorteil dieses Buches ist die ganzheitliche Betrachtung des Rückens. Denn oft liegt die Ursache der Beschwerden nicht dort, wo der Schmerz empfunden wird. Die osteopathische Herangehensweise hilft, den Körper als Einheit zu verstehen und Zusammenhänge zwischen Muskeln, Faszien, Organen und Nerven zu erkennen. Wer diesen ganzheitlichen Blick einnimmt, kann langfristig von mehr Beweglichkeit, Schmerzfreiheit und einer besseren Lebensqualität profitieren.

Ich empfehle dieses Buch allen, die sich eine praxisnahe, fundierte und vor allem wirksame Anleitung zur Selbstbehandlung wünschen. Es ist eine Bereicherung für alle, die verstehen möchten, wie ihr Körper funktioniert, und die bereit sind, aktiv an ihrer Genesung mitzuwirken. Auch für Therapeuten kann dieses Buch eine wertvolle Ergänzung sein, um Patienten gezielt Anleitungen für Übungen zu Hause mitzugeben und so den Behandlungserfolg zu optimieren.

Ich hoffe, dass dieses Buch Ihnen wertvolle Impulse gibt und Ihnen hilft, Ihre Rückengesundheit nachhaltig zu verbessern. Nutzen Sie das Wissen und die Techniken, die Friederike Reumann hier vermittelt, und erleben Sie, wie viel Sie selbst tun können, um sich wieder wohl und beweglich zu fühlen.

Ihr Dr. rer. nat. Torsten Pfitzer

Vorwort

von Friederike Reumann

Gesundheit ist unser größtes Gut und unsere beste Altersvorsorge! Und dennoch schieben wir die Körperzeichen im Alltag häufig leichtfertig zur Seite, anstatt ihnen mehr Beachtung zu schenken. Das sollten wir tun, denn der Körper warnt uns in der Regel frühzeitig vor drohenden Überlastungen und bevor die Beschwerden so stark werden, dass wir einen Arzt aufsuchen müssen.

Dieses Buch soll dir dabei helfen, deinen Rücken besser kennenzulernen und typische Überlastungen frühzeitig aufzudecken. Dadurch bekommst du die Möglichkeit, dich deinen Symptomen zuzuwenden und mit passenden Übungen rechtzeitig für mehr Rückenwohl zu sorgen. Außerdem lernst du, deine Rückenschmerzen besser einzuschätzen: Wann musst du zum Arzt und bei welchen Schmerzen kannst du dir in Zukunft selbst helfen? Dadurch wirst du zu deinem eigenen Rückenheiler und erkennst besser, wann Alltagsaktivitäten zu einer Rückenbelastung werden und mit welchen Aktivitäten du die Wirbelsäule stärken kannst.

Rückenschmerzen haben meist viele Ursachen: Fehlhaltungen im Alltag, Überlastungen bestimmter Organe oder Muskelschwund durch Bewegungsmangel. Die Osteopathie und damit auch die osteopathischen Übungen aus diesem Buch helfen dir, deine Beschwerden mit einem ganzheitlichen Blick zu erkennen. Gerade bei akuten Schmerzen ist es zwar gut, sich zunächst um die Symptome zu kümmern. Doch wenn du zusätzlich Rückenschmerzen dauerhaft vermeiden möchtest und auf Schmerzmittel verzichten willst, dann ist die Osteopathie das richtige Mittel, um die Ursache der Beschwerden aufzulösen und das Bewusstsein zu schulen, rückenschädliche Muster im Alltag aufzulösen.

Ich habe darauf geachtet, Übungen zu erstellen, mit denen du dir leicht und risikofrei eine routinemäßige Praxis im Alltag aufbauen kannst. Die Rücken-Duos ab Seite 164 dauern beispielsweise nur fünf Minuten. Sie passen daher auch in einen vollen Terminkalender und lindern deine Schmerzen effektiv und nachhaltig. Sobald du dir mehr Zeit für deinen Rücken einräumen möchtest, steht dir das Rücken-Präventivprogramm zur Verfügung. Schaue es dir über den QR-Code in Ruhe an und nimm dir Zeit zum Üben.

Als Osteopathin und Physiotherapeutin habe ich langjährige Erfahrung mit Rückenschmerz-Patienten und weiß: Alle Betroffenen profitieren davon, sich mehr Rückenwissen anzueignen und Übungen zu kennen, die sie im Akutfall oder präventiv für den Rücken anwenden können. Dadurch können die meisten alltäglichen Rückenbeschwerden schnell selbst und eigenverantwortlich gelindert werden und die Angst, sich falsch zu bewegen, geht verloren. Das ist nicht nur wohltuend, sondern auch praktisch, denn heutzutage ist es schwieriger, schnell einen Termin in einer osteopathischen oder ärztlichen Praxis zu bekommen.

Mein Wunsch ist, dich mit diesem Buch zu motivieren, auf einen rückenfreundlichen Alltag zu achten, und dir Ideen zu geben, wie du deinen Arbeitsplatz und deine Aktivitäten gesünder gestalten kannst. Werde zu deinem eigenen Rückenheiler und hab Spaß daran, dich richtig gut um deinen Rücken zu kümmern!

Er wird es dir mit einem beschwerdefreien Alltag danken und dich munter, stabil und mit viel Flexibilität durch dein Leben führen!

Deine Friederike

KAPITEL 1

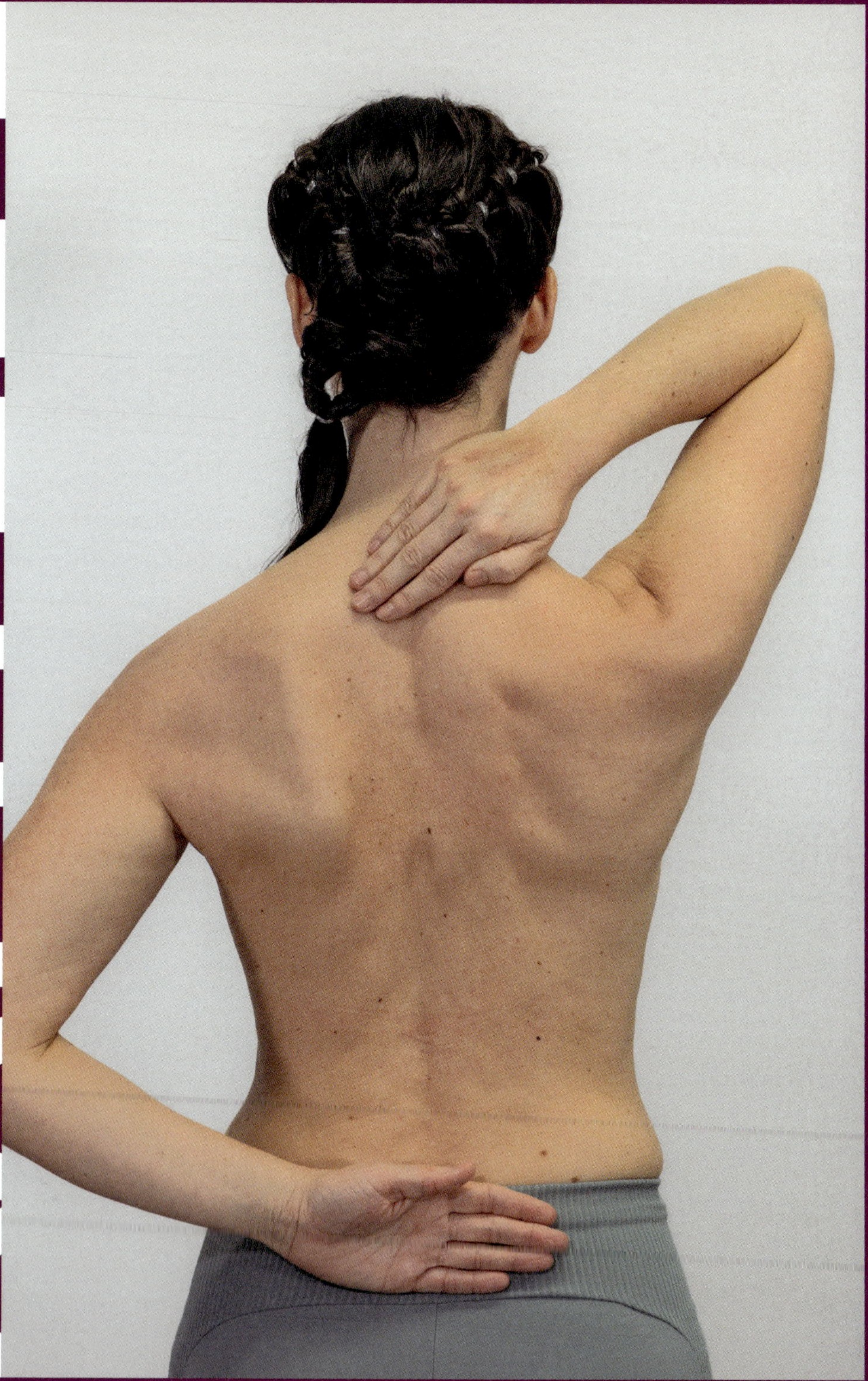

DIE GRUNDLAGEN DER OSTEOPATHIE BEI RÜCKENSCHMERZEN

Osteopathie hilft bei den meisten Rückenschmerzen schnell und effektiv, denn die Behandlungsphilosophie betrachtet den Körper als Ganzes, anstatt nur die Symptome zu therapieren. Osteopathen suchen nach der eigentlichen Ursache der Beschwerden, die oft nicht direkt im Rücken liegt, sondern beispielsweise in Fehlhaltungen, bei den Faszien oder bei den inneren Organen begründet ist. Durch den ganzheitlichen Behandlungsansatz ist der Erfolg, Rückenschmerzen in den Griff zu bekommen, oft langfristig gegeben. Durch Korrekturen von Disbalancen ist es in vielen Fällen möglich, die körpereigenen Selbstheilungskräfte so zu aktivieren, dass gerade akute Beschwerden schon nach wenigen Behandlungen beseitigt sind.

Behandlungsstrategie für schnelle und nachhaltige Hilfe

Lasst uns zunächst etwas tiefer in die osteopathische Behandlungsphilosophie eintauchen, bevor wir mit dem Gedanken spielen, osteopathische Behandlungsimpulse an uns selbst anzuwenden. Osteopathie basiert auf einer ganzheitlichen Betrachtungsweise, die davon ausgeht, dass der menschliche Körper eine Einheit ist und sich der Körper bei einem Ungleichgewicht selbst regulieren kann. Das bedeutet: Strukturen und Funktionen von Knochen, Muskeln, Faszien und Organen sind untrennbar miteinander verbunden, und Probleme in einem Bereich können Auswirkungen auf andere Körperabschnitte haben.

Darum betrachten Osteopathen nicht nur einzelne Symptome, sondern haben den gesamten Organismus im Blick. Findet sich der Auslöser für Beschwerden, beheben Osteopathen die vorhandenen Disbalancen im Körper und stellen das Gleichgewicht wieder her: Das Nervensystem reguliert sich und bringt Blut, Lymphe und Wasser wieder in Fluss. Damit ist der Körper in der Lage, sich selbst zu heilen und Beschwerden nachhaltig zu beseitigen.

Als Begründer der Osteopathie gilt der Arzt Andrew Taylor Still (1828 bis 1917), der im 19. Jahrhundert das Konzept der Osteopathie entwickelte, niederschrieb und an seine Schüler weitergab. Seine Motivation war, durch die Osteopathie eine nicht invasive Behandlungsmethode zu entwickeln, die in der Lage ist, die körperlichen Selbstheilungsprozesse zu unterstützen und das natürliche Gleichgewicht im Körper wiederherzustellen.

In Bezug auf den Rücken betrachtet die Osteopathie bei Wirbelsäulenproblemen nicht nur die spürbaren Symptome am Rücken. Osteopathen möchten die Ursache der Beschwerden ergründen und diese, neben den akuten Symptomen, behandeln. Denn oft entstehen Rückenschmerzen durch Fehlhaltungen oder durch Probleme in anderen Körperbereichen. Sogar Verdauungsstörungen, Fehlstellungen der Füße oder verklebte Faszien im Beckenbereich können Rückenschmerzen verursachen.

Demnach wirst du in einer osteopathischen Behandlung feststellen, wie dein Behandler ganzheitliche Strategien zur Linderung deiner Rückenprobleme anwendet. Möglicherweise mobilisiert er zunächst blockierte Wirbel und lindert akute Beschwerden. In einem zweiten Schritt geht er dann noch auf weitere Körperstrukturen ein, die sich in einem Ungleichgewicht befinden. Das können bei Rückenschmerzen beispielweise die Füße sein oder Darmklappen mit einem zu hohen Tonus. Dank des holistischen Behandlungsansatzes ist es in vielen Fällen möglich, die Ursache der Beschwerden aufzulösen und für nachhaltiges Rückenwohl zu sorgen.

Manuelle Techniken: Mobilisation, Manipulation und Dehnung

Osteopathen nutzen ihre geschulten Hände, die feinste Veränderungen im Körpergewebe, Blockaden in der Wirbelsäule oder verspannte Muskeln und Dysfunktionen der Organe aufspüren und behandeln können. Sie mobilisieren unbewegliche Gelenke, dehnen Muskeln und drainieren Organe oder manipulieren, wenn nötig, blockierte Wirbel und Gelenke, bis das Zusammenspiel aller Körperfunktionen wieder stimmt. Dadurch kommt der Körper in die Kraft, sich mit seinen Selbstheilungskräften zu regenerieren und sich zu heilen.

Die Fähigkeit, die Hände als Tool zu benutzen und Körperzeichen zu entdecken oder Unstimmigkeiten aufzuspüren, steckt in jedem von uns – also auch in deinen Händen. Wusstest du zum Beispiel, dass Osteopathen oft nur mit minimalem Druck arbeiten, aber genau dosierten Griffen? Selbst sanfte, gezielte Impulse können Spannungen lösen, die Durchblutung verbessern und das Nervensystem beruhigen – oft mit verblüffender Wirkung auf Rückenschmerzen. Du brauchst also für deine Selbstbehandlung mit Osteopathie nicht mal viel Kraft anzuwenden. Es kommt mehr auf deinen Spürsinn an und auf die Fähigkeit, sich auf Körperzeichen einzulassen, sie ernst zu nehmen und achtsam damit umzugehen. Mit ein wenig Übung kannst du lernen, deinem Körper wieder besser zuzuhören und ihn gezielt mit manuellen Handgriffen dabei zu unterstützen, sich selbst zu helfen.

Warum Osteopathie bei Rückenschmerzen so gut hilft

Patienten mit Rückenproblemen schätzen an der Osteopathie besonders die ganzheitliche Betrachtung. Statt nur die schmerzende Stelle am Rücken zu behandeln, suchen Osteopathen nach der eigentlichen Ursache der Beschwerden, sei es eine Fehlhaltung im Muskel-Skelett-System, wie ein Beckenschiefstand, oder ein Problem mit den inneren Organen oder Faszien. Viele Betroffene mögen es, dass Osteopathie ohne starke körperliche Eingriffe und Medikamente auskommt und sie

EINE BEHANDLUNG IN DER OSTEOPATHISCHEN PRAXIS

Osteopathie ist eine Behandlungsmethode, die sowohl bei akuten Rückensymptomen als auch bei chronischen Rückenbeschwerden eingesetzt werden kann. Die Schulmedizin klassifiziert Rückenprobleme nach Symptomen und Krankheitsbildern. Viele Krankenkassen verlangen deshalb eine sogenannte ICD-10-Diagnose wie M54.5 (Kreuzschmerzen) und ein ärztliches Rezept für die Kostenübernahme einer osteopathischen Behandlung. Die Osteopathie weicht in gewisser Weise von der gängigen Klassifikation von Rückenbeschwerden ab; Osteopathen verstehen den Körper ganzheitlich und betrachten ihn als funktionelle Einheit.

Eine Behandlung beim Osteopathen dauert in der Regel 30 bis 60 Minuten und wird von den meisten privaten und gesetzlichen Krankenkassen bezuschusst. Die Befundung und das Anamnesegespräch sind feste Bestandteile des Termins und bestimmen die nächsten Behandlungsschritte. Nach der Behandlung sollte man sich ausruhen und dem Körper Zeit schenken, seine Selbstheilungskräfte zu aktivieren und wirken zu lassen. Manchmal kommt es zu Erstreaktionen, die durchaus etwas heftiger zu spüren sind: Das können etwa Kopfschmerzen sein oder Muskelkater und Erschöpfung. Die Behandlungsanzahl und der Abstand zwischen den Behandlungen richtet sich nach dem Patienten und seinem Beschwerdebild.

sich nach wenigen osteopathischen Behandlungen deutlich besser fühlen. Osteopathen nehmen sich viel Zeit und hören genau zu, denn durch Gespräche finden sich oft schädliche Bewegungsmuster oder Hinweise aus der Krankheitshistorie, die mit den Beschwerden zusammenhängen. Wer zum Beispiel viel sitzt, einer einseitigen Belastung durch Beruf oder Sport ausgesetzt ist oder Fehlhaltungen entwickelt, kann muskuläre Disbalancen entwickeln, die der Osteopath in der Behandlung erkennt und korrigiert. Dadurch geht die Osteopathie über rein mechanische Behandlungen hinaus und bezieht den gesamten Lebensstil mit ein: Betroffenen wird bewusst, dass sie selbst aktiv sein können und sich viele rückenschädigende Gewohnheiten verbessern lassen. Außerdem sind schmerzauslösende Zusammenhänge leichter zu verstehen. Daraus entwickelt sich ein tieferes Verständnis für den Rücken und ein besserer Spürsinn für seine Alarmzeichen.

Sich selbst mit osteopathischen Griffen behandeln

In diesem Buch möchte ich dir einige einfache osteopathische Techniken zeigen, die du selbst risikofrei anwenden kannst. Dein Basiswerkzeug dafür sind Techniken zur körperlichen und geistigen Entspannung, damit du deinen Rücken besser spürst und dir seine Alarmzeichen auffallen. Zu diesem Zweck habe ich dir ab Seite 19 ein paar Übungen zusammengestellt, die dir helfen, ein besseres Gefühl für deinen Rücken zu bekommen. Sobald du eine gewisse Routine für deine Spürarbeit entwickelt hast, fällt es dir sogar im herausfordernden Alltag leichter, warnende Symptome deines Rückens bewusst wahrzunehmen und rechtzeitig gegenzusteuern, bevor dich ernsthafte Rückenprobleme plagen. Gegensteuern kannst du dann ganz konkret: Ich zeige dir Handgriffe zur Lockerung von allen relevanten Körperstrukturen, die deinen Rücken akut schmerzhaft beeinträchtigen können. Manchmal ist es sinnvoll, die Muskeln in bestimmten Körperhaltungen vorzudehnen, Faszien auseinanderzuziehen oder Nerven zu mobilisieren. Wenn bestimmte manuelle Griffe mit spezifischen Körperhaltungen verknüpft werden, entstehen die osteopathischen Übungen, die ich dir in diesem Buch vorstelle. Das große Kapitel mit den zahlreichen Übungen, die viele osteopathische Impulse zu akuten und chronischen

Rückenbeschwerden enthalten, findest du ab Seite 67. Damit du die Angst verlierst, etwas falsch zu machen, werden wir uns vorab noch mit der Rückenanatomie beschäftigen. Keine Sorge, wir besprechen nur die Rückenstrukturen, die für deine Selbstbehandlung relevant sind, und gehen nicht zu sehr in die Tiefe. Interessant wird für dich die große Rückenfaszie sein und die Rückenmuskeln, die am häufigsten Schmerzen auslösen.

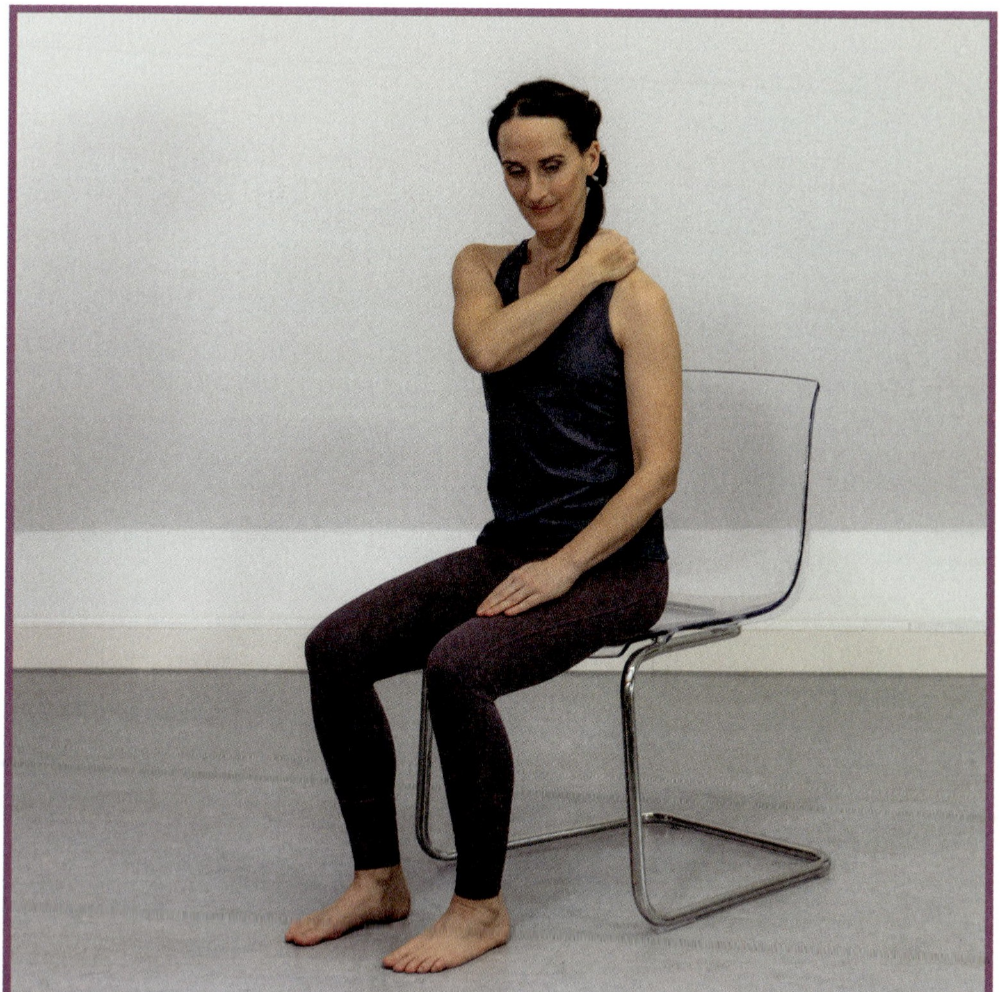

Mit osteopathischen Griffen kannst du Gewebe lockern und Verklebungen lösen. Achte darauf, die Hände bei den Griffen nicht zu verkrampfen.

OSTEOPATHISCHE IMPULSE FÜR DIE SELBSTBEHANDLUNG

Die Hände von Osteopathen sind über Jahre speziell so ausgebildet worden, dass sie selbst kleinste Veränderungen an den Körperstrukturen aufspüren. Dazu braucht es viel praktische Erfahrung und einen guten Spürsinn. Zudem kennen sich Osteopathen bestens mit der Anatomie und der Physiologie des Körpers aus und erschließen sich so die Zusammenhänge von Ursache und Symptomen in kürzester Zeit.

Dieses Buch vermag zwar aus dir keinen Osteopathen zu machen, aber alle osteopathischen Impulse, die ich dir hier zeige, sind den Originalgriffen von Osteopathen nachempfunden und können eine ähnliche Wirkung erzielen. Mit etwas Übungspraxis wird es dir leicht gelingen, die Griffe sicher anzuwenden und selbst für Rückenwohl zu sorgen. Für ein paar Selbstbehandlungsimpulse benötigen wir noch zusätzliche Tools, wie Schröpf-Cups oder Faszienrollen. Dazu erfährst du ab Seite 24 mehr.

Doch zunächst gebe ich dir ein paar Tipps, wie du deine Selbstbehandlung zu Hause optimieren und aufbauen kannst. Der wichtigste Faktor ist, dir einen Ort ohne Ablenkung zu schaffen, an dem du entspannst und deinem Rücken deine ganze Aufmerksamkeit schenken darfst. Idealerweise ist dieser Ort ruhig, gut belüftet und angenehm eingerichtet, vielleicht mit ein paar Kerzen oder beruhigendem Licht. So signalisierst du deinem Körper, dass jetzt Zeit für Regeneration ist.

Bequem von zu Hause aus üben

Erst in Ruhe, dann, wenn wir vom Alltag abschalten, spüren wir meist die Symptome am Rücken stärker und können sie nicht mehr so leicht ignorieren. Woran liegt das?

Unser Körper fordert in diesen Momenten der Ruhephasen unsere Aufmerksamkeit. Er zeigt uns, wo Spannungen sitzen und wo wir eventuell lange über unsere Grenzen gegangen sind. Während du dich bewegst oder mental beschäftigt bist, sind dein Gehirn und dein Nervensystem auf Aktivität fokussiert, der Körper ist dann im Funktionsmodus. In diesem Zustand wird Schmerz oft ausgeblendet oder nur am Rande wahrgenommen. Doch sobald du zur Ruhe kommst, dich hinsetzt oder ins Bett legst, fällt diese Ablenkung weg. Die äußere Stille lenkt den Blick nach innen, und du nimmst plötzlich wahr, wie es deinem Körper wirklich geht.

Verspannungen, Druckgefühl, Wärme oder ein Ziehen im Rücken drängen sich in den Vordergrund und fordern Beachtung. Was vorher nur unterschwellig wahrgenommen wurde, wird nun spürbar, wie eine leise Stimme, die sich jetzt zu Wort meldet. Bewegung und Alltagsablenkungen halten Schmerzempfindungen und leichtere Beschwerden oft im Hintergrund, während Ruhe sie sichtbar oder spürbar macht. Diese Momente sind wichtig und wertvoll, denn sie öffnen den Raum, in dem Heilung beginnen kann – wenn du lernst, genau hinzuspüren und die Signale deines Körpers zu verstehen. Um deinen Spürsinn für den Rücken zu schulen, empfehle ich dir daher, dir für deine Selbstbehandlung Zeit zu nehmen und dir einen Übungsort zu schaffen, an dem du gerne bist und an dem deine Alltagsaktivitäten zur Ruhe kommen können. In einem entspannten Zustand äußern sich dann selbst diffusere Schmerzen am Rücken klarer und dir fallen Dinge auf, die im Alltag untergegangen sind, zum Beispiel dass du den ganzen Tag ungünstiges Schuhwerk getragen hast. Jetzt, wo du die Schuhe ausziehst, fühlst du die Verspannungen in deinen Zehen. Ob das ein Faktor sein könnte, der deine Schmerzen noch verstärkt? Du wirst es mit der Zeit herausfinden – das und noch viele weitere Gewohnheiten, die deiner Wirbelsäule schaden.

Sich in einer entspannten Atmosphäre wohlfühlen

Bei dem Termin für dich selbst geht es darum, eine heilsame Verbindung zu deinem Rücken zu schaffen und seine Alarmzeichen nicht nur zu registrieren, sondern auch zu handeln und zu behandeln. Je klarer dir deine Symptome werden, desto besser lernst du sie einzuschätzen, sie zuzuordnen und die passende Übung zum Auflösen deiner Beschwerden auszuwählen.

Um dich aus dem Alltag auszuklinken und zur Ruhe zu kommen, hilft eine angenehme Atmosphäre zu Hause. Ein aufgeräumter, gut durchgelüfteter, aber dennoch warmer Raum bietet die Grundlage, dass dein Körper Stress abbaut, und er versorgt dich mit frischem Sauerstoff. Stressabbau und eine bessere Durchblutung sind zwei wesentliche Basics zur Heilung!

Sorge für gemütliches Licht. Zu grelles Licht fährt die Aktivität im Körper eher wieder hoch. Doch für die meisten Übungen ist es besser, sich Zeit und Ruhe zu gönnen. Schalte nach Möglichkeit alle elektrischen Geräte aus, insbesondere den Fernseher, das WLAN und das Handy, damit du nicht abgelenkt wirst und du ganz für dich sein kannst.

Zum Üben brauchst du eine bequeme Unterlage, wie eine Decke mit ein paar Kissen oder eine dickere Fitnessmatte. Stelle dir auch einen stabilen Stuhl bereit und all die Tools, die du zum Selbstbehandeln nutzen möchtest. Es ist herausfordernd, sich Zeit für sich selbst zu nehmen, gerade wenn Kinder und ein voller Alltag dich fordern. Mit ein paar Anpassungen wird es dir dennoch gelingen, dir Raum für die Selbstbehandlung zu schaffen. Mache mit deinem Partner zum Beispiel einen festen Termin aus, an dem du Zeit für deine Rückenübungen bekommst, während dein Partner auf die Kinder aufpasst. Oder übe in einem Zeitfenster, wenn die Kinder schlafen, etwa morgens, bevor der ganze Trubel losgeht. Die Duos ab Seite 164 eignen sich dann besonders gut, denn sie lindern deine Rückenbeschwerden effektiv, dauern aber nur fünf Minuten.

Den Rücken besser spüren

Einen besseren Spürsinn für osteopathische Griffe und für den Rücken zu entwickeln, erfordert Geduld, Achtsamkeit und eine regelmäßige Praxis. Erst mit Übungsroutine und dann, wenn die Rückenmuskeln stärker werden, gelingt es leichter, Rückensignale zu erkennen und ihre Zusammenhänge zu verstehen. Doch du wirst sehen, wie es dir schnell mehr Spaß bringt, dich um deinen Rücken zu kümmern: Du bekommst mit der Zeit deine Rückenprobleme immer besser in den Griff und brauchst nicht mehr so viele Termine bei Ärzten und Osteopathen.

Die folgenden Übungen helfen dir, deinen Körper zu entspannen und ein besseres Gefühl für deinen Rücken zu bekommen. Streue sie immer wieder in deinen Alltag ein oder, noch wirkungsvoller: Schenke dir Zeit für deine Rückenentspannung, bevor du mit den eigentlichen Übungen beginnst.

SO FÜHLT SICH DEIN RÜCKEN AN

Diese Übung eignet sich auch für Anfänger, die zuvor noch keine Berührungspunkte mit Entspannungsübungen hatten. Der Boden als Unterlage – oder die Wand als Unterstützung – macht es einfacher, die Begrenzungen des Rückens zu spüren, sich zu zentrieren und den Rücken ganz intensiv und bewusst zu entdecken. Die Variante, das Stehen an der Wand, erlaubt, sich noch mehr auf die Körperhaltung und Körperstatik zu fokussieren. Gerade wenn das Abschalten schwerfällt, ist der Einstieg in die Rückenentspannung mit der Variante für viele leichter. Mein Vorschlag: Probiere beide Möglichkeiten aus und behalte jene bei, die dir intuitiv mehr zusagt.

- Lege dich ganz entspannt auf den Rücken und schließe die Augen. Lasse deine Atmung und deinen Herzschlag zur Ruhe kommen. Fühle dann, wie dein ganzer Rücken auf dem Boden liegt.
- **Frage dich:**
  - Wie fühlt er sich an? Wo deckst du Spannung auf? An welchen Stellen fühlt er sich richtig gut an?
  - Welche Signale sendet dir dein Rücken jetzt? Nimm wahr, ohne zu werten. Spüre einfach.
  - Folge dann deiner ersten Intuition: Wie kannst du deinem Rücken heute helfen? Was braucht er, damit es ihm besser geht?

Variante an der Wand

- Lehne dich an eine Wand an, um die Grenzen und Umrisse deines Rückens besser zu spüren.
- Wie stehst du gerade? Ist das Körpergewicht gleichmäßig auf beide Beine verteilt?
- Kannst du die Fersen, das Gesäß, die Schulterblätter und den Hinterkopf an der Wand anlehnen und dich so aufrichten?
- **Frage dich:** Hast du das Gefühl, du ziehst eine Schulter höher als die andere? Dann korrigiere deine Körperhaltung ganz nach deinem Gefühl. Beginne in den Füßen und ende am Kopf.

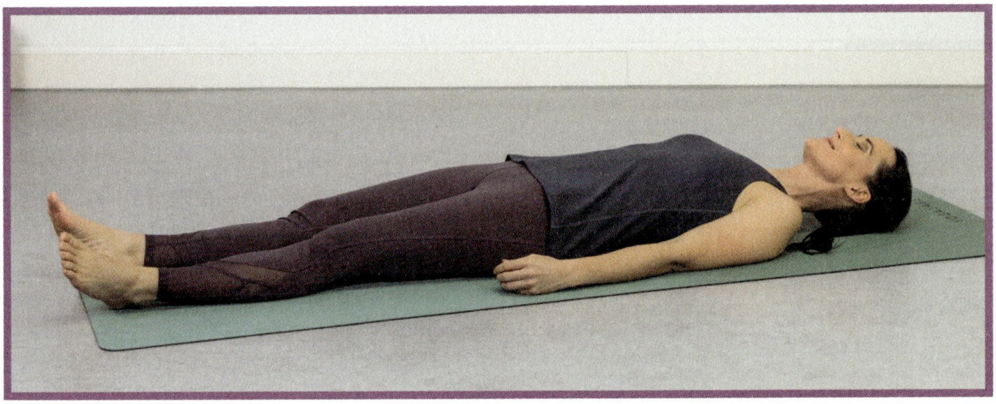

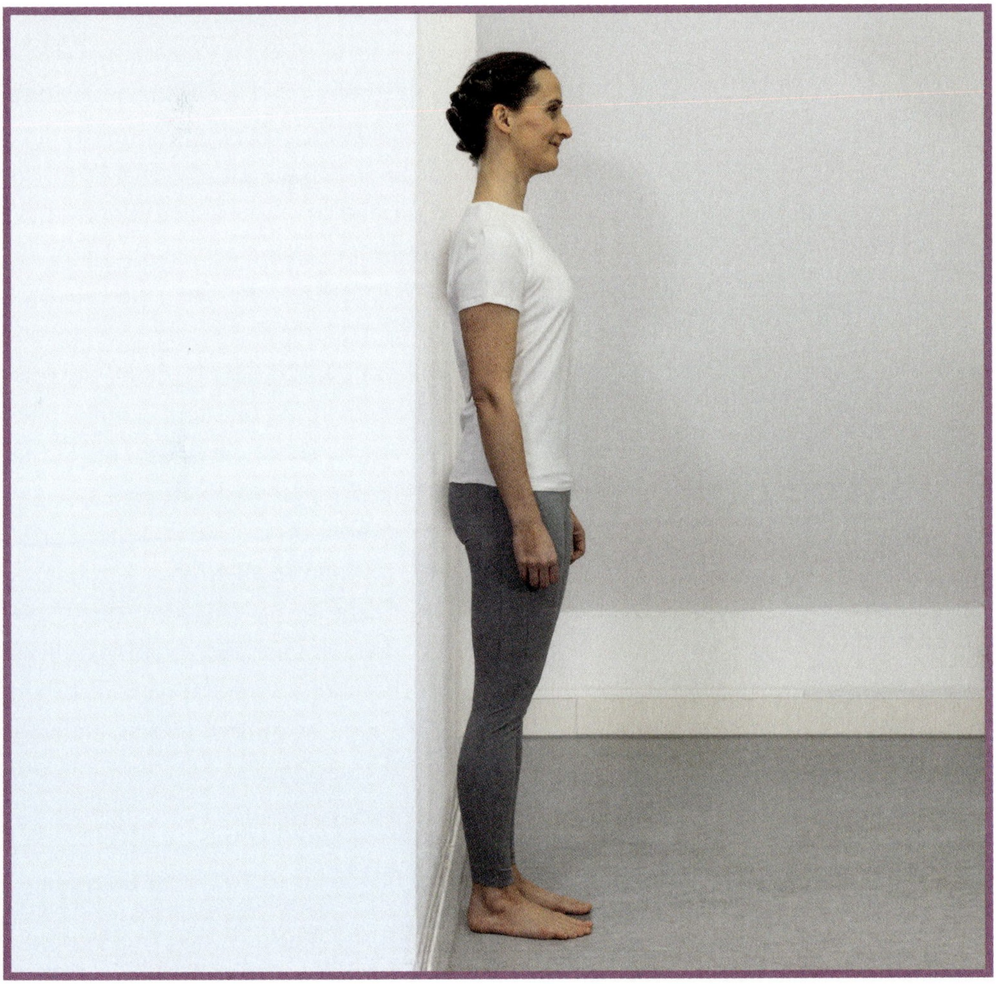

DIE KÖRPERHALTUNG VOR DEM SPIEGEL KORRIGIEREN

Manchmal fällt es leichter, die eigene Körperhaltung zu korrigieren, wenn man sich im Spiegel sieht. Mir geht das auch so: Im Spiegel fällt mir sofort auf, wie ich eine Schulter unbewusst hochziehe oder wie sich mein Becken verdreht hat. Wie geht es dir mit der Übung? Probiere sie aus und versuche, anhand deines Spiegelbildes deine Haltung zu korrigieren, bis du ein gutes Gefühl hast.

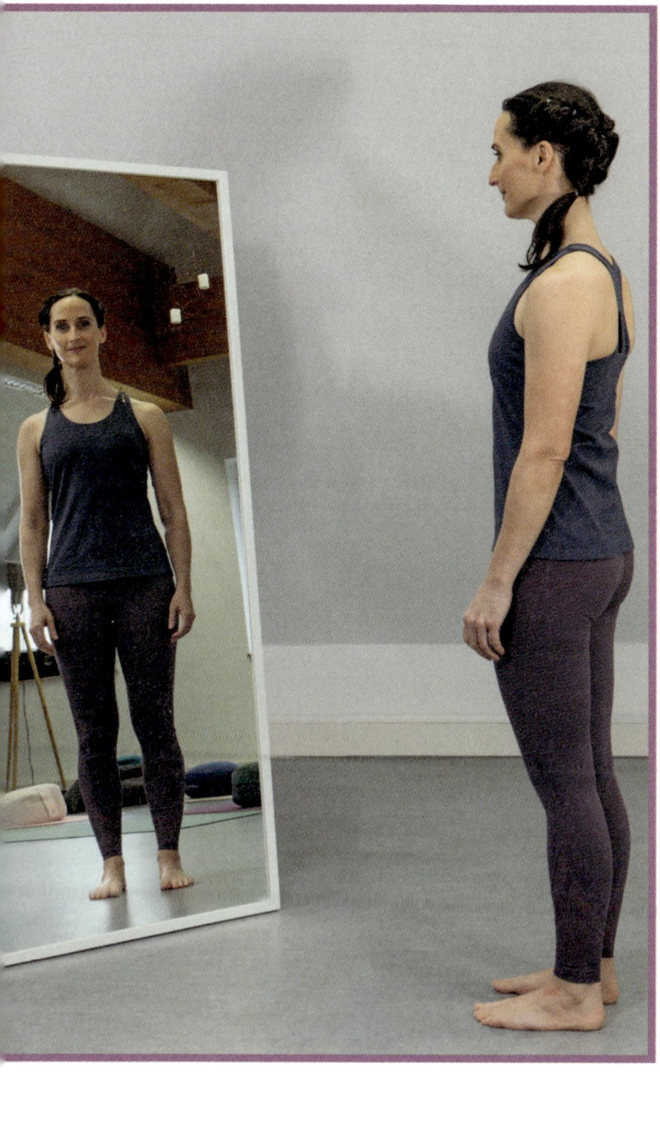

- Stelle dich vor einen Spiegel, so wie du im Alltag stehst. Schaue deine Körperhaltung im Ganzen an. Wie wirkt sie auf dich? Welche Stimmung spiegelt deine Haltung wider? Welche Korrekturtipps würdest du jemandem geben, der genau so wie du jetzt dasteht?
- Setze deine eigenen Tipps an dir selbst um. Beginne vielleicht an deiner Fuß- und Kniestellung oder kippe das Becken so, dass es sich für dich gut anfühlt. Vielleicht fallen dir Areale im Schulter-Nacken-Bereich auf, die verspannt aussehen und die du jetzt entspannen kannst.
- **Frage dich:** Wie wirkt dein Spiegelbild nach der Selbstkorrektur auf dich? Was hat sich in deinem Geist verändert und auf welche Rückenpartien willst du heute besonders achten?

DER TEST AUF ZWEI WAAGEN: IST MEIN RÜCKEN GLEICHMÄSSIG BELASTET?

Für die Übung brauchst du zwei herkömmliche Personenwaagen und einen Partner, der dir dabei hilft, das Gewicht abzulesen. Bitte deinen Partner zu schauen, ob du dein Gewicht im Stehen gleichmäßig verteilt hast. Wenn eine der beiden Waagen deutlich mehr Gewicht anzeigt, ist das ein Zeichen für einen Beckenschiefstand und ein Indiz dafür, dass du deinen Rücken mit jedem Schritt überlastest.

- Stelle zwei Waagen im hüftbreiten Abstand auf und stelle dich mit je einem Fuß auf eine Waage. Richte den Blick nach vorn. Dein Partner steht neben dir.
- Lasse dann von deinem Partner die Anzeige beider Waagen überprüfen. Wird auf beiden Waagen nahezu das gleiche Gewicht angezeigt? Wenn ja, dann hast du dein Körpergewicht gut verteilt.
- Gibt es größere Differenzen? Dann korrigiere dich, bis auf beiden Zifferblättern oder Digitalanzeigen ähnliches Gewicht angezeigt wird. Dein Partner kann dir mit Anweisungen helfen, das Gewicht gleichmäßig zu verteilen. Vermeide, selbst nach unten auf die Waagen zu schauen, denn dadurch wird das Ergebnis verfälscht.
- **Frage dich:** Ist dein Körpergewicht gleichmäßig verteilt? Wenn ja, dann hast du wahrscheinlich keinen Beckenschiefstand.

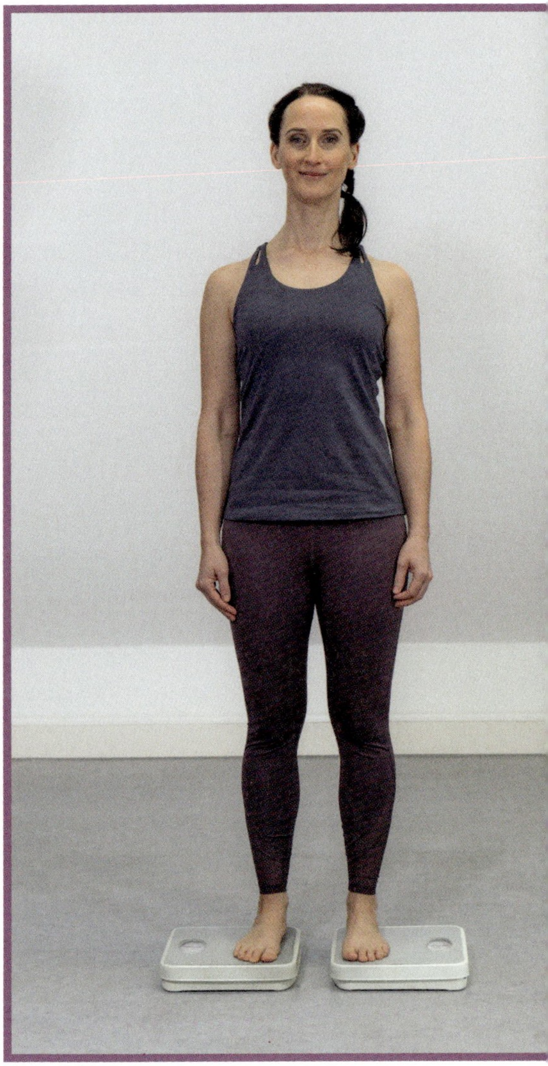

Unterstützende Übungstools

Bevor wir im zweiten Kapitel mit den osteopathischen Rückenübungen loslegen, stelle ich dir jetzt einige nützliche Hilfsmittel vor, die du für deine Praxis brauchst. Für deine Rückenübungen ist hauptsächlich eine rutschfeste, bequeme Matte erforderlich und ein stabiler Stuhl. Dazu kommen noch ein paar Tools, mit denen die Griffe leichter werden, oder Kissen und Decken, die du als Lagerungshilfen für die Beine, den Rücken oder den Kopf verwenden kannst. Im Anhang ab Seite 188 findest du eine Liste mit Empfehlungen und Adressen, wo du gute Übungstools erwerben kannst.

Schröpf-Cups

Ich empfehle dir Cups aus Naturkautschuk. Diese sind sehr strapazierfähig und gehen nicht kaputt, wenn sie sich mal von der Haut lösen und zu Boden fallen. Für die Rückenbehandlung eignen sich Cups in einer mittleren Stärke und einem Durchmesser von 4 bis 5 Zentimetern. Für den Halsbereich sind kleinere Cups manchmal etwas besser zu händeln. Mit Schröpf-Cups bekommen Muskeln, Haut und Faszien einen schnellen Durchblutungskick, mit dem die Heilung angeregt wird. Man kann die Cups auch direkt auf Triggerpunkte aufsetzen, damit diese gezielt gelöst werden.

Faszienrolle

Eine Faszienrolle zur Rückenbehandlung sollte mindestens 30 Zentimeter lang sein. Breiteren Menschen empfehle ich, die Länge der Faszienrolle entsprechend anzupassen. Mit einer Rolle, die einen Durchmesser von 15 Zentimetern hat, kannst du alle Rückenübungen gut ausführen. Es gibt verschiedene Härtegrade. Wenn du noch nie eine Faszienrolle benutzt hast oder empfindsamer bist, empfehle ich dir, mit einer mittleren Stärke anzufangen. Falls du im Fitnesscenter aktiv bist oder gerade in einer Physiotherapiepraxis behandelt wirst, frage nach, ob du verschiedene Faszienrollen ausprobieren kannst.

Bolster

Dieses spezielle Kissen, das häufig in entspannten Yogastunden genutzt wird, eignet sich gut zur Unterstützung des Rückens und zum Unterpolstern von Körperteilen in einigen Übungen, die in diesem Buch vorgestellt werden. Das gilt vor allem dann, falls du für manche Haltungen noch nicht so flexibel bist. Ein Bolster ist optimalerweise etwa 60 Zentimeter lang und hat einen Durchmesser von 20 bis 30 Zentimetern. Ideal ist, wenn das Bolster mit Bio-Dinkelspelz gefüllt ist. Dann passt es sich schön an den Körper an. Als Alternative kannst du ein größeres, festeres Sofakissen nutzen, wenn du nicht extra in Equipment investieren möchtest.

Korkblock

Mit einem Korkblock können Haltungen stabilisiert werden, zum Beispiel dann, wenn das Becken in der Rückenlage angehoben und gehalten werden soll und die Muskulatur dazu noch zu schwach ist. Er unterstützt in manchen Positionen den Kopf oder hilft mit, die Oberschenkel zu unterlagern, damit sich die Muskeln in bestimmten Haltungen besser entspannen können. Falls du keinen Korkblock zur Hand hast, nimm dir ein dickes, gebundenes Buch, das etwa ein Format von einem rechteckigen Pflasterstein hat.

Handtuch und ein kleineres Gästehandtuch

Für die Übungen brauchen wir zwei verschieden große Handtücher. Ideal ist ein Gästehandtuch, das sich zu einer kleinen, dünnen Rolle wickeln lässt, und ein Handtuch im Format von circa 50 mal 100 Zentimetern. Das gewickelte Gästehandtuch brauchen wir bei Übungen, in denen wir Rippen- oder Beckenblockaden lösen wollen. Das größere Handtuch wird im dritten Kapitel ab Seite 186 (»Heiße Nackenrolle bei muskulären Verspannungen«) zu einem wertvollen Massagetool.

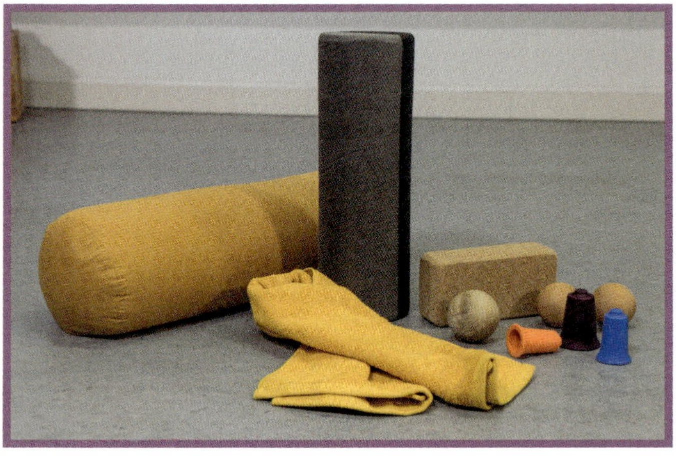

Mit einfachen Hilfsmitteln lassen sich gezielt und effektiv Schmerzen lösen und vorbeugen.

Woran erkenne ich, dass meine Behandlung wirkt?

Die Übungen aus diesem Buch sollen vorrangig Rückenschmerzen lindern, damit du dich besser bewegen und deine Alltagsaktivitäten schnell wieder aufnehmen kannst. Darüber hinaus hat deine osteopathische Selbstbehandlung das Ziel, überlastete Körperstrukturen zu regulieren, die dir geholfen haben, trotz Schmerzen den Alltag weitgehend zu bestreiten. Dazu zählen überwiegend Muskeln und Faszien, aber auch Organe und Blutgefäße. Du wirst spüren, wie sich dein Leben durch die Übungen verbessert und wie du insgesamt achtsamer und liebevoller deinen eigenen Körper umsorgst.

Es gibt bestimmte Körperreaktionen, die dir direkt anzeigen, dass deine Selbstbehandlung bereits wirkt und dass der Körper beginnt, sich selbst zu regulieren und zu heilen. Deine Haut kann zum Beispiel nach einer Massage oder Schröpfkopfbehandlung rot werden – ein Zeichen besserer Durchblutung: Der Körper beginnt, Schlackenstoffe abzutragen und wichtige Nährbausteine und Energie in die betroffene Region zu leiten. Dadurch können sich Muskeln und Faszien entspannen und sich wieder aufbauen. Andere Sofortreaktionen sind:

- Entspannung
- laufende Nase und/oder tränende Augen
- bessere Beweglichkeit in dem Beschwerdeareal
- leichte Kopfschmerzen oder Müdigkeit
- Energieschub
- Hitze- oder Kältegefühl
- kurzzeitige vegetative Reaktionen wie Gänsehaut, leichte Kreislaufreaktionen oder vorübergehendes Herzklopfen
- Atemvertiefung
- Gefühl von Erleichterung und Wohlbefinden

Bedenke, dass dein Körper durch die Übungen Schwerstarbeit leistet: Der Stoffwechsel reguliert sich, das Hormonsystem findet in seine Balance, Schlacken werden abgetragen, Wunden verschlossen, Muskeln entspannt und vieles mehr! Dadurch kann es vorübergehend zu sogenannten Erstreaktionen kommen, die dich vielleicht verunsichern. Relativ häufig sind Kopfschmerzen, Muskelkater und Müdigkeit oder manchmal auch eine kurzzeitige Verschlimmerung der Schmerzen, die nach ein bis zwei Tagen wieder nachlässt. Andere Entgiftungszeichen, die zu den Erstreaktionen zählen, sind Veränderungen des Stuhls, vermehrtes Wasserlassen oder Unreinheiten der Haut. Falls Erstreaktionen kommen, ruhe dich aus und trinke genügend stilles Wasser. Magnesium, Zink und Vitamin C mildern die Reaktionen ab.

Dein großer Selbstbehandlungsvorteil

Wenn du eine Übungsroutine entwickelst und sich fast automatisch immer mehr gesundheitsschädigende Muster abbauen, dann merkst du langfristig, wie sich Schmerzintervalle reduzieren oder sich Schmerzen dauerhaft auflösen. Sicherlich bemerkst du auch Effekte auf deine Körperhaltung: Bestimmt fällt dir auf, wie leicht du dich jetzt aufrichtest oder dass du einige Zentimeter größer geworden bist. Eines ist sicher – deine Einstellung zu deinem Körper und zu deinen Lebensgewohnheiten wird sich deutlich verbessern: In Zukunft wirst du dich deinen Schmerzen nicht mehr ausgeliefert fühlen und traust dich, die meisten Beschwerden durch passende Übungen selbst zu lindern. Denn du lernst auch, den Selbstheilungskräften deines Körpers zu vertrauen und Körpersignale frühzeitig wahrzunehmen, bevor sich Schmerzen entwickeln.

DEIN WEG ZUR SELBSTWIRKSAMKEIT

Mit einer Übungsroutine stärkst du nicht nur Muskeln, Faszien, Knochen und Gelenke, du stärkst auch das Vertrauen in deinen Körper. Selbst kleinere Veränderungen im Alltag, wie kurze Dehneinheiten, wenn du lange gesessen hast, bewussteres Atmen in stressigen Situationen oder Achtsamkeit beim Heben und Bücken, können große Wirkungen entfalten. Du wirst sensibler für Körpersignale und erkennst Warnzeichen schon viel früher. Das schenkt dir die Möglichkeit, gezielt bei Schmerzen und Beschwerden mit Übungen gegenzusteuern, bevor sich das Leiden manifestiert. So entwickelst du Stück für Stück eine neue Körperwahrnehmung und mit ihr das gute Gefühl, selbst Einfluss auf deine Gesundheit zu haben.

Der Rücken

Wir starten mit etwas Anatomie! Wie versprochen, erläutere ich nur die relevanten Rückenstrukturen und erwähne spannende Fakten dazu, die für deine Selbstbehandlung nützlich sind. Mit dem Aufbau der Wirbelsäule ist dem Körper ein Meisterwerk gelungen. Die Wirbelsäule stützt den Rücken einerseits und erlaubt ihm gleichzeitig Bewegung in alle alltagsrelevanten Richtungen: bücken und strecken, sitzen, stehen und sich umdrehen oder komplexe Bewegungen im Sport und im Beruf. Dazu ist die Wirbelsäule aus 24 beweglichen Wirbeln aufgebaut und aus Bandscheiben, die Stöße abpuffern und die Beweglichkeit erhöhen.

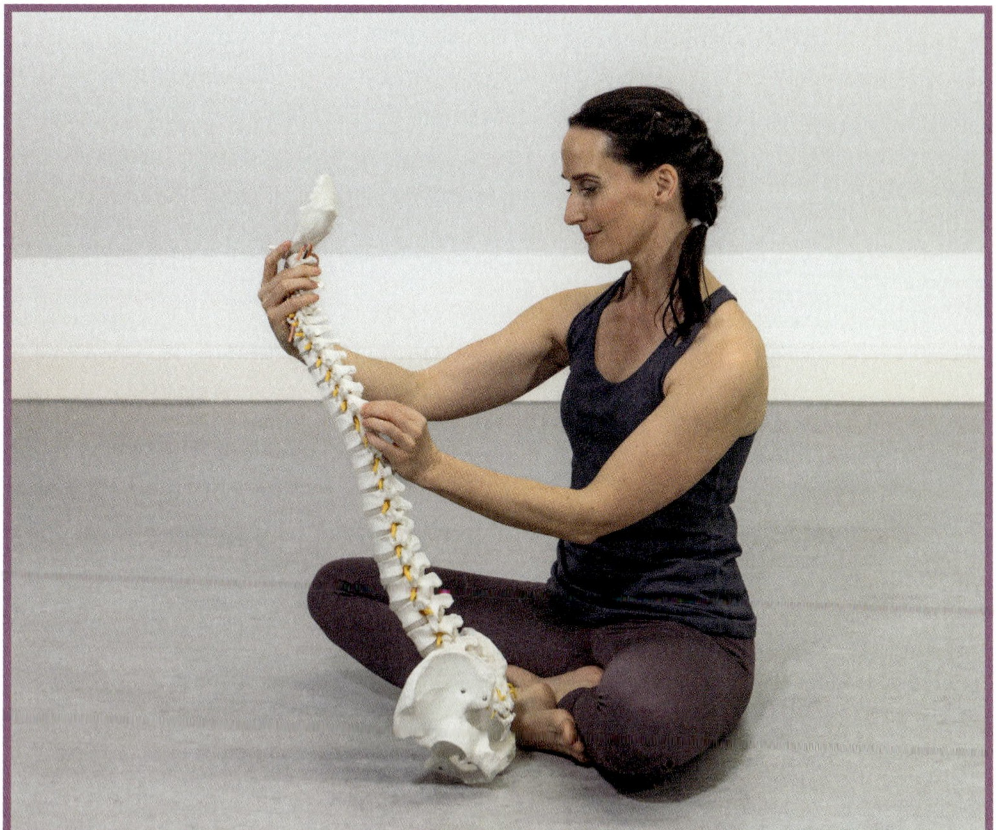

Ohne unser Rückgrat könnten wir nicht aufrecht stehen.

Aufbau und Funktion der Wirbelsäule

Das Grundgerüst der Wirbelsäule besteht aus 24 beweglichen Wirbeln. Dazwischen sind Bandscheiben, deren Substanz überwiegend Faserknorpel ist und die einen gallertartigen Kern mit hohem Wassergehalt aufweisen. Die Bandscheiben ermöglichen Beweglichkeit und schützen den Rücken vor zu starkem Druck.

Das Kreuz- und das Steißbein bilden den unteren Wirbelsäulenabschluss und sind aus insgesamt acht bis zehn miteinander verwachsenen Wirbeln geformt. Das Kreuzbein, ein keilförmiger Knochen, übernimmt die Lastenverteilung des Oberkörpers und leitet einströmende Kräfte über die Beine ab. Bei der Verteilung des

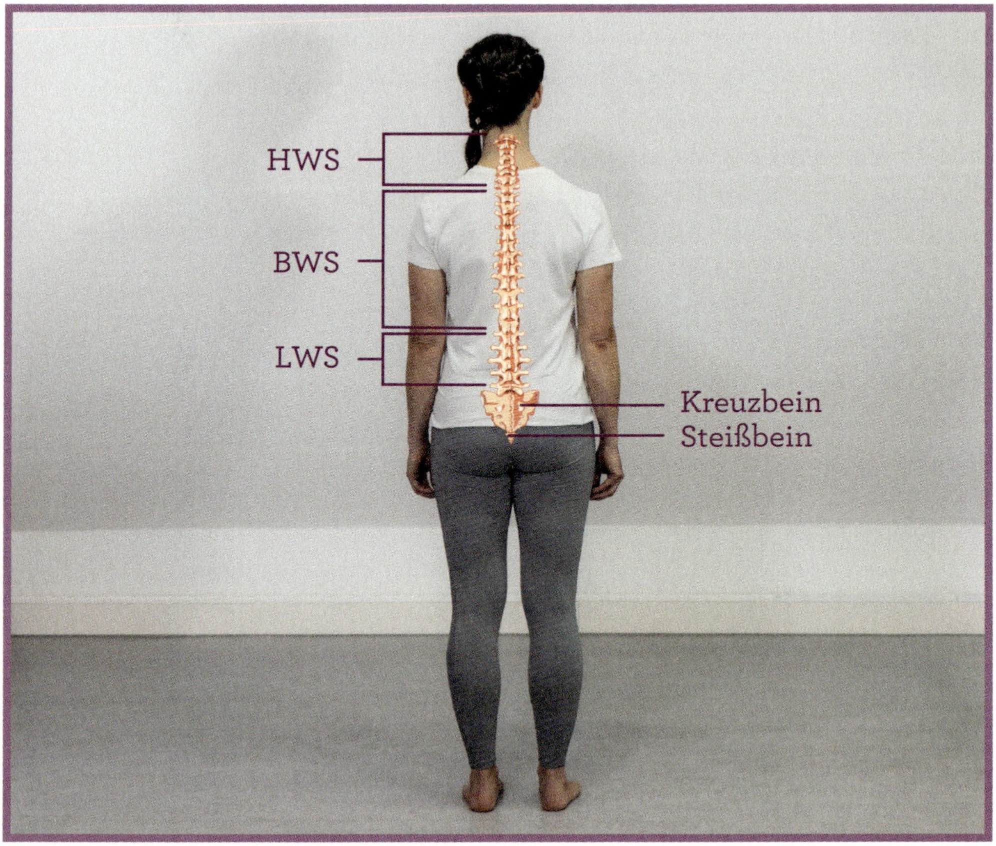

Die Wirbelsäule besteht aus 24 beweglichen Wirbeln und sorgt für eine aufrechte Haltung.

Körpergewichts hilft auch die doppelte S-Form der Wirbelsäule. Die natürlichen Krümmungen entstehen durch keilförmige Wirbelkörper in der Brust- und in der Lendenwirbelsäule. Das Steißbein bildet den unteren Wirbelsäulenabschluss und ist ein wichtiger Ankerpunkt für bestimmte Muskeln und Sehnen. An ihm ist etwa der Beckenboden befestigt – ein wichtiger Muskel, wenn es um Themen wie Kontinenz geht oder um Rückenprobleme nach einer Schwangerschaft.

Dank zahlreicher Bänder, Faszien und Muskeln, die alle Wirbel und Bandscheiben miteinander verbinden, ist die Wirbelsäule sehr widerstandsfähig. Selbst bei plötzlichen Veränderungen und beim Anheben von schweren Lasten kann sie sich wie eine Sprungfeder verbiegen und sich sogleich wieder stabilisieren.

Zusammengenommen hat die menschliche Wirbelsäule demnach mehrere wirksame und raffinierte Schutzmechanismen entwickelt, um Stöße abzufedern, flexibel und stabil zugleich zu sein und sich gegen die Schwerkraft aufzurichten.

Stell dir vor, wir hätten stattdessen eine stabähnliche Wirbelsäule: Wahrscheinlich hätten wir dann noch viel mehr Rückenprobleme. Es gäbe wenig Ventile für Druck und Spannung und die Bandscheiben würden sich schon nach wenigen Jahren abnutzen.

DIE WICHTIGSTEN FUNKTIONEN DER WIRBELSÄULE

Die Wirbelsäule hat drei Hauptfunktionen: Sie schützt das Rückenmark, sorgt für Beweglichkeit und ist das zentrale Stützsystem im Körper. Damit trägt sie den Kopf, stabilisiert den Oberkörper und ermöglicht aufrechtes Gehen und Stehen. Dank der raffinierten Bauweise der Wirbelsäule können wir unseren Körper in alle möglichen Richtungen bewegen und haben zugleich eine Art Schutzschild für das kostbare Rückenmark. So können Nervenimpulse zwischen Gehirn und Körperperipherie störungsfrei hin und her übertragen werden.

Die größten Rückenmuskeln

Am Rücken gibt es zahlreiche größere Muskeln, aber nicht alle sind von Verspannungen betroffen. Die häufigsten muskulären Verspannungen gibt es meist im Lenden- und Beckenbereich. Diese sorgen bei Verhärtungen für Probleme beim Gehen, Sitzen und Stehen und führen öfter zu stärkeren Bewegungseinschränkungen. Deswegen werden dir im praktischen Übungsteil auf jeden Fall der große Hüftbeuger *(Musculus psoas major)*, der Birnenmuskel *(Musculus piriformis)* und der quadratische Lendenmuskel *(Musculus quadratus lumborum)* begegnen.

Im Bereich der Brustwirbelsäule sitzen die meisten muskulären Triggerpunkte zwischen den Schulterblättern. Die schmerzhaften Druckstellen sitzen tief im Gewebe der rautenförmigen Muskeln *(Musculi rhomboidei)*, in den Schulterblatthebern *(Musculus levator scapulae)* und im Kapuzenmuskel *(Musculus trapezius)*, der fast die ganze Brustwirbelsäule (BWS) und Halswirbelsäule (HWS) überzieht.

Durch die neuzeitliche Nutzung von PC und Handy finden sich die meisten Halswirbelsäulenprobleme an den Übergängen, vor allem in den kurzen Nackenmuskeln, die den Kopf mit dem Hals verbinden. Wenn diese Muskeln betroffen sind, treten die Schmerzen meist nicht nur lokal auf. Sie strahlen in den Kopf, Gesicht- und Armbereich aus und sind von Kopfschmerzen, Tinnitus und Sehstörungen begleitet.

Autochthone Rückenmuskeln – wichtig für die Wirbelsäulenaufrichtung

Seitdem wir auf zwei Beinen gehen können, ist die Wirbelsäule vor neue Herausforderungen gestellt: Sie muss sich gegen die Schwerkraft aufrichten und dabei stabil bleiben. Dazu benötigt der Rücken spezialisierte Muskeln. Diese sind in tiefen Körperschichten verborgen und haben die Funktion, Wirbel und Bandscheiben so zu verbinden, dass Flexibilität und Stabilität gleichermaßen möglich sind. Diese tiefe Muskelgruppe wird als autochthone Rückenmuskulatur bezeichnet oder auch ursprüngliche Rückenmuskulatur genannt. Der bekannteste autochthone Rückenmuskel ist der sogenannte Rückenstrecker *(Musculus rector spinae)*, der genau genommen aus mehreren kleineren Muskeln besteht und mit ihnen ein ganzes Muskelsystem bildet. Im Gegensatz zu den größeren Rückenmuskeln arbeitet die autochthone Muskulatur ständig und ist sogar in Ruhe und beim Sitzen aktiv. Die tiefen Rückenmuskeln wirst du im Praxisteil mit Sicherheit wiederfinden: Sie spielen immer dann eine zentrale Rolle, wenn es um Haltungsschäden und Bandscheibendegenerationen geht.

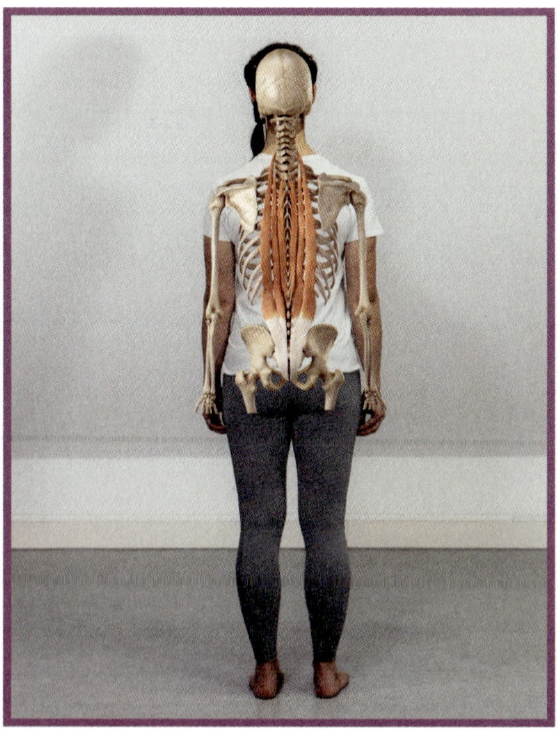

Die tiefen Rückenmuskeln stabilisieren und verbinden die einzelnen Rückensegmente. Dadurch ist die Wirbelsäule gleichzeitig stabil und flexibel.

Der große Hüftbeuger

Bei den meisten muskulären Rückenbeschwerden im Lenden-Becken-Bereich ist, wie schon erwähnt, der große Hüftbeuger, oft auch kurz Psoas genannt, mit betroffen. Der Muskel setzt an der oberen Lendenwirbelsäule (LWS) an und zieht dann vorn durch das Becken zur Oberschenkelinnenseite. Deshalb ist der große Hüftbeuger an vielen Bewegungen beteiligt: Er hilft mit, sich aus der Rückenlage ins Sitzen aufzurichten, ermöglicht das Treppensteigen, beugt die Hüften und neigt den unteren Rücken zur Seite. Außerdem spielt er eine zentrale Rolle dabei, das Becken und den Rücken im Gehen und Stehen aufzurichten. Darüber hinaus ziehen einige Muskelfasern des großen Hüftbeugers nach oben in das Zwerchfell. Damit verbindet er nicht nur den Ober- mit dem Unterkörper, sondern er sorgt zusätzlich für einen guten Atemfluss.

Wusstest du, dass der große Hüftbeuger manchmal auch als Seelenmuskel bezeichnet wird? Möglicherweise liegt diese Namensgebung an seiner Fähigkeit, energetische Muster von Traumata abspeichern zu können, oder an seinem Vermögen, bei Anspannung die gesamte Körperhaltung zu verändern. Diese Fertigkeiten hat er vermutlich aufgrund seiner Verknüpfung zu den sympathischen Ganglien und mit dem vegetativen Nervensystem. Dadurch ist der Psoas auch empfindlich gegenüber Dauerstress und anhaltenden Herausforderungen.

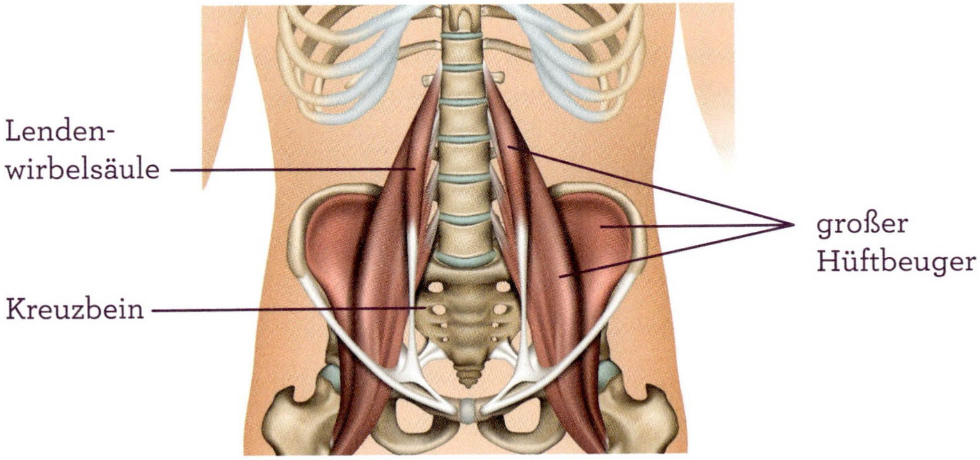

Der große Hüftbeuger ist an vielen Bewegungen beteiligt, etwa beim Gehen und beim Treppensteigen.

Wenn der große Hüftbeuger unter permanenter Anspannung steht, erkennt der geschulte Osteopathenblick die Funktionsstörung sofort: Die Lendenwirbelsäule wird verstärkt ins Hohlkreuz gezogen, wodurch das Gangbild kleinschrittiger wirkt. Die gesamte Körperhaltung ist gebeugter und der Betroffene sieht erschöpft und niedergeschlagen aus. Durch den Muskelverlauf des Hüftbeugers und seine Verbindungen zu bestimmten Organen wie den Nieren gesellen sich gern weitere Symptome dazu: Kurzatmigkeit, Verdauungs- und Nierenstörungen und Lenden- oder Hüftschmerzen sind die häufigsten.

Der quadratische Lendenmuskel

Ein weiterer Muskel der Lendenwirbelsäule, der quadratische Lendenmuskel, sitzt an den Flanken des unteren Rückens, zwischen Becken und Rippen. Der Muskel arbeitet eng mit den Rücken- und Bauchmuskeln zusammen und stabilisiert den Oberkörper. Außerdem kann er den Oberkörper zu den Seiten neigen, die Lendenwirbelsäule stabilisieren, den Einbeinstand ermöglichen und bei der Atmung assistieren. Genau wie der große Hüfbeuger wird der Lendenmuskel durch langes Sitzen, einseitige Bewegungen und durch Stress überlastet. Die bekannteste (und sehr schmerzhafte) Dysfunktion des Muskels ist der sogenannte Hexenschuss.

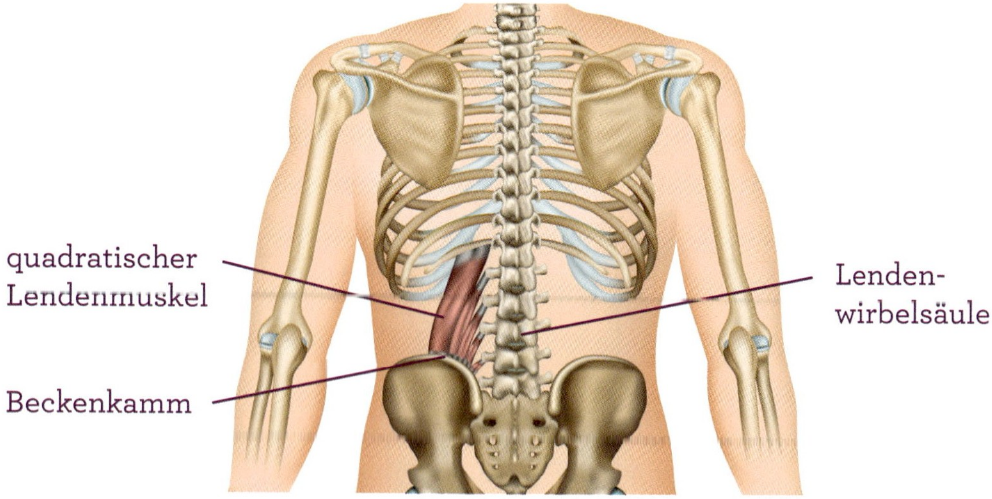

Der quadratische Lendenmuskel arbeitet eng mit den Bauch- und Rückenmuskeln zusammen und stabilisiert den Rücken beim Aufrichten.

WAS HÜFTBEUGER UND LENDENMUSKEL MIT RÜCKENSCHMERZEN ZU TUN HABEN

Der große Hüftbeuger und der quadratische Lendenmuskel haben ähnliche Funktionen und unterstützen sich gegenseitig. Daher sind sie bei Dysfunktionen meistens gemeinsam betroffen und verspannt. Durch die enge Beziehung zu den Nieren und zum Darm schleichen sich häufig weitere Beschwerden wie Verdauungsstörungen oder Nierenfunktionsstörungen ein. Durch die Wechselbeziehung können jedoch auch Nierensteine und Verstopfungen im Darm zu muskulären Verspannungen im unteren Rücken führen. Gute Osteopathen raten, sich bei Lendenwirbelsäulenbeschwerden auch um diese Organe zu kümmern und für Entlastung zu sorgen. Hier kann es helfen, festgefahrene Ernährungsmuster zu überdenken und ausreichend Wasser zu trinken.

Der Birnenmuskel

Der auch Piriformis genannte Birnenmuskel verdankt seinen Namen seiner äußeren Form: Er ist ein kurzer, birnenförmiger Muskel, der am Kreuzbein entspringt und quer über das Gesäß zum Oberschenkelknochen verläuft. Er kann die Hüfte nach außen drehen und ist für das Gehen und Laufen wichtig. Außerdem stabilisiert der Muskel das Becken und die Beine, sodass Treppenlaufen und das Stehen auf einem Bein normalerweise kein Problem darstellen. Wird der Birnenmuskel durch zu langes Sitzen (Schreibtischarbeit, Autoreisen oder auf dem Sofa Liegen, wobei die meisten Menschen die Beine anziehen) so überstrapaziert, dass er sich permanent verkürzen muss, dann drückt er mitunter unangenehm auf den Ischiasverv, denn dieser verläuft direkt unter dem Birnenmuskel. Dann kann es zu sogenannten pseudoradikulären Schmerzen kommen. »Radikulär« leitet sich von dem lateinischen Wort *radix* für »Wurzel« – in diesem Fall »Nervenwurzel« – her. Das weist darauf hin und bedeutet, dass der Muskel so unangenehm auf den Nerv drückt, dass es an der gesamten Beinrückseite zu Nervenschmerzen kommt, obwohl der Nerv völlig gesund ist. In der Schulmedizin wird dann häufiger die Diagnose Ischias- oder Piriformis-Syndrom gestellt. Wenn nur der Muskel betroffen ist, äußert sich der Schmerz hauptsächlich im Gesäß- und Oberschenkelbereich und es fällt schwer, das betroffene Bein anzuheben.

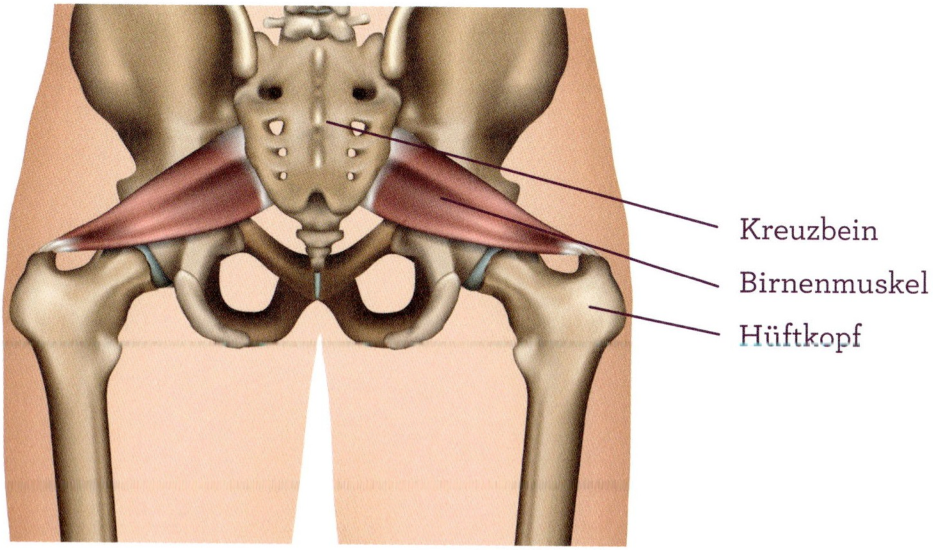

Ein verkürzter Birnenmuskel kann bei Vielsitzern das sogenannte Piriformis-Syndrom auslösen oder den Ischiasnerv irritieren.

Die tiefen Bauchmuskeln

Aus dieser Muskelgruppe möchte ich den quer verlaufenden Bauchmuskel *(Musculus transversus abdominis)* besonders hervorheben. Er ist der tiefste Muskel der vorderen Bauchwand und stabilisiert den unteren Rücken wie ein starkes Rückenkorsett. Nach einer Schwangerschaft oder nach langer Bettlägerigkeit merken Betroffene erst richtig, wie wichtig starke tiefe Bauchmuskeln sind: Sie helfen nämlich, sich ohne Hilfe aus dem Liegen ins Sitzen aufzurichten und den Rumpf entscheidend zu stabilisieren. Wenn die tiefe Bauchmuskulatur gekräftigt ist, schützt sie effektiv vor Rückenschmerzen und vor Absenkungen der Bauchorgane. Aus diesen Gründen profitieren gerade ältere Menschen von einem sanften Training dieser Bauchmuskeln. Und noch etwas: Falls du eine definierte Taille haben möchtest und ein zu starkes Hohlkreuz vermeiden willst, dann solltest du ebenfalls etwas für diesen Muskel tun.

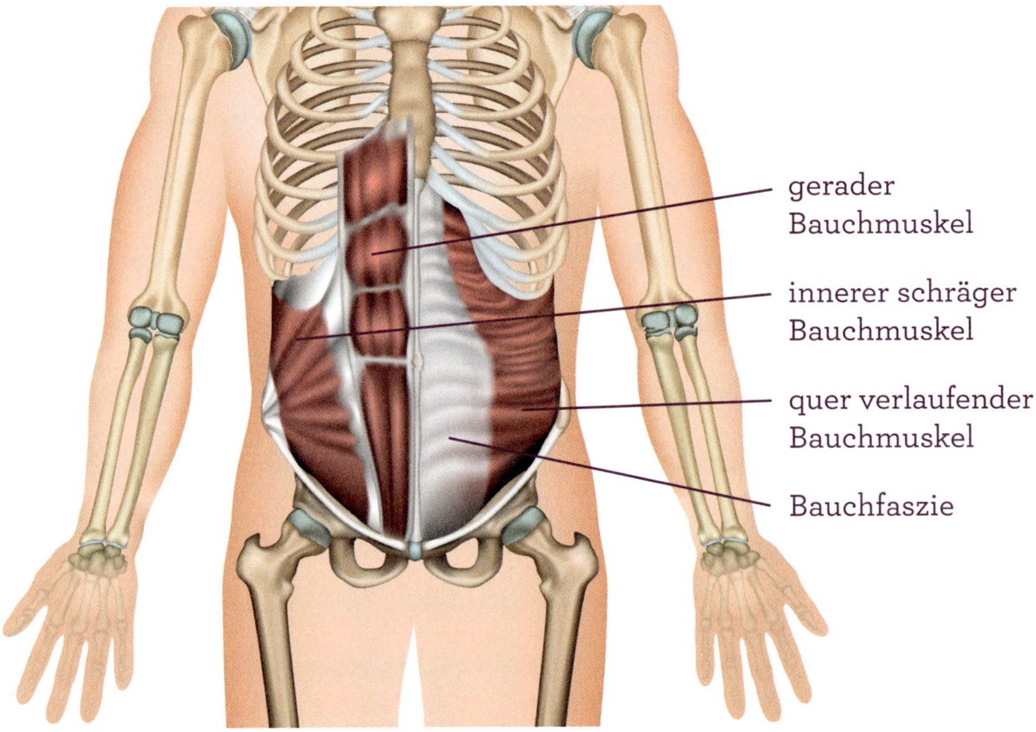

Die tiefen Bauchmuskeln unterstützen den Rücken wie ein Korsett und halten die Bauchorgane an Ort und Stelle.

Brust- und Halswirbelsäule

In der osteopathischen oder physiotherapeutischen Praxis finden sich im Brustwirbelsäulenbereich die meisten muskulären Probleme in den rautenförmigen Muskeln zwischen den Schulterblättern *(Musculi rhomboidei)*. Da dieser Bereich eher zu Schwäche neigt, finden sich dort vermehrt schmerzhafte Spannungspunkte.

Die rautenförmigen Muskeln fixieren gemeinsam mit weiteren Muskeln (zum Beispiel dem Trapezmuskel, *Musculus trapezius*, und den Zwischenrippenmuskeln, *Musculi intercostales*) die Schulterblätter am Rumpf. Wenn die Muskelgruppe wie bei den meisten Vielsitzern eher schwach ausgebildet ist, entwickelt sich eine gekrümmte Körperhaltung mit dauerhaftem Anspannungsgefühl.

Fühlst du dich jetzt gerade angesprochen? Dann achte in Zukunft darauf, deine rautenförmigen Muskeln mit Trainingsreizen zu versorgen und sie nach einem langen Arbeitstag zu entspannen. Ideal dafür ist das Rücken-Präventivprogramm ab Seite 161 oder die Tipps für einen rückenfreundlichen Arbeitsplatz (Seite 152).

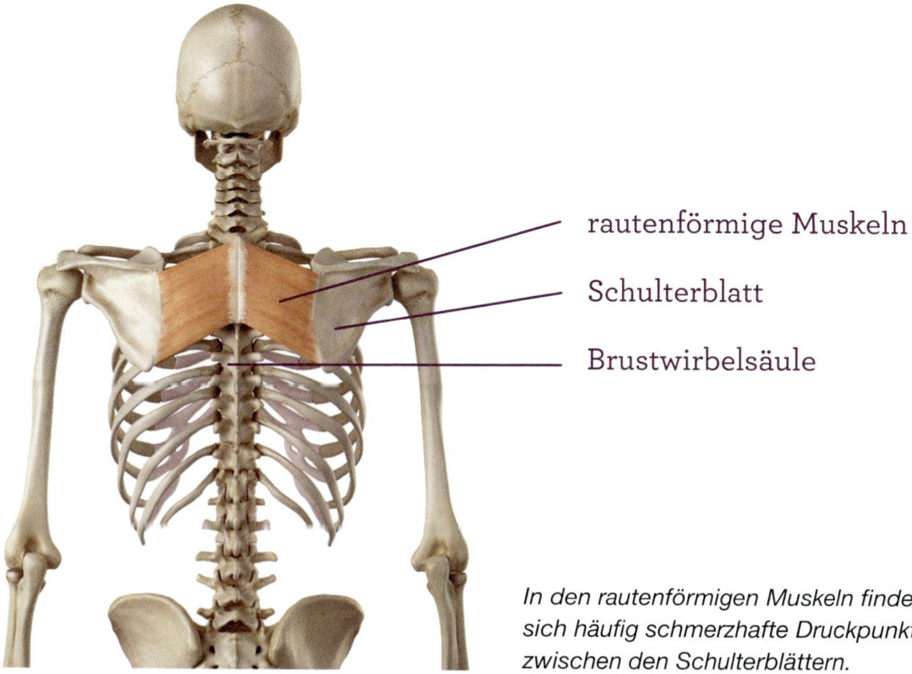

In den rautenförmigen Muskeln finden sich häufig schmerzhafte Druckpunkte zwischen den Schulterblättern.

Der Kapuzenmuskel und die Schulterblattheber

Im Schulter-, Hals- und Nackenbereich befinden sich der Kapuzenmuskel *(Musculus trapezius)* und der Schulterblattheber *(Musculus levator scapulae),* die beide eine wichtige Rolle bei der Bewegung und bei der Stabilisierung des Schulterblattes spielen. Beide Muskeln setzen am Schulterblatt an und bekommen ihre Nervenimpulse aus dem Halsgeflecht. Da beide Muskeln eng zusammenarbeiten und sich ihre Funktionen teilweise überlappen, haben sie ähnliche Triggerpunkte mit Schmerzausstrahlung in den Nacken, in die Schultern oder in den oberen Rücken. Die Schmerzen werden als stechend und ziehend beschrieben und lösen häufig Spannungskopfschmerzen und Einschränkungen bei der Kopfbewegung aus. Wenn du Verspannungen im oberen Rücken hast, solltest du eine vorgebeugte Körperhaltung und hochgezogene Schultern vermeiden. Auch Stress und emotionale Anspannung sowie einseitiges Bewegen am Computer verursachen schmerzhafte Triggerpunkte. Da beide Muskeln an ähnlichen Stellen Triggerpunkte haben, zeige ich dir in diesem Buch einige Übungen, mit denen du beide Muskeln gleichzeitig behandeln kannst. Ideal ist etwa die Schröpfmassage, die ich dir ab Seite 186 vorstelle.

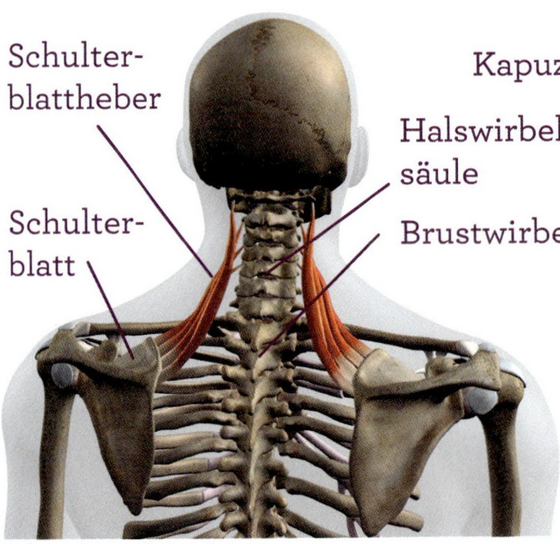

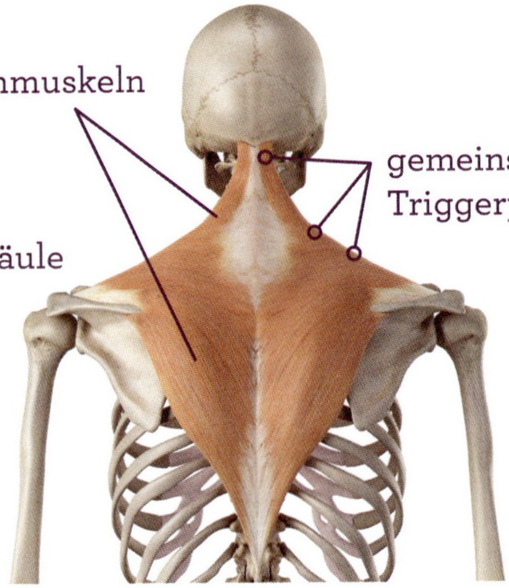

Die beiden großen Nackenmuskeln verlaufen teilweise ähnlich über den Hals. Aus diesem Grund entwickeln sich oft an den gleichen Stellen Triggerpunkte.

Die kurzen Nackenmuskeln

Der Kopf wird über die kurzen Nackenmuskeln *(Musculi suboccipitales)* mit der oberen Halswirbelsäule verbunden. Bei ihnen handelt es sich um tief liegende Muskeln, die den Kopf stabilisieren und eine wichtige Rolle bei der Feineinstellung der Kopfbewegung spielen. Die kurzen Nackenmuskeln neigen bei Fehlhaltungen, bei Überlastung und im Dauerstress zu Verspannungen, die dann häufig mit Kopfschmerzen, Tinnitus, Schwindel und Sehstörungen einhergehen. In den Behandlungen meiner Patienten lege ich großen Wert darauf, die kurzen Nackenmuskeln zu entspannen, denn in unmittelbarer Nähe verlaufen wichtige Körperstrukturen – zum Beispiel der Vagusnerv, Wirbelgelenke und Arterien –, die durch die erhöhte Muskelspannung beeinträchtigt werden. Mitunter kommt es dann zu Durchblutungsstörungen im Kopfbereich, zu Nervenschmerzen an der Schädelbasis oder zu schmerzhaften Kopfgelenksblockaden. Falls du unter den genannten Symptomen leidest, achte auf mehr Ergonomie an deinem Arbeitsplatz, mache regelmäßige Pausen bei der Bildschirmarbeit, lege Wert auf ein passendes Kopfkissen und behandle die kurzen Nackenmuskeln regelmäßig selbst, etwa mit der Übung »Schmerzen an der oberen Halswirbelsäule lindern« (Seite 90).

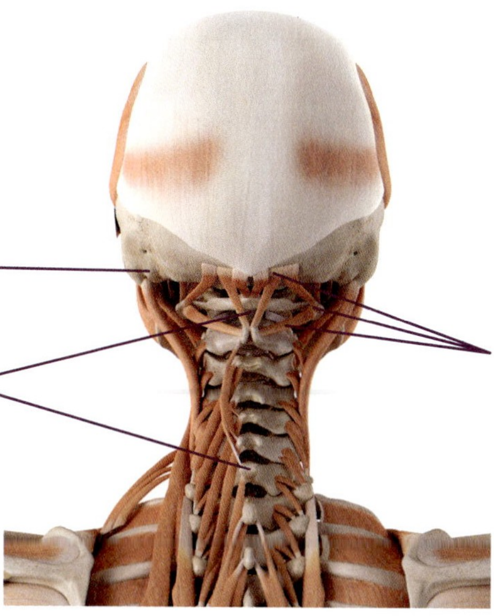

Die kurzen Nackenmuskeln verbinden den Kopf mit der Halswirbelsäule und können für Blockaden in den oberen Kopfgelenken sorgen.

Die Faszien der Körperrückseite

Sie bilden ein Netzwerk aus Bindegewebe, das den gesamten Körper durchzieht und ihm seine Form gibt: Faszien. Hier handelt es sich um Bindegewebsstrukturen, die alles im Körper miteinander verbinden, auch Knochen, Muskeln und Organe. Dadurch können sie die Kräfte gleichmäßig im Körper verteilen, die bei Bewegungen entstehen, und uns effektiv vor Verletzungen schützen. Doch sie können noch viel mehr. Sie …

- geben Halt und Stabilität,
- machen Bewegungen möglich,
- geben Schutz und polstern Organe und Knochen,
- spielen eine wichtige Rolle in der Immunabwehr,
- unterstützen die Heilung,
- leiten Informationen an das Gehirn weiter und
- helfen mit, Flüssigkeiten und Nährstoffe durch den Körper zu leiten.

Gesunde Faszien sind elastisch, gleitfähig und gut hydriert. Wenn Faszien durch Bewegungsmangel, Operationen, Stress, Überlastungen oder Verletzungen verkleben, dann sind die Gelenke nicht mehr so flexibel und die Beweglichkeit ist eingeschränkt. Es kann aber auch zu einer Wechselwirkung mit den Organen kommen, denn die Rückenfaszie ist eng mit den Nieren, der Blase, dem Darm und anderen Organen verbunden. Ist die Rückenfaszie aus bestimmten Gründen verklebt oder unelastisch, dann leiden meist auch die Organfunktionen. Die Wechselwirkung kann dabei von beiden Seiten ausgehen: Wenn den Nieren die Kraft zum Filtern und Ausleiten giftiger Stoffe und Abfallprodukte fehlt, dann sucht das Organ alternative Wege, die Abfallstoffe aus dem Blutkreislauf zu entfernen. Eine Möglichkeit ist die Ablagerung von Stoffwechselendprodukten in den benachbarten Faszien. Diese können durch verschiedene Wege dazu beitragen, die eingelagerten Abfallstoffe auszuscheiden, etwa über bestimmte Kapillare und Lymphgefäße. Voraussetzung dafür ist eine gute Hydration innerhalb der Faszien. Ansonsten verbleiben einige der Abfallprodukte in den Faszien und lösen Faszienschmerzen aus.

Die Halsfaszien

Für die Übungen in diesem Buch reicht es, die Faszien am Hals ganz grob in vordere und hintere Faszien einzuteilen. Denn bei den Übungen im Halsbereich legen wir die Hände flächig auf die relevanten Faszien auf und erreichen somit selbst tief im Körper verborgene Faszienstrukturen. Die großen Halsfaszien umhüllen nicht nur die Halsmuskeln, sondern auch Organe, Nerven oder Gefäße und grenzen diese voneinander ab. Haltungsfehler können erhebliche Auswirkungen auf die Halsfaszien haben. Bei nach vorn geneigtem Kopf (Handynutzung) oder bei Rundrücken werden die Halsfaszien ungleichmäßig belastet und verkürzen oder überdehnen. Dann entstehen Verklebungen zwischen den Faszienblättern oder zwischen wichtigen Körperstrukturen, die von den Faszien umhüllt werden. Letzteres ist oft mit schwerwiegenden Folgen an den Organen, Gefäßen oder Nerven verbunden. Es kann zu kribbelnden Händen kommen, zu einer Minderversorgung im Kopf- und Gesichtsbereich oder zu chronischem Husten- und Räuspergefühl durch Druck auf den Kehlkopf. Außerdem verhindern die Halsfaszien, dass sich Infekte ausbreiten oder Infektionen im Nasen-Rachen-Raum Herz und Lunge befallen.

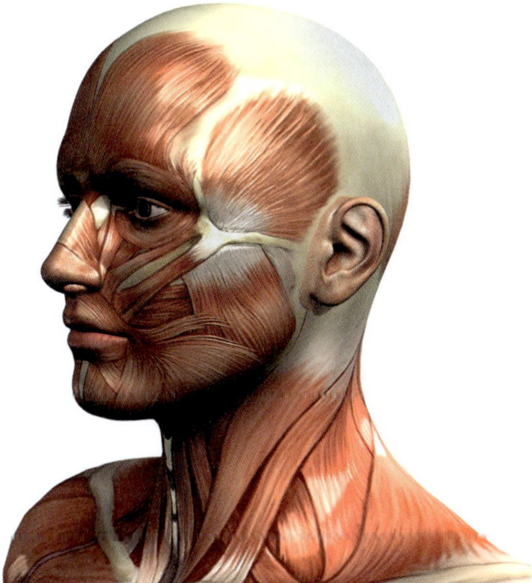

Die Halsfaszien haben die Fähigkeit, Bakterien und Viren der oberen Atemwege aufzuhalten, damit sich der Infekt nicht auf den Körper ausbreiten kann.

Zusammenfassend gibt es drei Hauptgründe, weshalb du deine Halsfaszien geschmeidig halten solltest: Du kannst deinen Kopf in alle Richtungen schmerzfrei bewegen, du schützt lebenswichtige Organe wie Herz und Lunge vor schwerwiegenden Infekten und du verhinderst Durchblutungs- und Abflussstörungen im Gesichts- und Kopfbereich.

Die große Rückenfaszie

Die große Rückenfaszie *(Fascia thoracolumbalis)* ist eine starke, widerstandsfähige Faszie, die aus zwei Hauptschichten besteht: aus oberflächlichen und aus tieferen Faszienblättern. Die oberflächliche Schicht verläuft von den Dornfortsätzen der Wirbelsäule und den Rippen über den unteren Rücken und setzt am Kreuzbein und am Beckenkamm an. Sie dient den großen, eher an der Oberfläche gelegenen Muskeln des Rückens als Ansatzfläche und hat zahlreiche Ausläufer nach oben zum Hals.

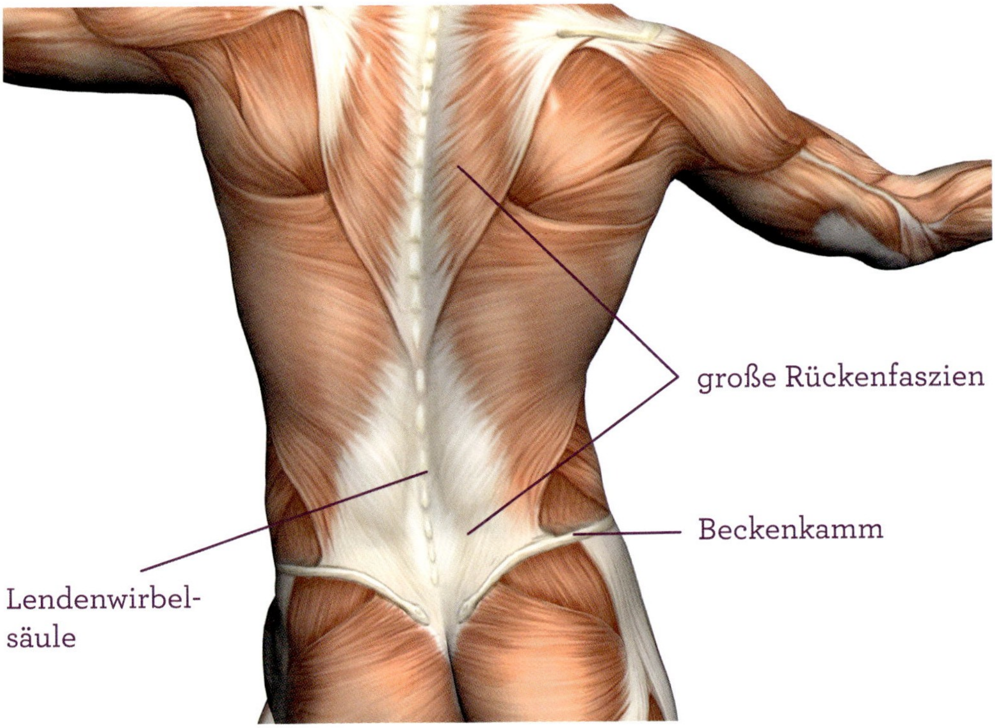

Die große Rückenfaszie erstreckt sich über den ganzen Rücken und ist bei fast allen Rückenproblemen mit betroffen.

Die tiefe Faszienschicht umhüllt die tiefen Rückenmuskeln, insbesondere die autochthone Rückenmuskulatur. Insgesamt umhüllt die große Rückenfaszie Organe wie den Darm oder die Nieren. Sie integriert den gesamten Rücken, das Becken und den Schultergürtel zu einer funktionierenden Einheit und verbindet die Bewegungen des Oberkörpers mit denen der unteren Extremitäten.

Ich habe in der Osteopathiepraxis die Erfahrung gemacht, dass die große Rückenfaszie aufgrund ihrer zahlreichen Verbindungen zu Rücken- und Bauchorganen bei fast allen Rückenschmerzen involviert ist. Solltest du dir mal nicht sicher sein, wie du deine Rückenprobleme angehen sollst, dann empfehle ich dir, zunächst die große Rückenfaszie selbst zu behandeln und dafür Übungen auszuwählen. Schröpfen, Wärme oder lang gehaltene Dehnungen für den Rücken sind dann oftmals der Gamechanger zur Linderung deiner Beschwerden.

Bandscheiben – Schutz der Wirbelsäule

Wusstest du, dass viele Erwachsene Bandscheibenvorfälle haben, ohne es zu merken? Etwa 30 Prozent davon werden in einer MRT-Untersuchung zufällig gefunden, ohne dass die Betroffenen Schmerzen und Beschwerden haben.

Zwischen jedem Wirbelpaar, mit Ausnahme des ersten und zweiten Halswirbels, befindet sich eine Bandscheibe aus Knorpel, Wasser und Kollagen. Diese sorgen für mehr Festigkeit in den Wirbelsegmenten und leiten Kompressionsspannung um, die sich zwischen den Wirbeln aufbaut.

Die Höhe der Bandscheiben variiert entlang der Wirbelsäule: Am dicksten sind die Bandscheiben zwischen den Lendenwirbeln, am dünnsten die Scheiben in der Halsregion. Zusammengenommen tragen die Bandscheiben etwa ein Viertel zur Gesamtlänge der Wirbelsäule bei. Im Tagesverlauf drückt die Schwerkraft die Bandscheiben auf natürliche Weise zusammen. Dadurch verlieren sie an Wassergehalt und schrumpfen wie ein Schwamm zusammen, wodurch sich die Spannung der Rückenbänder verringert. Deswegen können wir uns im Tagesverlauf besser zum Boden beugen als früh am Morgen, wenn wir erwachen. Über Nacht sind die Bandscheiben voll mit Wasser aufgefüllt, die Bänder spannen sich mehr an und wir fühlen uns nach

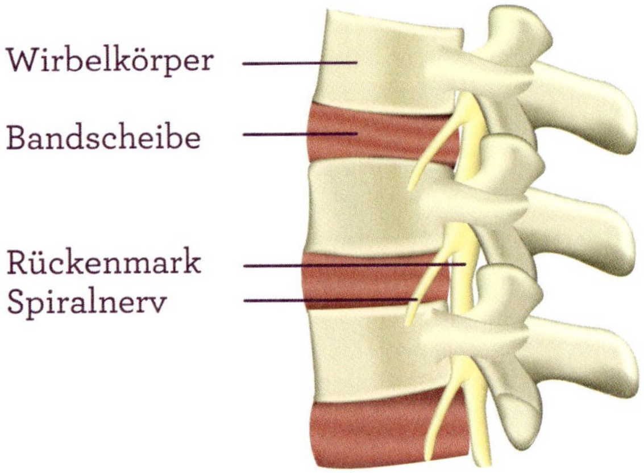

Bandscheiben sorgen für mehr Festigkeit innerhalb der Wirbelsäule und schützen den Rücken vor zu starkem Druck und vor schädigenden Stößen.

dem Aufstehen für einige Minuten etwas steifer. Erst wenn wir in Bewegung kommen, pumpen sich die Muskeln wieder mit Blut voll, die Wasserkapazität in den Bandscheiben nimmt etwas ab und die Spannung der Bänder lässt nach: Jetzt können wir uns geschmeidiger bewegen. Bei Vielsitzern nimmt die Wassermenge in den Bandscheiben ab, der Gallertkern der Bandscheiben wird nach hinten gedrückt, die Bänder geraten ebenfalls unter Spannung und die Flexibilität der Wirbelsäule lässt nach.

Mein Tipp Vermeide direkt nach dem Aufstehen oder nach langem Sitzen Bewegungen auszuführen, die den Rücken belasten und die zu Verletzungen führen könnten (zum Beispiel den Rücken beugen und eine schwere Last hochheben).

Nervengeflechte an der Wirbelsäule

Am Rücken gibt es mehrere wichtige Nervengeflechte, die für die Versorgung von Muskeln, Haut und Organen zuständig sind. In jedem Nervengeflecht vermischen sich motorische und sensorische Nervenfasern von Spinalnerven, die eng zusammenarbeiten, um Signale zwischen dem Gehirn und dem Rest des Körpers zu übertragen. Spinalnerven können eng mit Rückenschmerzen verbunden sein, da sie Schmerz- und Bewegungssignale zwischen Gehirn, Rückenmark und Körper hin und her leiten. Eine Reizung, Kompression oder Schädigung dieser Nerven kann zu starken Schmerzen, Verspannungen und Bewegungsstörungen führen. Die häufigsten Ursachen für Rückenschmerzen durch Spinalnerven sind

Bandscheibenvorfälle, Wirbelkanalverengungen, Entzündungen oder mechanische Reizungen durch Verspannungen. Im folgenden Abschnitt erläutere ich die Nervengeflechte am Rücken, über die du für die Übungen mehr wissen solltest. Außerdem stelle ich dir den sympathischen Grenzstrang *(Truncus sympathicus)* vor, eine Kette von Ganglien – das sind Ansammlungen von Nervenzellkörpern –, die rechts und links neben der Brustwirbelsäule verläuft. Diesen benötigen wir später für Übungen, wenn wir Rückensymptome lösen wollen, die mit Stress zu tun haben.

Das Kreuzbein-Steißbein-Geflecht

Das Kreuzbein-Nervengeflecht liegt vor dem Piriformis im Beckenbereich und wird aus den vorderen Ästen von Spinalnerven der unteren Rücken- und Kreuzsegmente gebildet. Das Nervengeflecht innerviert die Muskulatur der Hüften, der Beine und der Füße und versorgt entsprechende Hautareale mit sensorischen Impulsen. Der bekannteste Nerv ist der Ischiasnerv *(Nervus ischiadicus)*, der größte Nerv des Körpers. Zusammengefasst ist das Kreuzbeingeflecht für die Nervenversorgung der unteren Extremitäten und des Beckens zuständig. Es spielt eine entscheidende Rolle beim Gehen, Laufen und Stehen sowie für die Wahrnehmung von Berührungen oder Schmerzen in diesen Bereichen. Bandscheibenvorfälle, Stürze auf das Kreuzbein oder Geburtstraumen und entzündliche Prozesse sind die häufigsten Ursachen für Dysfunktionen in diesem Bereich. Aber auch Dauersitzen und eine Geldbörse oder ein Handy in der Gesäßtasche können unangenehme Schmerzen verursachen.

Symptome auf einen Blick

- Motorische Ausfälle wie Fußheberschwäche, Schwierigkeiten beim Treppengehen und Muskelschwund im Nerven-Versorgungsgebiet
- Taubheit und Kribbelgefühl im Scham- und Gesäßbereich oder auf der Beinrückseite
- Starke Schmerzen im Becken oder in den unteren Extremitäten
- Fußsohlenschmerzen
- Sexuelle Funktionsstörungen (auch Schmerzen in den Geschlechtsorganen)
- Blasen- und Darmprobleme (Entleerungsstörungen, Inkontinenz)
- Schmerzen und Dysfunktionen des Beckenbodens

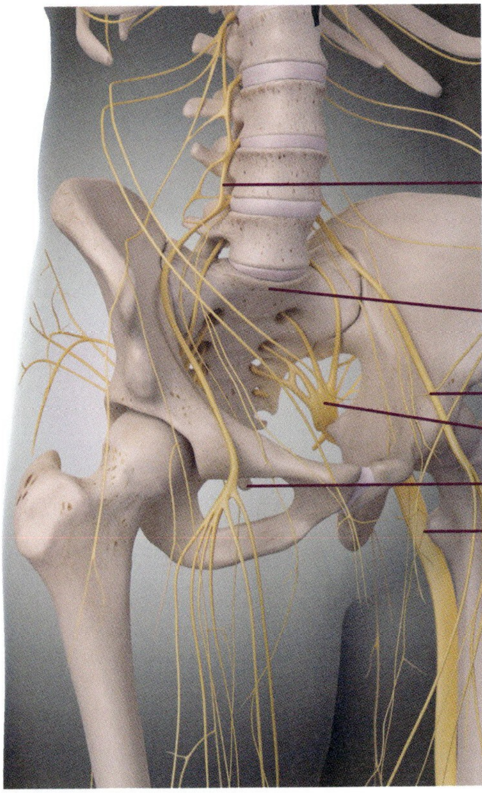

Nerven aus dem lumbalen und sakralen Nervengeflecht können neben Rückenschmerzen auch Hüft- und Knieschmerzen auslösen.

Das Lendengeflecht

Das Lendengeflecht besteht aus Spinalnerven von Lendenwirbelsäulensegmenten und liegt in der Rückwand des Bauches, eingebettet in dem großen Hüftbeuger. Das Nervengeflecht ist für die motorische und sensible Innervation von Teilen des Beckens und der unteren Extremitäten verantwortlich (Leisten, vordere und innen liegende Anteile des Beins). Die beiden bekanntesten Nerven aus dem Lendengeflecht sind der Oberschenkelnerv *(Nervus femoralis)* und der Lendennerv *(Nervus obturatorius)*. Häufige Ursachen für Funktionsstörungen innerhalb des Nervengeflechts sind Bandscheibenvorfälle, Verspannung des großen Hüftbeugers, Bauchoperationen und Schwangerschaft, Beckenfehlstellungen und Spondylose (altersbedingte Degeneration). Aber auch Funktionsstörungen der Nieren oder des Darms verursachen Irritationen innerhalb des Lendengeflechts.

Symptome auf einen Blick

- Ausstrahlende Schmerzen im unteren Rücken, in den Leisten oder am vorderen Oberschenkel und an den Beininnenseiten
- Flankenschmerzen, Hüftschmerzen und Knieschmerzen
- Schwierigkeiten beim Beugen der Hüfte und beim Strecken des Knies
- Taubheit und Missempfindungen in den Oberschenkelvorderseiten und den Leisten
- Gangstörungen

Die sympathischen Grenzstränge

Im Bereich der Brustwirbelsäule gibt es noch weitere Nervengeflechte, wie zum Beispiel das Sonnengeflecht *(Plexus solaris)*. Doch in diesem Buch möchte ich dir die Zusammenhänge von Brustwirbelsäule und vegetativem Nervensystem näherbringen, denn mit diesem Wissen kannst du viele Körperfunktionen normalisieren, die dich im Dauerstress belasten, etwa einen Reizmagen oder einen nervösen Herzschlag.

Das vegetative Nervensystem ist ein Teil des Nervensystems, der unbewusst und automatisch lebenswichtige Funktionen des Körpers steuert und reguliert, etwa den Kreislauf, die Atmung und die Funktion unserer Organe. Direkt neben der Brustwirbelsäule verlaufen die Grenzstränge des Sympathikus *(Sympathicus)*, jener Anteil im vegetativen Nervensystem, der aktivierend auf unsere Körperfunktionen wirkt. Die sogenannten paravertebralen Ganglien des sympathischen Grenzstrangs funktionieren wie Umschaltstellen, die fast alle Organe mit aktivierenden Nervensignalen versorgen können.

In der oberen Brustwirbelsäule sind das vor allem Herz und Lunge. Die Aktivität der sympathischen Nervenfasern bestimmt hier über die Intensität des Herzschlags und der Atemfrequenz. Mittig der Brustwirbelsäule verlaufen die Nervenfasern von Milz, Magen, Leber und Bauchspeicheldrüse. Die Fasern aus den unteren Brustwirbelsäulenabschnitten versorgen insbesondere den Dünndarm und Teile des Dickdarms sowie die Nieren und Nebennieren.

Nervenirritationen durch knöcherne Blockaden und Stress

Knöcherne Blockaden der angrenzenden Rippengelenke oder verspannte paravertebrale Muskelstränge können so ungünstig auf das sensible Nervengeflecht drücken, dass neben starken Schmerzen noch vegetative Symptome wie vermehrtes Schwitzen oder Kreislaufprobleme entstehen. Diese müssen dann mittels osteopathischer Behandlung professionell gelöst werden.

Je nachdem, auf welcher Höhe der Brustwirbelsäule die Blockade auf sympathische Nervenfasern drückt, manifestieren sich dann spezifische Organsymptome: Bei einer Rippenblockade im oberen Bereich der Brustwirbelsäule haben Betroffene manchmal sogar herzinfarktähnliche Symptome! Ist die Blockade im mittleren Bereich der Brustwirbelsäule, machen eher die Oberbauchorgane Probleme. Dann entstehen Reizmagen, Völlegefühl mit Blähungen oder Sodbrennen.

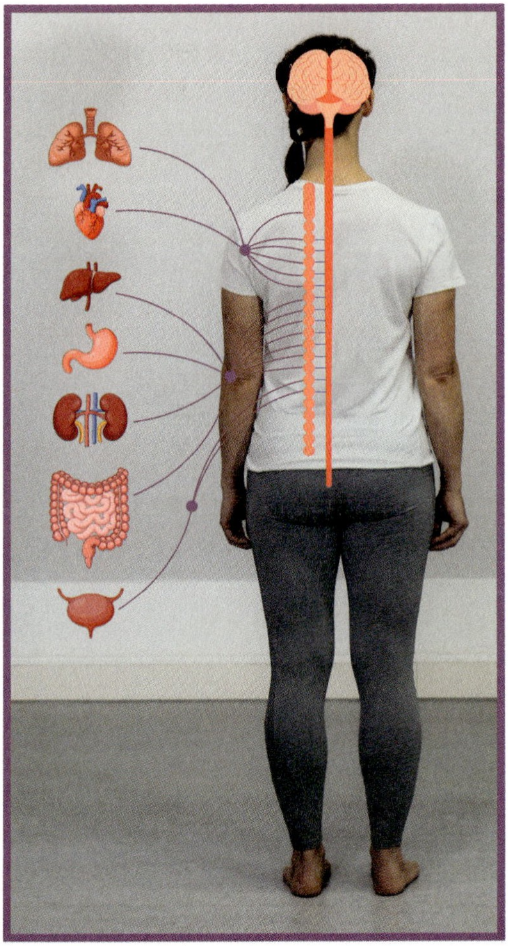

Dauerstress führt ebenfalls zu erhöhten Aktivitäten innerhalb der sympathischen Grenzstränge: Klinisch gesunde Organe zeigen dann Symptome wie Herzrasen, Atemprobleme, Verdauungsstörungen und Probleme innerhalb des Stoffwechsel- und Hormonsystems. Durch regelmäßige Selbstbehandlungen, wie etwa die Übung »Stress in der Brustwirbelsäule lindern« (Seite 124), lassen sich die Bereiche der Grenzstränge an der Brustwirbelsäule regulieren und entsprechende Symptome schnell reduzieren. Besser noch: Eigne dir zusätzlich noch ein paar Meditations- oder Entspannungstechniken an, die im Allgemeinen dein Stresslevel runterregulieren.

Blockaden der Brustwirbel oder der Rippengelenke können den Sympathikus reizen und starke vegetative Symptome auslösen.

Symptome auf einen Blick

- Stressbedingte Organsymptome wie Herzstolpern, Reizmagen und Verdauungsstörungen
- Durchblutungsstörungen
- Übermäßiges Schwitzen an bestimmten Körperstellen
- Starke Schmerzen mit Kreislaufstörungen
- Herzinfarktähnliche Symptome
- Muskuläre Verspannungen am Brustkorb und Brustenge
- Innere Unruhe

Das Hals-Arm-Geflecht

Diese Nervenstruktur besteht, wie der Name schon vermuten lässt, genau genommen aus zwei Anteilen. Das Halsgeflecht wird aus den vorderen Ästen der Spinalnerven der Halssegmente (Wirbel C1 bis C4) gebildet. Das Armgeflecht hat seine Ansatzpunkte an den darunterliegenden Halssegmenten (Wirbel C5 bis C7).

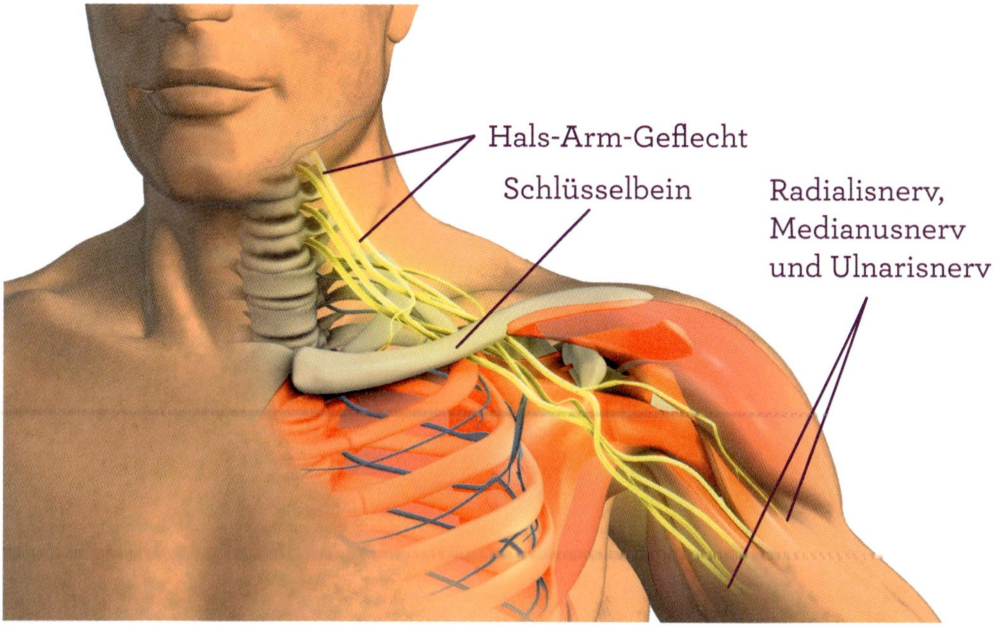

Nervenirritationen im Hals-Arm-Geflecht können Kribbeln in den Händen verursachen oder Hustenreiz und Heiserkeit.

Ich beschreibe die beiden Nervengeflechte in diesem Buch als einheitliches Nervenbündel, da sich Symptome und Disbalancen in der Praxis häufig überschneiden und sich die Behandlungsansätze ähneln. Das Hals-Arm-Geflecht liegt seitlich am Hals, im Bereich der Skalenusmuskeln, und versorgt die Haut, den Hinterkopf, die Schultern und die obere Brustregion mit sensiblen Impulsen. Darüber hinaus innerviert das Nervengeflecht wichtige Muskeln im Hals- und Armbereich bis in die Fingerspitzen. Dazu zählen etwa der Kapuzenmuskel, die Kopfwender, die treppenförmigen Halsmuskeln oder Kehlkopf- und Zungenmuskulatur und das Zwerchfell, der größte Atemmuskel im Körper. Die häufigsten Ursachen für Probleme innerhalb des Halsgeflechts sind Nervenirritationen durch Fehlhaltungen, Schleudertrauma, Bandscheibenvorfälle, starke Verspannungen und Verschleißerscheinungen.

Symptome auf einen Blick

- Ausstrahlende Schmerzen und Taubheit am Hinterkopf, im Nacken- und Schulterbereich oder in den Händen
- Muskelschwäche im Schulter-Nacken-Bereich
- Gefühlsstörungen im Nerven-Versorgungsbereich
- Atemprobleme vor allem beim tiefen Einatmen
- Schwierigkeiten bei Kopfbewegungen
- Begleiterscheinungen wie Schluckstörungen, Heiserkeit und Hustenreiz
- Vegetative Symptome aufgrund der Nähe zum Vagus (zum Beispiel Verstopfung)

Das craniosacrale System

Das Konzept der Cranio-Sacral-Therapie entstammt den Lehren der Osteopathie und findet in der Schulmedizin (noch) wenig Beachtung. Deswegen hast du vielleicht noch nie davon gehört und kannst dir wenig darunter vorstellen. Kurz zusammengefasst ist es ein System, das sich mit den rhythmischen Bewegungen und Funktionen der Gehirn- und Rückenmarksflüssigkeiten sowie den zugehörigen Strukturen, wie etwa den Schädelknochen, beschäftigt. Es umfasst den Schädel, das Kreuzbein und die Gehirn- und Rückenmarksflüssigkeit. Das craniosacrale

System umgibt das gesamte zentrale Nervensystem und zirkuliert in einem eigenen, recht langsamen Rhythmus. Die Erkenntnisse über das craniosacrale System sind so faszinierend und vielseitig, dass sie im Rahmen dieses Buches keinen Platz finden. Falls du intensiver in die Thematik einsteigen möchtest, findest du Buchtipps in meiner Empfehlungsliste ab der Seite 188.

Dennoch möchte ich dir einen Tipp an die Hand geben: Bei Schleudertrauma oder bei Stürzen auf das Kreuzbein ist das craniosacrale System fast immer mitb etroffen. Noch Jahre nach der Verletzung klagen Patienten dann über diffuse Kopfschmerzen und Schlafprobleme oder über Kreuzbeinschmerzen und Halswirbelsäulenprobleme. Falls du betroffen bist und bisher keine Lösung für deine Schmerzen finden konntest, lasse dich beim Osteopathen untersuchen und berichte in der Anamnese von möglichen Stürzen oder Schleudertraumen. Bei den Übungen »Schmerzen an der oberen Halswirbelsäule lindern« (Seite 90) oder »Starke Schmerzen im Kreuz-Darmbein-Gelenk« (Seite 74) und den Haltungen »Katze« und »Kuh« (ab Seite 158) mobilisierst du das craniosacrale System automatisch mit.

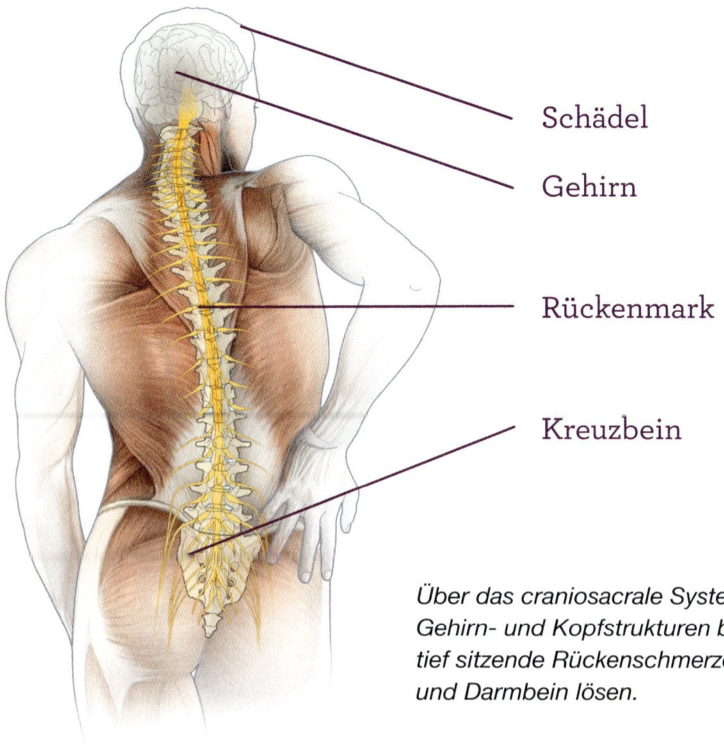

Über das craniosacrale System lassen sich Gehirn- und Kopfstrukturen behandeln und tief sitzende Rückenschmerzen im Kreuz- und Darmbein lösen.

Rückenrelevante Diaphragmen und ihre Durchtrittsstellen

Nicht unerwähnt bleiben sollen die dünnen, muskulösen oder membranartigen Strukturen, auch Diaphragmen genannt, die Körperbereiche voneinander trennen. Davon gibt es mehrere im Körper und ich möchte dir hier kurz und knapp zwei Körperquerverbindungen vorstellen, die du bei Rückenschmerzen unterstützend behandeln kannst.

Das Zwerchfell: Brustwirbelsäulenschmerzen und Sodbrennen

Das Zwerchfell dient als Trennwand zwischen Brust- und Bauchhöhle. Es ist der Hauptatemmuskel und vergrößert den Brustraum bei der Einatmung. Beim Ausatmen entspannt es sich und drückt die Luft wieder aus der Lunge heraus. Dieser Prozess hilft mit, den ganzen Bauchraum zu drainieren und den großen Hüftbeugemuskel zu entspannen. Dieser setzt nämlich mit einigen seiner Muskelfasern direkt am Zwerchfell an. Für den unteren Rücken bedeutet das: Wenn sich das Zwerchfell beim Atmen frei bewegen kann, dann entspannt sich der Hüftbeuger und der Rücken kann sich leichter in eine gerade, selbstbewusste Haltung aufrichten.

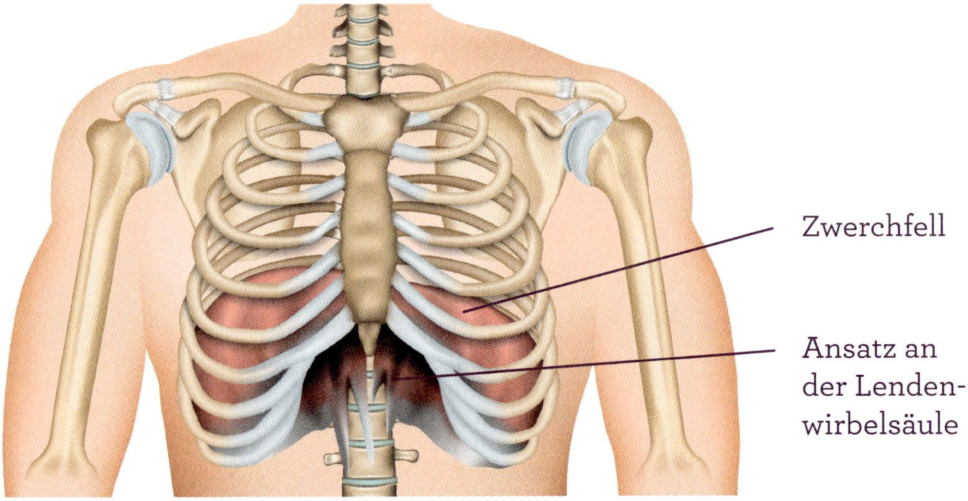

Das Zwerchfell ist nicht nur unser wichtigster Atemmuskel, sondern dient auch als Durchtrittspforte von wichtigen Gefäßen wie der Aorta.

Für Schmerzen in der Brustwirbelsäule ist gut zu wissen, dass der große Atemmuskel relevante Durchtrittsstellen für wichtige Strukturen wie die Speiseröhre, die Aorta und für die Hohlvene hat. Hartnäckige oder wiederkehrende Blockaden an den unteren Brustwirbelsäulensegmenten, dort, wo sich die wichtigen Durchtrittsstellen befinden, sind ein Fall für den Osteopathen. Werden die Blockaden gelöst, lindern sich nicht nur Schmerzen im Rücken, sondern in vielen Fällen dazu Symptome wie Sodbrennen und Durchblutungsstörungen. Muskuläre Verspannungen in diesem Bereich kannst du gut selbst lösen. Dabei helfen dir Wärmepackungen oder die »Zwerchfellmobilisation« (Seite 108) und die Übung »Eine Wohltat für den Bürorücken« (Seite 112).

Der Beckenboden: Schmerzen im unteren Rücken und Kontinenzprobleme

Die muskuläre Struktur im Becken, die den Boden der Beckenhöhle bildet und die Becken- und Unterbauchorgane abstützt, wird Beckenboden genannt. Er besteht aus mehreren Muskelschichten und enthält Durchtrittsstellen für die Harnröhre, die Vagina und den Enddarm. Der Beckenboden arbeitet mit der Bauchmuskulatur, dem Zwerchfell und den Rückenmuskeln zusammen, um die Wirbelsäule zu stabilisieren. Ist der Beckenboden geschwächt, dann wirkt sich das auf den Rücken aus: Die

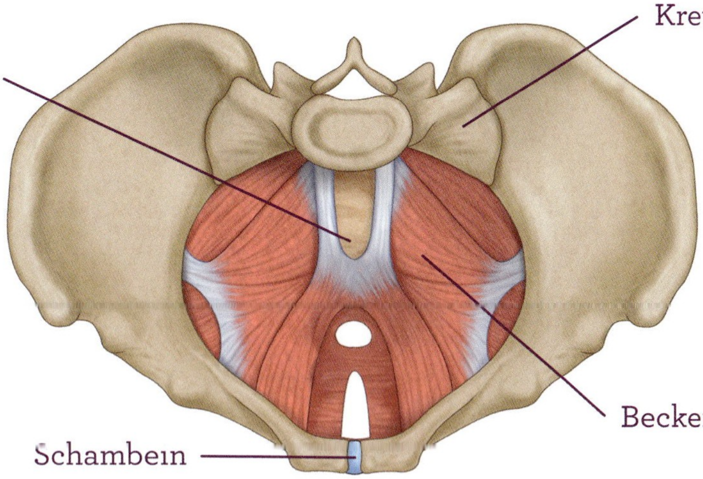

Der Beckenboden ist eng mit dem Becken und dem unteren Rücken verknüpft und verursacht gerade bei Frauen häufiger unangenehme, tief sitzende Rückenschmerzen und Kontinenzprobleme.

Wirbelsäule fühlt sich instabil an und das Becken kippt aus seiner physiologischen Haltung weiter nach vorn. Als Folge entstehen Fehlhaltungen und schmerzhafte muskuläre Verspannungen im Becken und in der Lendenwirbelsäule. Frauen leiden häufiger als Männer an Beckenboden-Dysfunktionen und damit verbundenen Rückenschmerzen. Die Gründe dafür sind vermutlich die zusätzliche Durchtrittsstelle für die Vagina im Beckenboden und hormonelle Schwankungen, die bindegewebige Strukturen im Becken weicher werden lassen. Schmerzen im unteren Rücken, die mit Kontinenzproblemen einhergehen, sind ein Fall für den Osteopathen.

Physiotherapeuten mit spezieller Ausbildung können gezielte Übungen für den Beckenboden und zur Verbesserung der Körperhaltung geben. Aber bei Verspannungen im Beckenboden kannst du dir gut selbst helfen, beispielsweise mit der Übung »Beckenfaszien« (Seite 98).

Die häufigsten Rückenprobleme

Störungen in der Wirbelsäule können sich als lokale Schmerzen äußern oder sich im gesamten Rücken manifestieren und andere Körpersysteme stören. Ist die Wirbelsäule in einem Anteil blockiert, funktionieren die anderen Rückenabschnitte meistens noch gut weiter. Die meisten Rückenschmerzen lassen sich erfolgreich behandeln. Der Behandlungserfolg und die Heilungszeit richten sich nach Art und Schwere des Problems und danach, ob es einen Akutauslöser gab oder sich die Rückenschmerzen chronifiziert haben.

In vielen Fällen spielen Lebensstilfaktoren eine große Rolle, wenn es um das Thema Rückengesundheit geht. Bewegungsmangel, Überlastung durch einseitige Haltungen, ungesunde Ernährung oder Stress können ebenfalls für Beschwerden sorgen. Ideen und Empfehlungen, wie du deinen Rückenalltag gesünder gestalten kannst, findest du ab Seite 151. Die häufigsten klassischen Rückenprobleme sind Bandscheibenvorfälle, Ischiassyndrome, Lumbalgien, Radikulopathien und Spondylose (nicht näher bezeichnete degenerative Rückenerkrankungen).

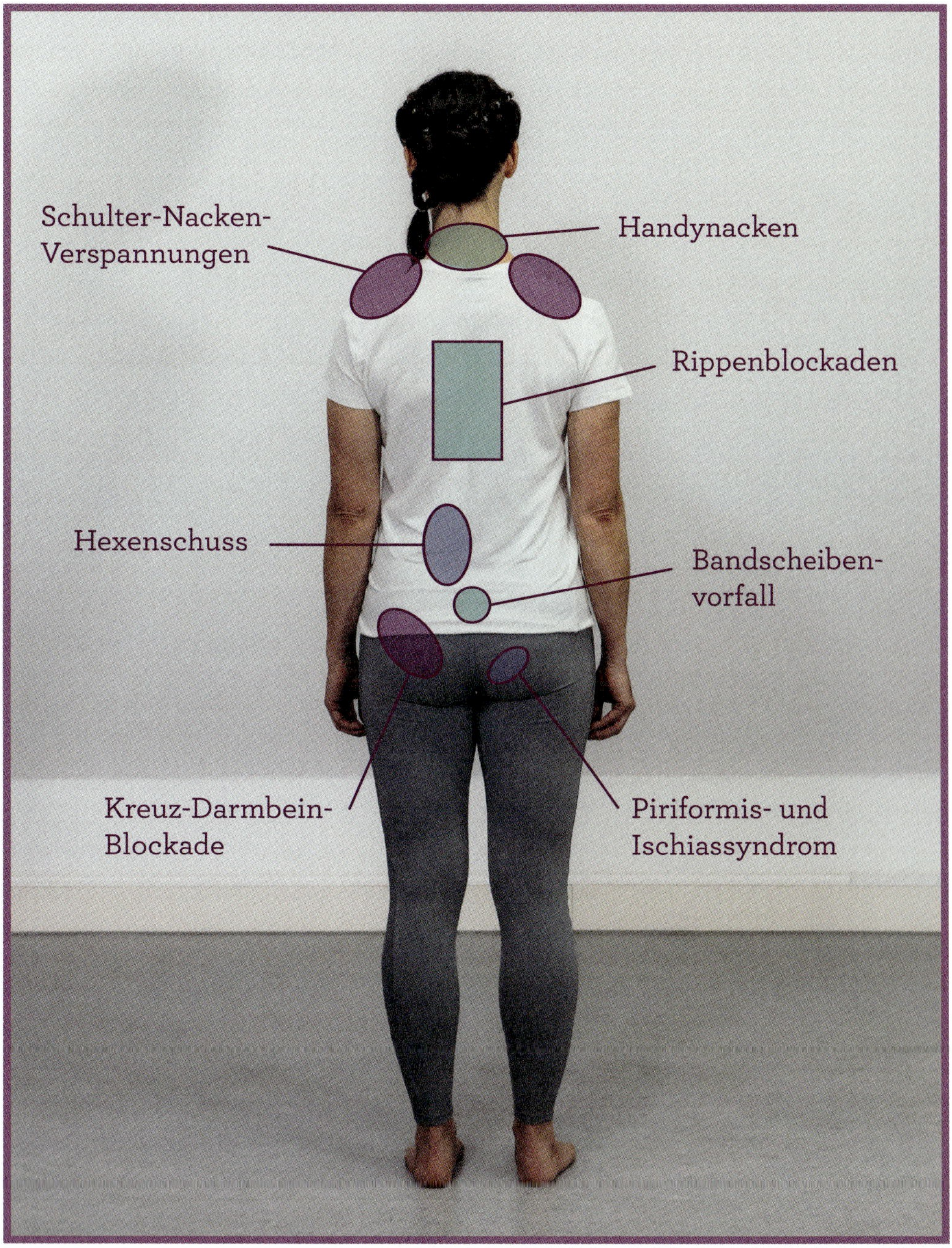

Anhand der Abbildung lassen sich die häufigsten Rückendiagnosen ablesen und wo diese für Schmerzen an der Wirbelsäule sorgen.

Symptome auf einen Blick

Wenn die Selbstbehandlung die Symptome verschlimmert oder wenn keine Besserung eintritt, frage bei Physiotherapeuten oder Osteopathen um Rat. Möglicherweise brauchst du eine individuelle Therapie für deine Beschwerden. Bei diesen Symptomen solltest du einen Arzt zur Abklärung deiner Symptome aufsuchen:

- Messerscharfe, akute, konstante und ausstrahlende Nervenschmerzen
- Ausstrahlende Schmerzen bis zum Fuß, bei denen sich der Schmerzverlauf genau nachvollziehen lässt und die sich beim Husten oder Niesen verstärken
- Bei motorischen Ausfällen, wenn sich beispielsweise ein Fuß nicht mehr gut anheben lässt
- Bei sensorischen Gefühlsstörungen an der Haut oder permanentem Kribbeln
- Bei länger bestehenden Schmerzen, die zunehmend schlechter werden und auch nachts auftreten

Schmerzen im Rücken und ihre häufigsten Ursachen

Sicherlich hast du schon ein genaueres Gefühl von deinen Schmerzen und kannst in etwa einschätzen, wann sie stärker zu spüren sind und was hilft, die Beschwerden abzumildern. Damit du die symptomauslösende Körperstruktur noch genauer bestimmen kannst, habe ich dir die häufigsten Arten von Rückenschmerzen im folgenden Abschnitt zusammengefasst. Anhand der Schmerzbeschreibung findest du dich schnell zurecht und kannst mögliche Auslöser für deine Beschwerden ausmachen. Es fällt dir dann leichter, deine Schmerzen zu klassifizieren und in Kapitel 2 ab Seite 67 die passenden Übungen für dich herauszusuchen.

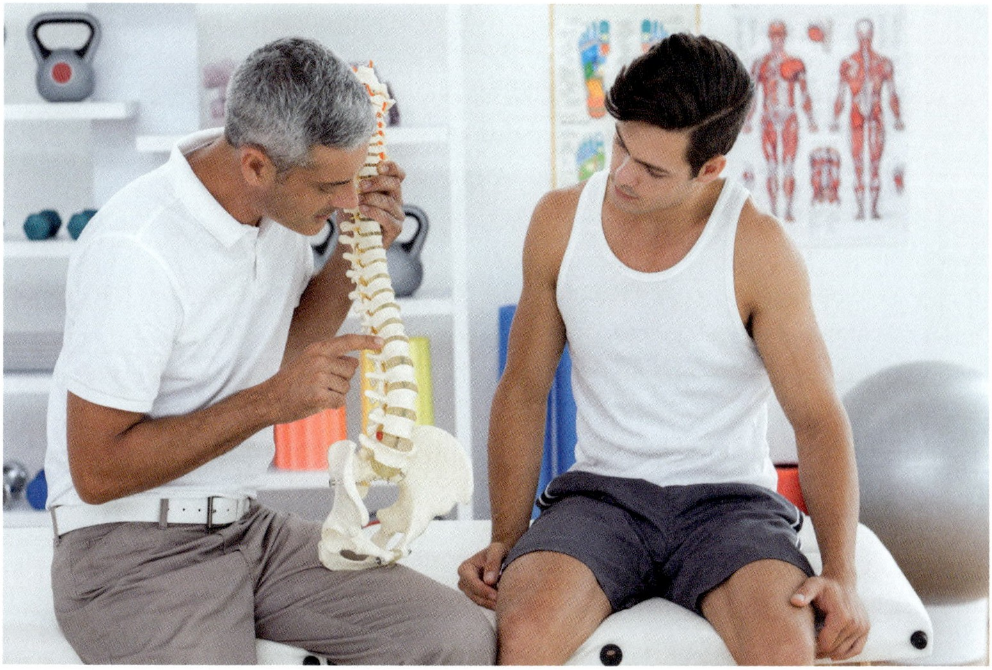

Dysfunktionen am Rücken äußern sich auf vielfältige Weise. Die häufigsten Symptome sind Schmerzen und Bewegungseinschränkungen.

Wenn eine Bewegungsrichtung schmerzt: Knöcherne Blockaden

Ein häufiges Phänomen sind knöcherne Blockaden in der Wirbelsäule. Meistens können sich Betroffene an einen Auslöser erinnern: Sie haben etwas Schweres angehoben, haben eine Treppenstufe verfehlt oder sie haben schnell zum Telefon gegriffen. Betroffene können die Bewegung genau zeigen, die den akuten Schmerz auslöst (etwa den Kopf drehen oder sich zum Boden bücken). Wird die schmerzende Bewegungsrichtung nochmals wiederholt, wird der Schmerz erneut ausgelöst, er ist also reproduzierbar. Die Schmerzen sind stark und punktuell. Sie hemmen die Bewegungsfähigkeit. Übungen, die bei akuten Blockaden im Rücken helfen, findest du ab Seite 68.

Mein Tipp Da die Schmerzen oft von Muskelverspannungen begleitet sind, empfiehlt es sich, nachdem die knöcherne Blockade gelöst ist, zusätzliche Übungen auszuführen, die betroffene Muskeln entspannen (zum Beispiel auf den Seiten 69, 100 und 103).

Sanftes Bewegen und Wärme bessert: Muskelverspannungen

Ein weiteres häufiges Rückenproblem sind verspannte Muskeln. Typisch sind Anlaufschmerzen, nachdem man über einen längeren Zeitraum eine Körperhaltung eingenommen hat, die für den Rücken belastend ist. Vielsitzer klagen dann über Schulter-Nacken-Verspannungen, Altenpfleger über Verspannungen im Lendenbereich und Transportdienst-Fahrer über Probleme, aus dem Auto zu steigen. Anders als bei akuten Blockaden können alle Bewegungen nur mit Einschränkungen und mit zum Teil erheblichen Schmerzen ausgeführt werden. Typisch ist, dass der Schmerz abnimmt, wenn man sich sanft bewegt. Das Phänomen kennen die meisten morgens beim Aufstehen: Nach einigen Schritten werden die Schmerzen erträglicher und die Bewegung immer besser. Rückenbandagen, Tapes, sanfte Bewegung, Wärme und Nährstoffe wie Magnesium, Kalium und Kalzium führen zur Linderung.

Unspezifische Schmerzen: Verklebte Faszien

Faszienschmerzen sind eher dumpf und unspezifisch, ein bisschen so, wie sich Muskelkater anfühlt. Der Schmerzcharakter ist verkrampft und zäh. Die Gelenke fühlen sich steif und unbeweglich an. Das Fasziennetzwerk dient dem Flüssigkeitstransport im Körper und unterstützt chemische sowie elektrische Prozesse. Außerdem formen Faszien all unsere Organe und Muskeln und helfen mit, sich im Körper miteinander zu verbinden und sich gegen die Schwerkraft zu behaupten. Deswegen sind verklebte, ausgetrocknete oder rigide Faszien meist nicht nur für lokale Schmerzen verantwortlich: Eine Dysfunktion im Fuß kann durch die fasziale Verknüpfung sogar Bewegungseinschränkungen im Kopf- und Halsbereich auslösen. Typische Auslöser für fasziale Schmerzen sind mangelnde Bewegung und Fehlhaltungen, Operationen und Verletzungen oder auch ungünstige Ernährungsweisen. Länger gehaltene Dehnungen (über drei Minuten), eine gute Körperhaltung oder auch entsäuernde Basenbäder können die Faszienschmerzen lindern.

Osteopathen vermögen mit ihren speziell dafür geschulten Händen den schmerzauslösenden Bereich im Fasziensystem genau aufzuspüren. Sollten dir die Übungen in dem Kapitelabschnitt zu den Muskel- und Faszienübungen nicht weiterhelfen, wende dich an einen Experten.

Überlastungsschmerzen und Entzündungen

Wenn deine Schmerzen in Ruhe und in entlastenden Positionen besser werden, dann hast du dich wahrscheinlich beruflich oder im Sport zu sehr verausgabt. Überlastungsschmerzen gehen oft mit typischen Entzündungszeichen einher: Dazu zählen starke Schmerzen, Bewegungseinschränkungen, Schwellung, Wärmegefühl und Rötung. Doch Achtung! Nicht immer sind die Entzündungszeichen direkt an den Gelenken zu erkennen, sondern für uns – weil sie in tiefer liegenden Körperabschnitten entstanden sind – nicht sichtbar. Eine Entzündung in den Kreuz-Darmbein-Gelenken am Becken verursacht beispielsweise stärkste Schmerzen, doch an der Haut oder an angrenzender Muskulatur sind keine typischen Entzündungszeichen zu erkennen. In so einem Fall ist es für dich äußerst wichtig, die Signale deines Körpers genau wahrzunehmen und dir bei versteckten Entzündungen Pausen einzuräumen.

Mein Tipp Probiere trotzdem, dich sanft und schmerzfrei zu bewegen, und sei bei den Übungen, die du ausprobierst, besonders achtsam zu dir! Schau doch mal, ob du den Katze-Kuh-Flow (Seite 158) machen kannst oder ob dir zunächst Wickel und Kälteanwendungen helfen.

Ausstrahlende Schmerzen mit genauer Lokalisation: Nervenreizung

Mit zu den stärksten Schmerzen gehören Nervenreizungen, die dich sofort zur Ruhe zwingen. Diese Schmerzen haben eine »helle« Qualität. Betroffene zeigen dem Behandler genau den Verlauf der ausstrahlenden Nervenschmerzen. Beim Bandscheibenvorfall im unteren Rücken sind das, je nach betroffenem Wirbelsegment, Schmerzen, die über das Gesäß oder die Leisten in das betroffene Bein zum Fuß ziehen. Dabei entstehen im betroffenen Nervensegment neben den Schmerzen auch sensorische oder motorische Ausfälle, wie etwa eine Fußheberschwäche. Die drei häufigsten Ursachen für Nervenreizungen sind Entzündungen (zum Beispiel durch Gürtelrose), Bandscheibenvorfälle und Verengungen des Rückenmarkkanals (Spinalkanalstenose).

Mein Tipp Baue bei stärksten Schmerzen – und wenn du dir nicht sicher bist – nicht auf Selbstbehandlungen! Stelle dich dann lieber bei einem Orthopäden vor und überbrücke die Zeit bis zu deinem Termin mit Entlastungshaltungen (ab Seite 170).

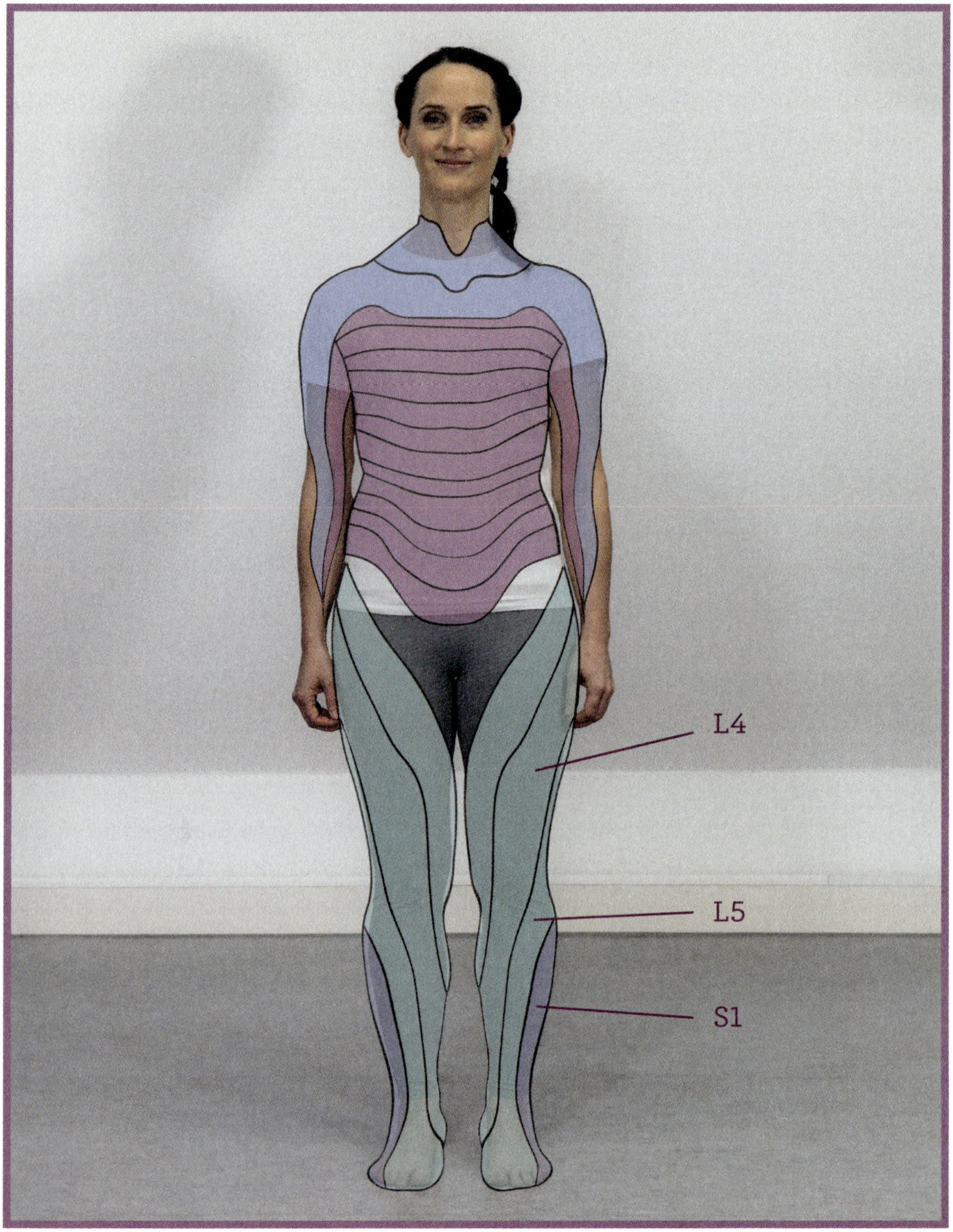

Anhand des Schmerzverlaufs kann genau bestimmt werden, welcher Nerv geschädigt ist. Besonders häufig sind Schmerzen in der Lendenwirbelsäule bei L4, L5 und S1 am unteren Rücken.

Nervenschmerzen ohne sensorische Störung: Pseudo-Nervenschmerzen

»Ich habe Ischias!«, hört man häufig als Ausspruch von Betroffenen, wenn sie ihre Beschwerden beschreiben sollen. Sogenannte Pseudo-Nervenschmerzen sind echten Nervenschmerzen äußerst ähnlich. Sie verursachen jedoch keine sensorischen Ausfälle. Die ausstrahlenden Schmerzen enden oft schon im Oberschenkel oder im Kniebereich. Die häufigste Ursache für Pseudo-Nervenschmerzen sind verspannte Rückenmuskeln im Lenden- und Beckenbereich. Der große Hüftbeuger (Psoas) oder der Birnenmuskel (Piriformis) drücken bei übermäßiger Anspannung am häufigsten auf Nerven und lösen die Beschwerdebilder Ischias- und Piriformis-Syndrom aus.

Wusstest du, dass selbst das Tragen von Portemonnaie und Handy in der Gesäßtasche der Hose oder eine ungünstige Schlafposition zu Nervenirritationen führen kann? Das lässt sich leicht vermeiden, oder? Stecke dein Handy und deine Geldbörse lieber in den Rucksack und achte auf eine gute Matratze zum Schlafen. Passende Übungen bei Pseudo-Nervenschmerzen findest du ab Seite 118.

Überlastete Organe

Die meisten inneren Organe haben weniger Schmerzrezeptoren als beispielsweise die Haut oder die Muskulatur. Außerdem können sie sich bei Überdehnung oder Schwellung langsamer anpassen, was die Schmerzwahrnehmung verringert. Daher sind sogenannte viszerale Schmerzen diffus, dumpf und nicht genau lokalisierbar. Oft entstehen Schmerzen eher durch die Reizung von benachbarten Strukturen oder durch eine Reizung im vegetativen Nervensystem. So kommt es neben dumpfen, diffusen Schmerzen am Rücken zu Begleitsymptomen wie Verstopfung, Müdigkeit oder Kreislauf- und Durchblutungsstörungen.

Am häufigsten werden viszerale Schmerzen in den unteren Rückenabschnitten durch den Darm, durch die Nieren oder durch die Geschlechtsorgane verursacht (die meisten Frauen kennen das bei Eisprung und Periode nur zur gut!). Typisch ist, dass die Schmerzen abnehmen, sobald sich das Organ erholt oder entlastet wird, etwa wenn die Periode endet, wenn sich der Darm nach einer tagelangen Verstopfung entleeren konnte oder wenn die Nieren warm gehalten werden. Übungen zur Linderung von organisch bedingten Rückenschmerzen findest du ab Seite 130.

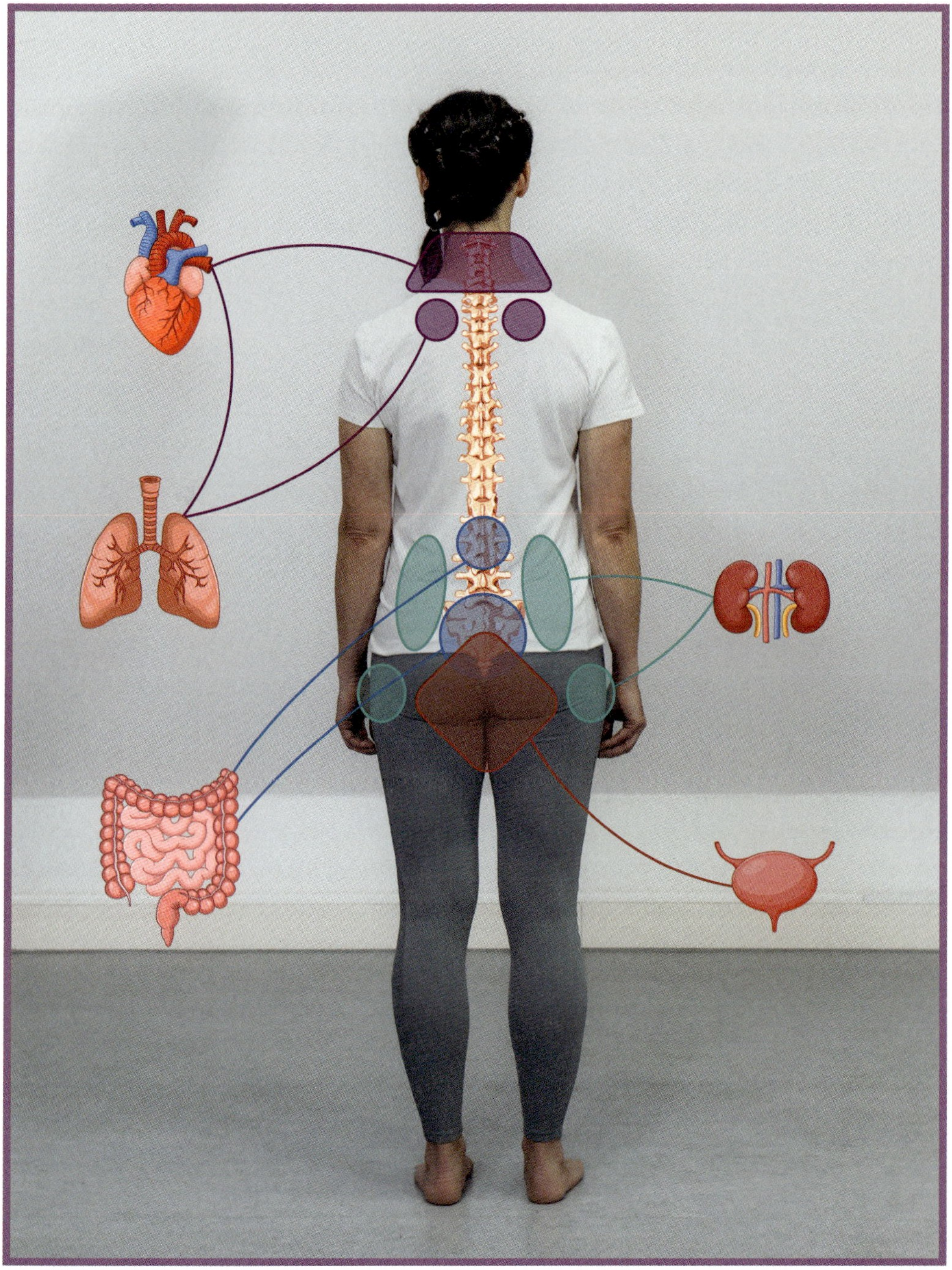

Die Organe stehen über Bänder, Faszien und Nerven in Verbindung mit der Wirbelsäule und können auf diese Weise Rückenschmerzen auslösen.

Rheuma-Schmerzen

Rheumatische Beschwerden sind im Rücken klassischerweise auch in Ruhe und in der Nacht zu spüren und abhängig von Wetterwechseln. Sie gehen öfter mit lokalen Entzündungen oder mit Weichteilschmerzen einher. Die meisten Betroffenen vertragen eher Kälte als Hitze. In der Osteopathie konzentriert sich der Behandler neben lokalen Rückenabschnitten vor allem auf das Stoffwechsel- und Fließsystem des Körpers. Die Behandlung mit Medikamenten lindert zwar die Schmerzen und sorgt für mehr Lebensqualität, doch sie ist auch in den meisten Fällen mit Nebenwirkungen verbunden.

Mein Tipp Besser ist, als Betroffener sein Leben selbst in die Hand zu nehmen und so wenig wie möglich Schmerzmittel dauerhaft einzunehmen. Sorge beispielsweise für ausreichend Schlaf und Pausen im Alltag. Gehe bei Sonnenlicht in der Natur spazieren und lebe in gesunden Beziehungen mit wertschätzendem Umfeld. Auch wichtig: Integriere Bewegung in dein Leben und ernähre dich so, dass dein Körper seine Selbstheilungskräfte wieder aktivieren kann. Prinzipiell kannst du alle Übungen aus dem Buch ausprobieren. Sei jedoch beim Üben aufmerksam, was deinem Körper wohl bekommt und was für deinen Rücken nicht so gut ist. Als Richtwert gilt: Die Übungen dürfen »Wohlweh« auslösen, aber keine Schmerzen!

Schmerzen über mehrere Monate – Chronizität

Typischerweise halten Schmerzen manchmal mehr als drei Monate an und werden mit der Zeit dumpfer. Wahrscheinlich gab es mal einen akuten Auslöser, der jedoch im stressigen Alltag weggedrückt wurde. Die Schmerzen sind »irgendwie immer da« oder »mal mehr, mal weniger«. Betroffene können ihren Alltag zwar bestreiten, sind aber von den ständigen Schmerzen oft müde und überreizt. Zu den häufigsten Diagnosen zählen das chronische Schmerzsyndrom, oder mehr noch auf den Rücken bezogen: myofasziale Verspannungen, das lumbale Schmerzsyndrom und das Halswirbelsäulen-Syndrom.

Mein Tipp Genau wie bei rheumatischen Beschwerden empfehle ich, die schädigenden Lebensmuster aufzulösen, besonders solche, die den Körper dauerhaft in Fehlhaltungen zwingen. Jugendliche und junge Erwachsene sollten zum Beispiel öfter die Spielkonsole oder das Handy ausschalten und sich dafür mehr um Muskelaufbau kümmern. Ein sanftes Übungsprogramm findest du ab Seite 161.

Energetische Blockaden, Traumata und Stress

»Austherapiert« oder »psychisch bedingt« – das sind Aussagen, mit denen sich Betroffene oftmals konfrontiert fühlen. Nichts scheint zu helfen, keine Therapie schlägt richtig an. Betroffene haben schon »alles ausprobiert« und zumeist eine lange Krankenhistorie. Die Beschwerden sind meist subakut, das heißt, sie haben Auslöser, die schmerzverstärkend wirken, die aber nicht ganz so plötzlich auftreten, dann aber auch länger nachwirken. Die Schmerzen sind immer präsent: »Habe ich etwas Schlimmes? Bin ich schwer krank?« Der ganze Alltag wird über den Schmerz definiert und Betroffene fühlen sich den Problemen ausgeliefert. Im Rücken manifestieren sich die Schmerzen dann am häufigsten als »Druck in der Brust« oder als bleibende Schmerzen im Becken- und Lendenbereich.

Mein Tipp Falls du betroffen bist, kannst du alle Übungen in diesem Buch ausführen. Probiere aber unbedingt die Übungen im Kapitel »Energetische Blockaden im Rücken lösen« (ab Seite 144) aus. Lasse dir beim Üben mehr Zeit. Spüre genau in deinen Körper hinein, was ihm guttut, und lerne, dich selbst zu umsorgen und zu lieben. Wende dich zusätzlich an Experten, die dich in deiner Heilung unterstützen können. Denn hinter den Schmerzen stecken häufig sogenannte energetische Blockaden, Schädigungen durch Dauerstress oder nicht verarbeitete traumatische Erlebnisse, die du gemeinsam mit deinem Behandler bearbeiten kannst.

KAPITEL 2

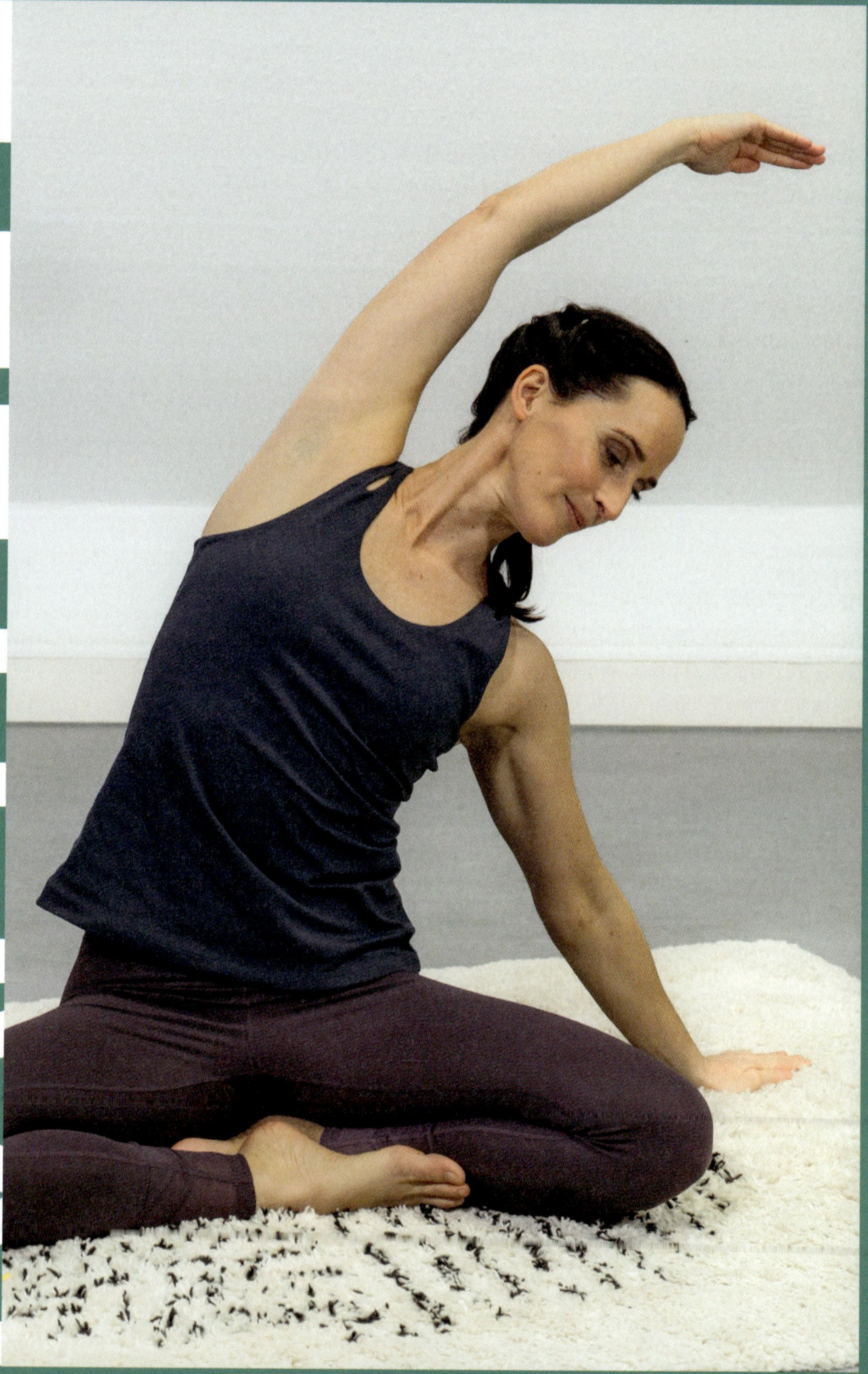

DIE BESTEN OSTEOPATHISCHEN ÜBUNGEN FÜR EINEN GESUNDEN RÜCKEN

Wenn du nun deine Schmerzen klassifizieren kannst, helfen dir die passenden Übungen ganz spezifisch dabei, deine Beschwerden am Rücken zu lindern. Nimm dir vor den Übungen bewusst ein paar Minuten Zeit, um in deine Schmerzen und in deine Beschwerden hineinzufühlen, etwa mithilfe der Übung »So fühlt sich dein Rücken an« (Seite 20). Mache zwischen den einzelnen Übungen Pausen. Dann kannst du die Vorher-nachher-Wirkung direkt spüren. Wenn du dir nicht sicher bist, ob du eine Übung korrekt ausführst, nutze einen Spiegel, der hilft dir dabei, dich selbst zu korrigieren. Alternativ kannst du deinen Partner oder eine Freundin um Feedback bitten. Wenn du stärkere Schmerzen hast oder nicht genau einschätzen kannst, ob die Übung deinem Rücken guttut, dann bewege dich zunächst langsam und lasse dich Stück für Stück immer mehr auf die Übung ein. Beachte deine körperlichen Grenzen (insbesondere bei Rheuma und Nervenschmerzen) und akzeptiere, wenn dein Körper zu einer Übung auch mal »Nein!« sagt.

Blockaden lösen

Knöcherne Blockaden haben meist akute Auslöser: Fehlhaltungen, ungünstige Bewegungsweisen (sich verheben) oder degenerative Veränderungen an der Wirbelsäule sind nur einige davon. Meistens entstehen sie jedoch aus einer Kombination aus mechanischen Reizen, muskulären Verspannungen und strukturellen Ursachen.

Die häufigsten Blockaden befinden sich in den Kreuz-Darmbein-Gelenken am Becken, in der unteren Lendenwirbelsäule, bei den Rippengelenken und zwischen den Halswirbeln. Egal, wo die Wirbelsäule blockiert ist, die Blockade geht immer mit Bewegungseinschränkungen einher. Die Beweglichkeit der Wirbelsäule in verschiedenen Abschnitten hängt stark von ihrer Anatomie ab, und knöcherne Blockaden beeinflussen die Beweglichkeit entsprechend der dominanten Bewegungsrichtung jedes Abschnitts.

Die Halswirbelsäule hat eine besonders hohe Beweglichkeit, insbesondere bei den Drehbewegungen, die hauptsächlich von dem ersten und zweiten Halswirbel (Atlas und Axis) ausgeführt werden. Bei einer Blockade – etwa durch Knochenanbauten an den Facettengelenken oder durch Arthrose – wird die Fähigkeit zur Drehung am stärksten beeinträchtigt. Die Blockade trifft die Halswirbelsäule also in ihrer stärksten Funktion. Andere Bewegungsrichtungen können zusätzlich betroffen sein, aber die Einschränkung der Drehfähigkeit ist die auffälligste.

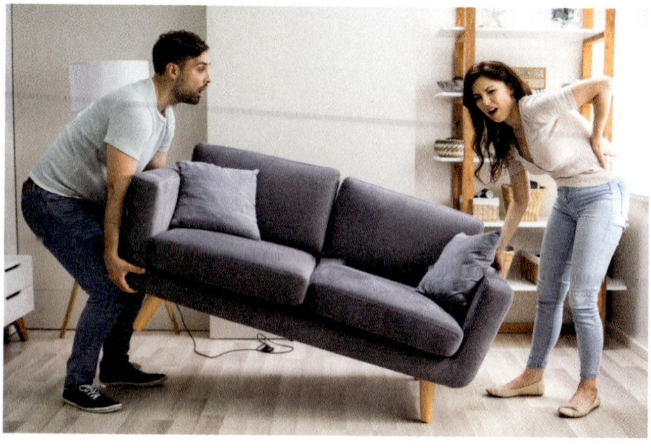

Manchmal kann eine kleine falsche Bewegung erheblichen Schaden verursachen. Eine ungünstige Haltung beim Heben ist wohl der Klassiker.

Die Brustwirbelsäule ist von Natur aus weniger beweglich, weil sie in den Brustkorb integriert ist und Stabilität für den Oberkörper und Schutz für die Organe bietet. Eine Brustwirbelblockade betrifft die Facettengelenke zwischen den Brustwirbeln und verursacht vor allem Schmerzen beim Drehen. Eine Rippengelenksblockade betrifft die Verbindung zwischen den Rippen und den Brustwirbeln. Sie unterscheiden sich von Brustwirbelblockaden dadurch, dass sie Schmerzen beim Husten und beim Atmen verursachen und die Schmerzen häufig in den Rippenverlauf ausstrahlen.

Die Lendenwirbelsäule hat von Natur aus eine sehr eingeschränkte Drehfähigkeit, da ihre Hauptaufgabe die Stabilität im unteren Rücken ist. Bei einer Blockade wird die ohnehin geringe Drehfähigkeit noch stärker eingeschränkt. Alle anderen Bewegungsrichtungen können dabei aufgrund von Muskelspannungen zusätzlich mit betroffen sein.

Blockaden im Becken

Streng genommen zählt das Becken nicht mit zur Wirbelsäule, es ist jedoch eng mit dem Rücken verbunden. Deshalb nehme ich Beckenblockaden mit auf, denn sie kommen häufig vor. Blockaden im Becken (zum Beispiel in den Kreuz-Darmbein-Gelenken) unterscheiden sich deutlich von Blockaden innerhalb der Lendenwirbelsäule, sowohl hinsichtlich ihrer Symptome als auch in ihren Ursachen. Beide Bereiche sind jedoch anatomisch und funktionell eng verknüpft, weshalb sich Beschwerden oft überschneiden. Eine typische Blockade im Kreuz-Darmbein-Gelenk – die Verbindung von Kreuzbein und den beiden Beckenschaufeln – ruft eher lokale Schmerzen im Gesäß oder direkt neben der Lendenwirbelsäule am Kreuzbein hervor. Die Schmerzen sind einseitig und meist stechend. Betroffene haben Probleme beim Gehen, beim Aufstehen von einem tiefen Stuhl oder beim Bücken. Die Schmerzen verstärken sich oft beim Treppensteigen und bei längerer einseitiger Belastung. Bei Betroffenen wirkt das Becken im Stehen schief und der Alltag lässt sich nur mit einem instabilen Gefühl bestreiten. Pflegekräfte, Frauen nach der Schwangerschaft, ältere Menschen und sogar viele Sportler müssen ihr Becken besonders häufig von Osteopathen korrigieren lassen. Die folgenden Übungen helfen dir, leichte Blockaden selbst zu lösen. Kombiniere sie noch mit Übungen für den Darm (Seite 138) und für den Piriformis (Seite 96).

BECKENDRAINAGE

Die Beckendrainage wirkt vorbeugend gegen Rücken- und Beckenschmerzen. Mit der Übungsabfolge mobilisierst du einmal alle Beckenknochen durch, sodass du dich besser bewegen kannst und die Beckenorgane gut funktionieren können. Durch die Mobilisation lassen sich auch Beinschmerzen, Durchblutungsstörungen und zyklusabhängige Schmerzen lindern.

1 Lege dich auf den Rücken und stelle die Füße hüftbreit auf. Die Arme liegen neben dem Rumpf am Boden.
2 Hebe einatmend das Becken in Verlängerung der Wirbelsäule in die Brücke an.
3 Senke mit der Ausatmung beide Knie in der Brücke nach außen. Dabei rollen die Füße auf die Außenkanten.
4 Drücke mit der Einatmung beide Knie fest aneinander.
5 Löse die Kniespannung mit der Ausatmung und senke das Becken wieder zur Erde ab. Dabei entspannen sich kurz alle Muskeln.

Dauer: Führe den Übungsflow insgesamt für 3 bis 5 Minuten in deinem Atemrhythmus durch.

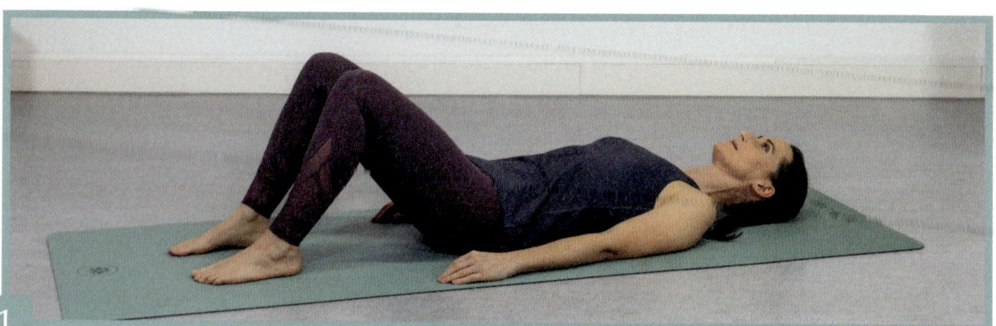
1

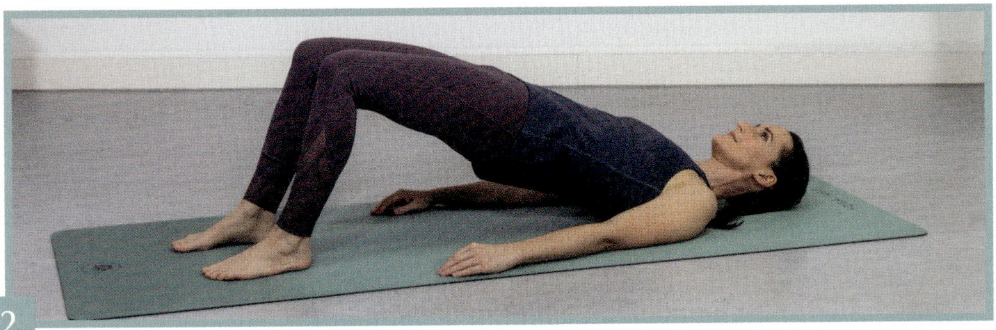
2

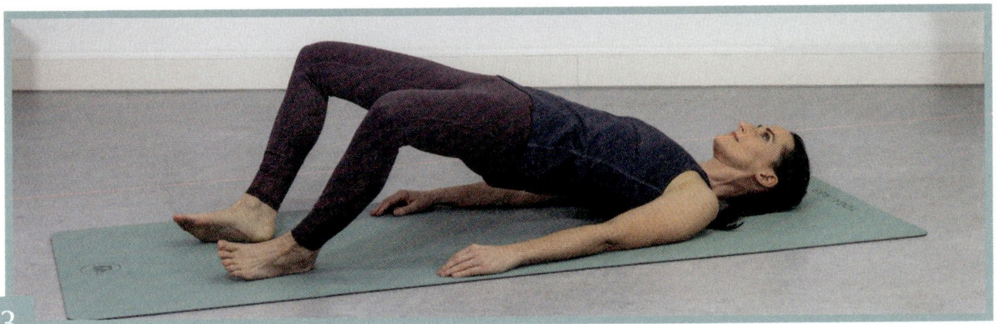
3

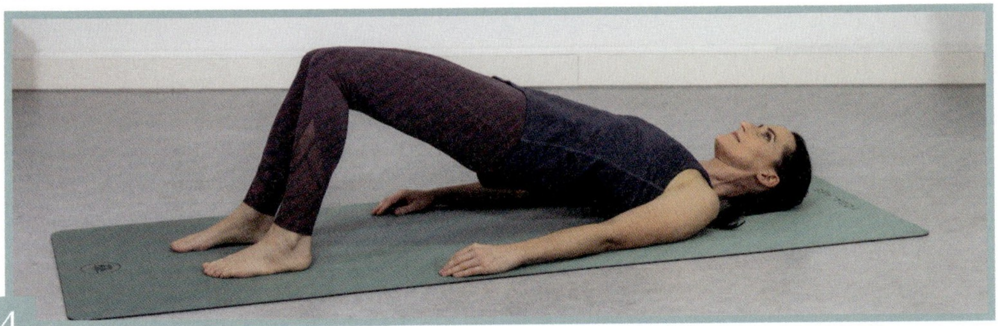
4

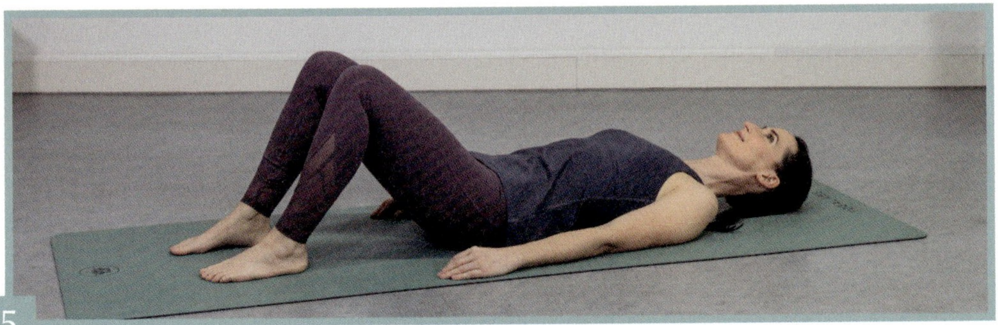
5

KREUZBEINROLLE BEI AKUTER BLOCKIERUNG

Benötigtes Equipment: Gästehandtuch

Wickle das Handtuch zu einer lockeren breiteren Rolle. Mit der Übung lösen sich leichtere Blockaden in den Kreuz-Darmbein-Gelenken. Danach kannst du dich besser bücken und größere Schritte machen. Bleiben Schmerzen und Unbeweglichkeit bestehen, sitzt die Blockade richtig fest. Dann muss sie in einer osteopathischen Praxis behandelt werden.

1. Rolle ein Handtuch zusammen und lege die Handtuchrolle in der Rückenlage unten an das Kreuzbein.
2. Stelle dann die Füße auf und lege die Hände entspannt neben den Körper.
3. Lege die Fußsohlen aneinander und lasse die Knie so weit wie möglich nach außen sinken.
4. Führe die Knie dann wieder mittig zueinander. Kombiniere die beiden Bewegungsschritte und führe sie im langsamen Wechsel 5- bis 8-mal aus.
5. Hebe nun beide Beine in einem 90-Grad-Winkel in Knie und Hüften an, ziehe die Zehen Richtung Nase.
6. Schiebe das linke Bein ein Stück nach vorn, weg von der Körpermitte.
7. Ziehe das linke Bein näher zur Körpermitte und schiebe gleichzeitig das rechte Bein ein Stück nach vorn, weg von der Körpermitte. Fahre wechselseitig mit dieser Bewegung fort.

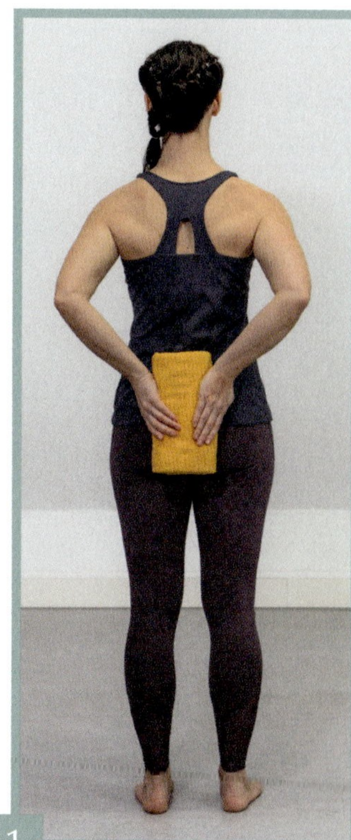

1

Wiederholungen: Führe die Bewegung 8- bis 10-mal pro Bein aus.

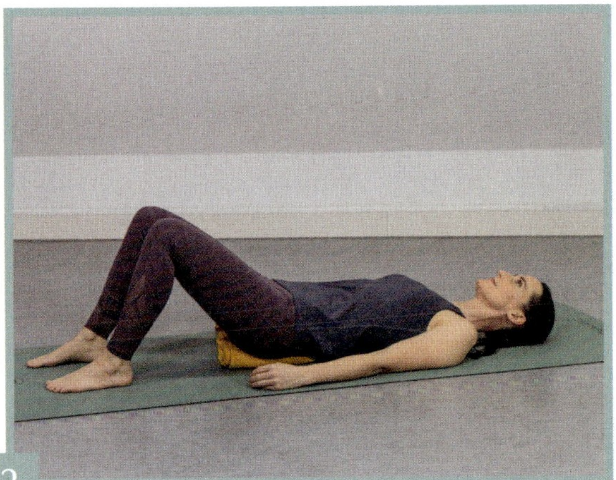

2

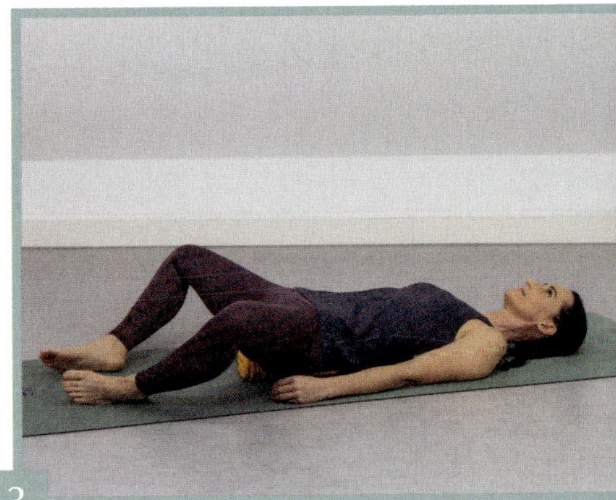

3

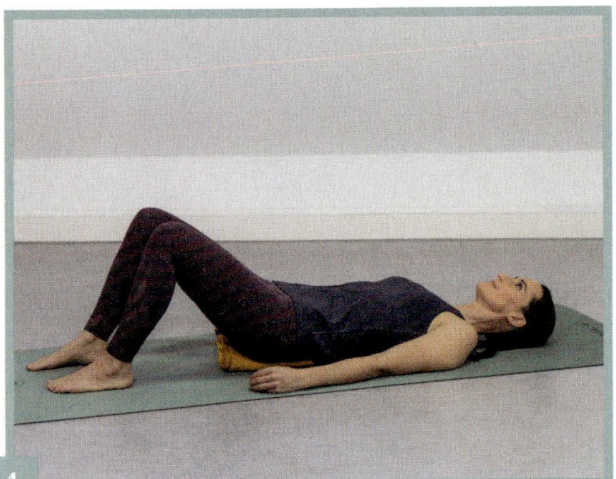

4

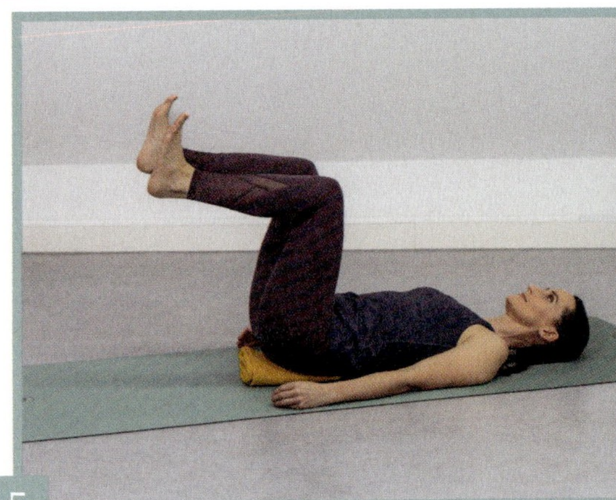

5

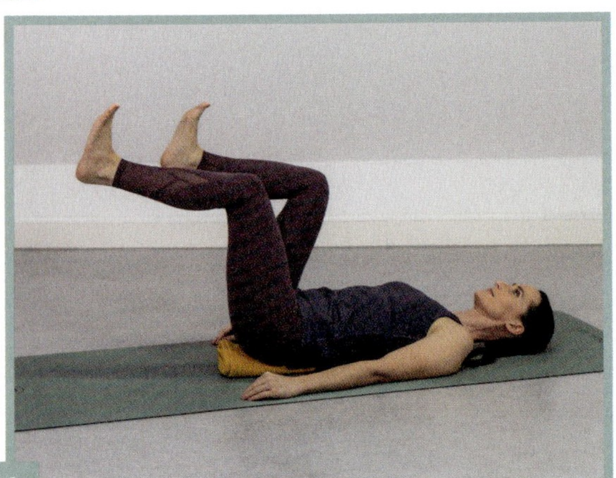

6

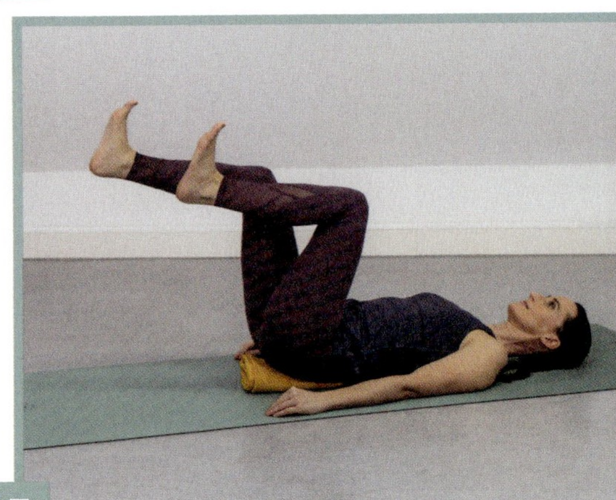

7

STARKE SCHMERZEN IM KREUZ-DARMBEIN-GELENK

Die Übung kannst du selbst bei stärksten Schmerzen im Becken und im unteren Rücken ausführen. Sie ist sehr schonend und du mobilisierst die Kreuz-Darmbein-Gelenke und die Rückenmuskeln so sanft, dass du schmerzarm üben kannst und dir Stück für Stück deine Beweglichkeit zurückholst.

1 Lege dich auf den Rücken, öffne die Beine hüftbreit und ziehe die Zehen Richtung Schienbeine, sodass sie nach oben zeigen.
2 Schiebe die linke Ferse von der Körpermitte nach vorn und dann die rechte, immer im Wechsel.

Dauer: Führe die Übung im Sekundentakt aus und mache sie für 1 bis 3 Minuten.

Mein Tipp Spüre, wie sich die Bewegung bis in die Kreuz-Darmbein-Gelenke am Becken fortführt und sie mobilisiert werden.

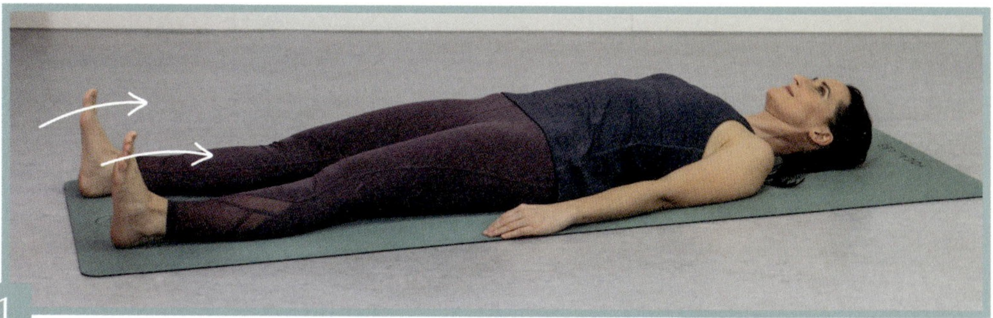

1

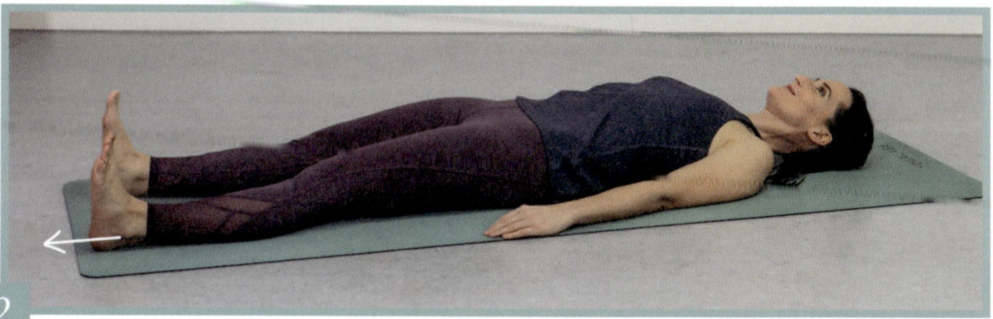

2

Blockaden in der Lendenwirbelsäule

Die Lendenwirbelsäule ist für die Stabilität und die Beweglichkeit des unteren Rückens verantwortlich. Bei einer Blockade in diesem Bereich handelt es sich um eine funktionelle Gelenkblockierung: Die kleinen Wirbelgelenke (Facettengelenke) zwischen den Lendenwirbeln verkeilen sich gewissermaßen. Dabei verliert das betroffene Wirbelsegment vorübergehend seine normale Beweglichkeit – es blockiert.

Betroffene spüren dann sofort den stechenden, meist einseitigen Schmerz: Vor allem, wenn sie sich Bücken und Aufrichten oder wenn sie sich zur eingeschränkten Seite neigen oder drehen. Unbewusst nimmt man dann häufig eine typische Schonhaltung ein, in der sich der Oberkörper zur schmerzfreien Seite verlagert und sich die Beschwerden so vermeintlich reduzieren lassen. Verbleibt die Fehlhaltung jedoch über mehrere Stunden oder sogar noch länger, verspannen sich die Rückenmuskeln und werden spürbar härter und schmerzhafter. Oft strahlen die Schmerzen dann weiter aus und ziehen bis in die Oberschenkel und Knie.

Eine Lendenwirbelsäulenblockade kann verschiedenen Ursachen haben. In vielen Fällen wird sie durch ruckartige Bewegungen ausgelöst (wie zum Beispiel durch falsches Heben) oder durch Fehlhaltungen mit Rundrücken und Beckenschiefstand. Am häufigsten sind Menschen betroffen, die beruflich körperlich belastet sind, wie Handwerker und Bauarbeiter oder Menschen in Berufsgruppen, die ungesunde Bewegungsmuster mit sich bringen, etwa Pflegepersonal und Berufskraftfahrer.

Mein Tipp Kombiniere die folgenden beiden Übungen mit Übungen zur Muskel- und Faszienentspannung zum Beispiel auf den Seiten 102 oder 104.

STUFENBETTLAGERUNG BEI STARKEN SCHMERZEN

Benötigtes Equipment: Stuhl oder Fitnessball, gegebenenfalls eine Wärmflasche

Die Entspannungslage ist bestens bei Hexenschuss geeignet oder dann, wenn du den Rücken überlastet hast. Lege dir während der Ruhezeit eine Wärmflasche auf den Bauch – das ist besonders angenehm. Statt auf einem Stuhl kannst du die Beine auch auf einem Fitnessball ablegen. Der Ball erlaubt dir mehr Bewegungsmöglichkeiten und du kannst ausprobieren, den Ball ganz leicht zu den Seiten zu bewegen und dadurch die Muskeln am Rücken sanft zu lockern.

1. Lege dich in der Rückenlage auf den Boden und stelle dir einen Stuhl bereit.
2. Stelle den Stuhl nah an das Gesäß und lege nacheinander deine Unterschenkel bis zu den Knien auf dem Stuhl ab.
3. Die Knie und Hüften sollten ungefähr im 90-Grad-Winkel liegen. Die Arme liegen locker neben dem Körper.
4. Wenn du die Lagerung auflöst, stelle die Füße nacheinander zurück auf den Boden.
5. Drehe dich über eine Seite zurück ins Sitzen.

Dauer: Bleibe in der Stufenbettlagerung für etwa 10 Minuten.

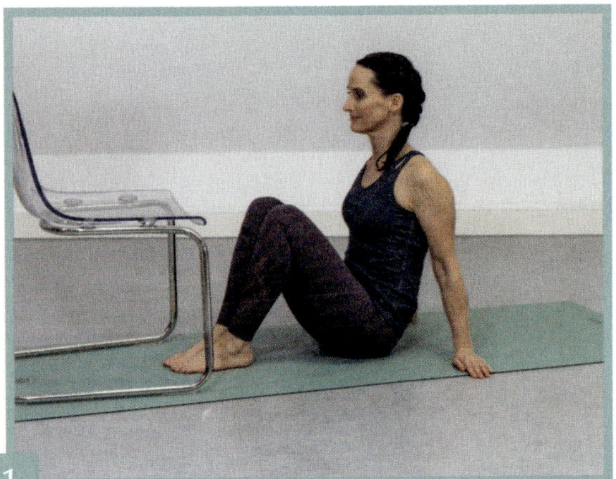

1

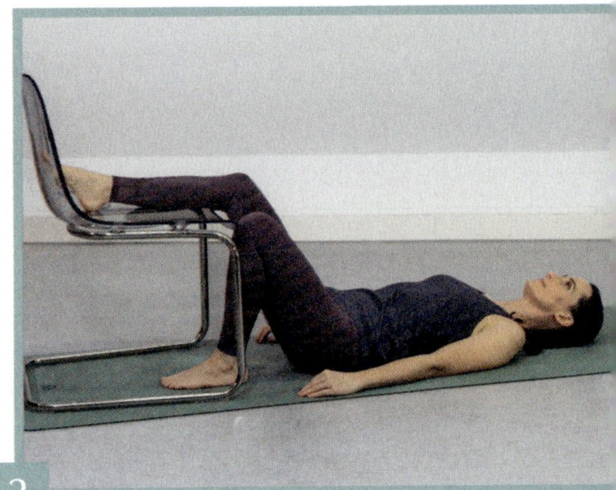

2

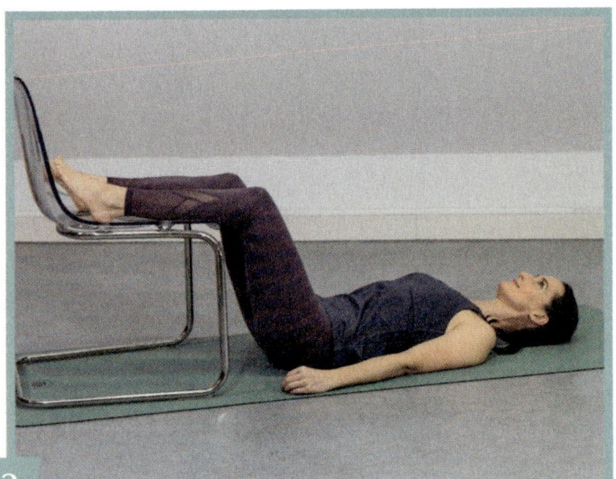

3

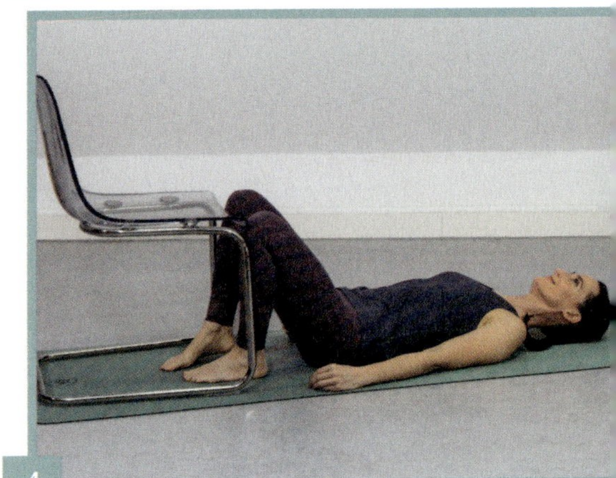

4

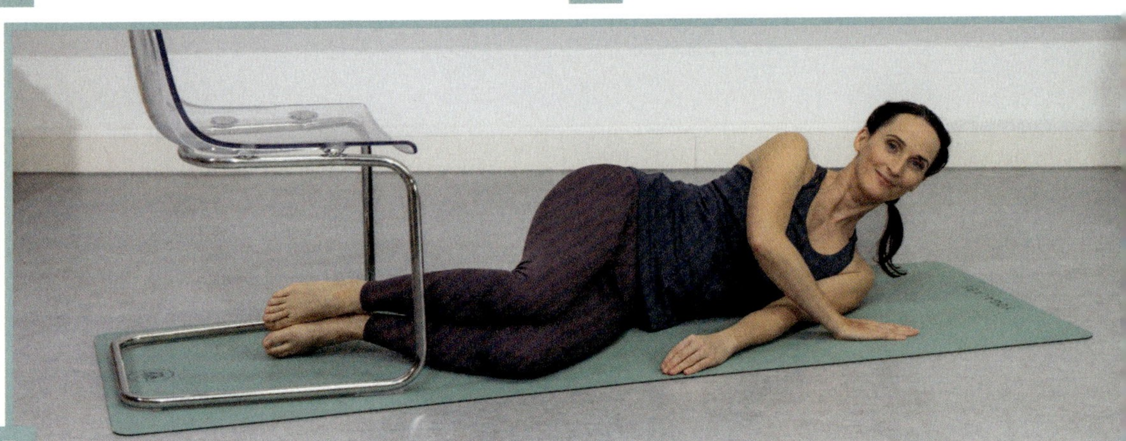

5

AKUTE BLOCKADE IN DER LENDENWIRBELSÄULE

Die Übung ist für leichtere Blockaden in der Lendenwirbelsäule gedacht. Erschrecke dich nicht, wenn es bei der Haltung im Rücken knackt. Dann war die Eigenmanipulation erfolgreich. Doch nicht alle akuten Blockaden knacken: Auch ohne Knackgeräusch kannst du dich nach der Übung besser fühlen.

1 Lege dich in die Seitenlage auf den Boden. Das untere Bein ist lang. Hake den oberen Fuß am Knie des unteren Beins so ein, dass das Knie des oberen Beins Richtung Boden sinkt. Stütze die obere Hand vor dem Körper auf dem Boden auf und lege den unteren Arm ausgestreckt am Boden ab. Dabei wird das untere Schulterblatt mit nach vorn-außen geführt.

2 Drehe dann den oberen Arm weit zur anderen Seite auf, bis er auf dem Boden zu liegen kommt.

3 Komme zum Nachspüren kurz in die Rückenlage und drehe dich dann auf die andere Seite. Wiederhole die Übung wie oben beschrieben.

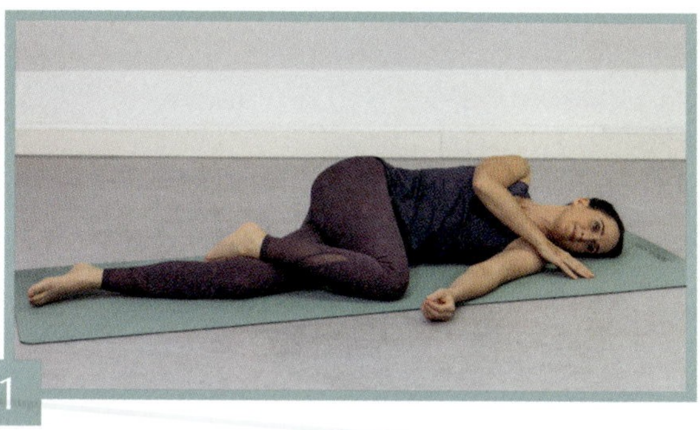

1

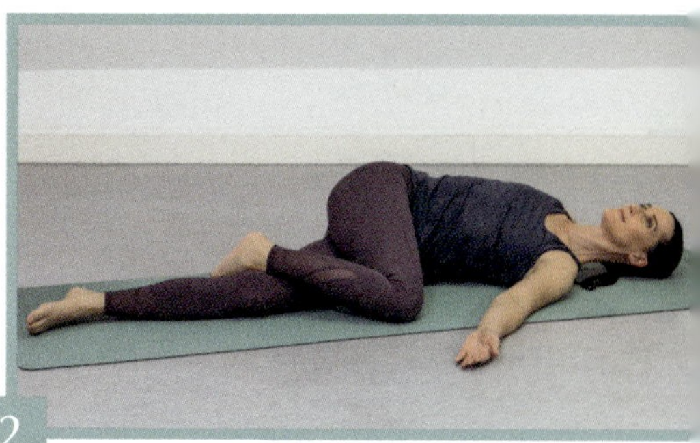

2

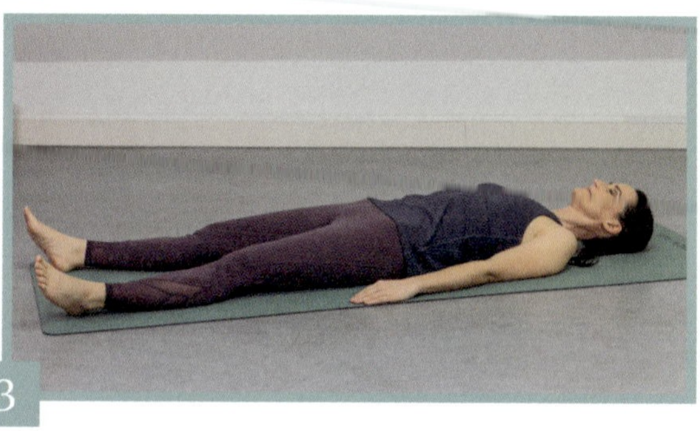

3

Wiederholungen: Bleibe für ein paar Atemzüge in der Dehnung. Wiederhole die Bewegung nach Bedarf 3- bis 5-mal.

Mobilisation der Brustwirbelsäule und der Rippen

Die Brustwirbelsäule ist weniger beweglich, da sie durch den Brustkorb stabilisiert wird. Bei einer Wirbelblockade fällt es schwer, sich zu einer Seite zu drehen. Das wird häufig beim Schulterblick beim Autofahren zum Problem. Da der sympathische Grenzstrang (siehe Seite 48) beidseits der Brustwirbel verläuft, gehen lokale Blockaden öfter mit vegetativen Symptomen einher. Dazu zählen Herzrasen, Atemprobleme, Kreislaufstörungen, Sodbrennen, starkes Schwitzen und Druck im Brustkorb. Wenn ein Rippengelenk blockiert ist, lässt sich die Brustwirbelsäule noch gut bewegen. Schwierigkeiten machen in diesem Fall das tiefe Durchatmen oder Husten und Niesen, denn dann werden messerscharfe Schmerzen ausgelöst.

Blockaden in der Brustwirbelsäule entstehen oft durch ungünstige statische Haltungen und durch Fehlhaltungen. Büroangestellte, Zahnärzte und Chirurgen, Musiker und Friseure sind besonders häufig betroffen.

Mein Tipp Probiere die folgenden Übungen gegen Blockaden im Brustbereich aus und kombiniere sie mit den Übungen »Stress in der Brustwirbelsäule lindern« (Seite 124) und »Faszienrolle für den Brustkorb« (Seite 114).

AKUTE RIPPENBLOCKADE

Benötigtes Equipment: kleines Handtuch

Führe diese Übung aus, wenn du Schmerzen beim Husten und Niesen hast oder auch bloß beim tiefen Durchatmen. Dann ist wahrscheinlich ein Rippengelenk blockiert und die Mobilisation hilft dir, das Rippenköpfchen wieder in die richtige Position zu bringen.

1. Falte ein Handtuch zu einer Rolle und lege es in der Rückenlage an die blockierte Rippe. Lege es dabei leicht schräg, sodass das Handtuch entlang des Rippenverlaufs liegt.
2. Stelle die Füße nah nebeneinander auf und breite die Arme seitlich aus.
3. Bewege beide Beine mit der Ausatmung zu der Seite, auf der die Rolle unter dem Brustkorb liegt.
4. Stelle die Beine mit der Einatmung wieder mittig auf, die Knie zeigen zur Decke.

Wiederholungen: Führe die Übung in einem langsamen Tempo 5- bis 8-mal aus.

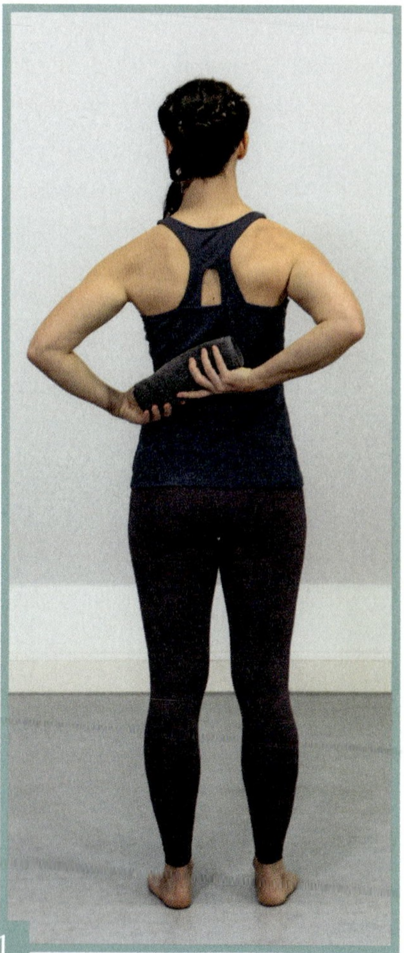

1

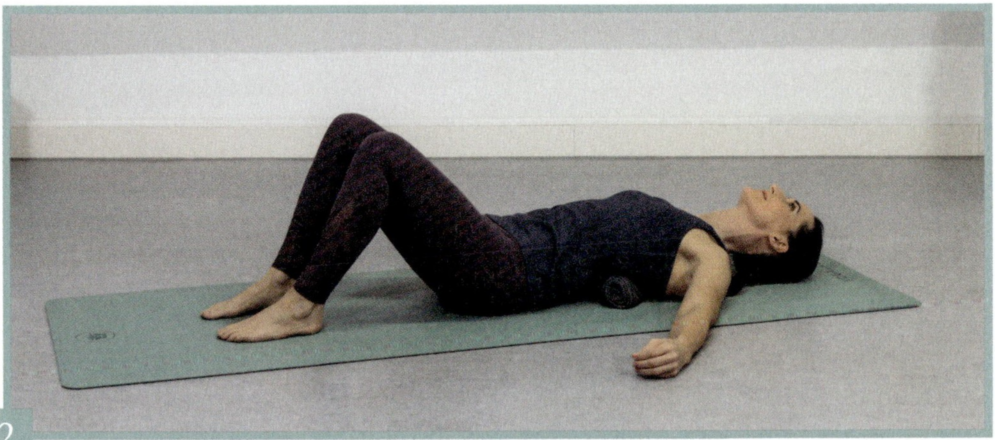

2

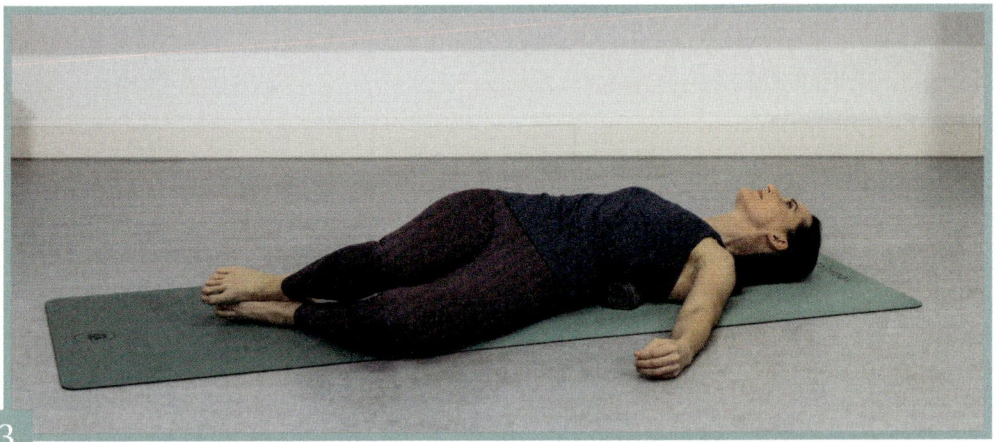

3

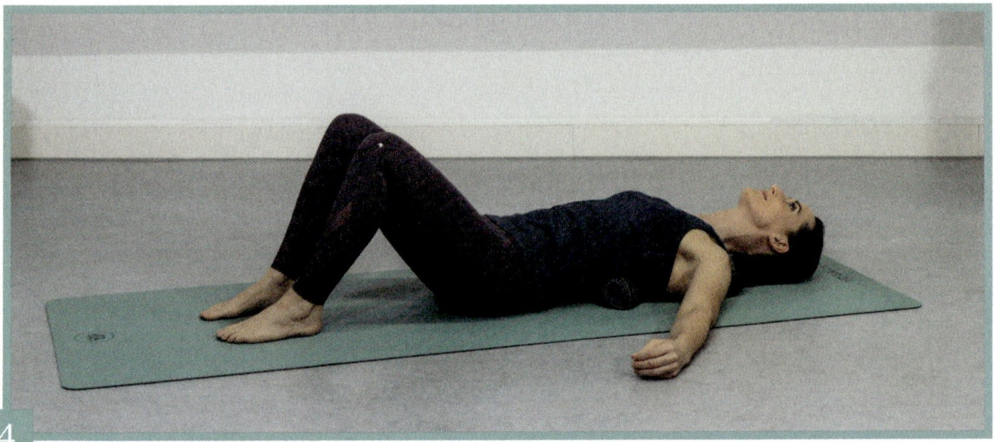

4

RIPPENGELENK-MOBILISATION

Benötigtes Equipment: Stuhl

Setze dich für die nächste Übung am besten auf einen Stuhl. Nimm dir Zeit zu spüren, wie du mithilfe der Atmung die Rippen in Bewegung bringst. Wenn sich eine Blockade im Rippengelenk löst, dann hört es sich wie das Knacken an, wenn ein dünner Ast bricht. Danach kannst du sofort freier atmen und die Brustwirbelsäule besser drehen.

1. Setze dich auf einen Stuhl, richte die Wirbelsäule auf, hebe den Arm der schmerzenden Seite nach oben über Kopf (hier links).
2. Neige dich dann im ganzen Rumpf hinüber zur beschwerdefreien Seite (hier rechts). Halte die Position für 1 Minute und atme in die gedehnte Rumpfseite hinein.
3. Überkreuze das Bein der schmerzfreien Seite (hier rechts) über dasjenige der schmerzenden Seite (hier links) und lege die Hände jeweils auf die gegenüberliegende Schulter, du umarmst dich also selbst.
4. Drehe dich einatmend so weit wie möglich zur schmerzfreien Seite (hier rechts).
5. Komme ausatmend zur Mitte zurück.

Wiederholungen: Führe die Bewegung 5- bis 8-Mal aus und spüre danach einen Moment in die Wirkung hinein.

Mein Tipp Wenn bei dir die rechte Rippenseite Schmerzen bereitet, dann überkreuze das linke Bein über das rechte Bein und drehe dich nach links.

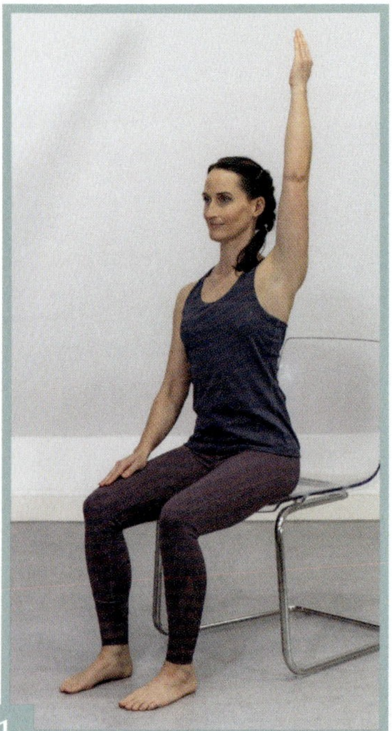

1

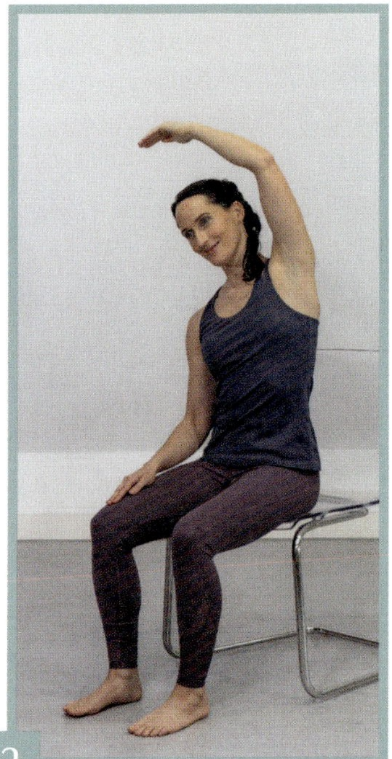

2

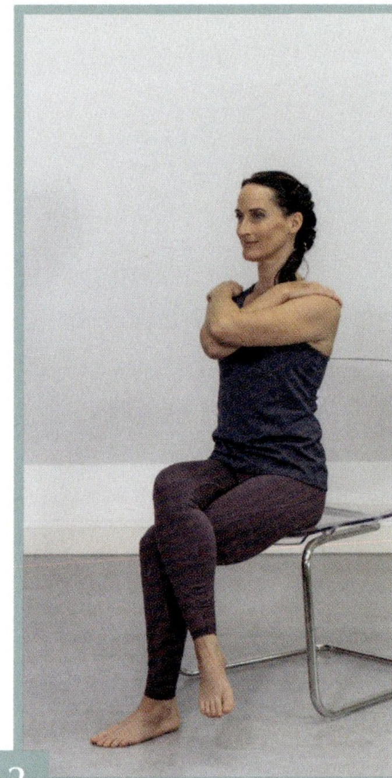

3

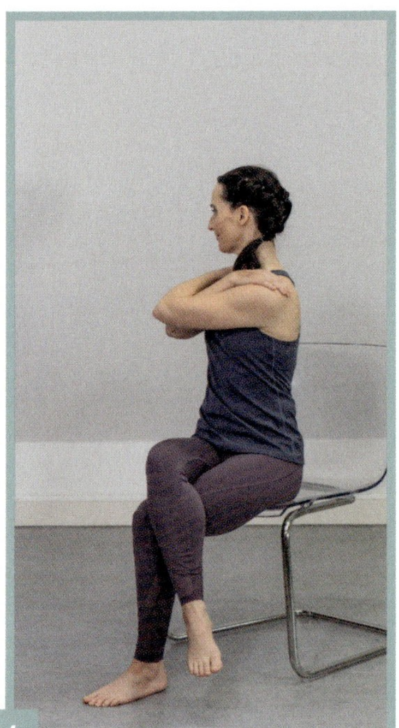

4

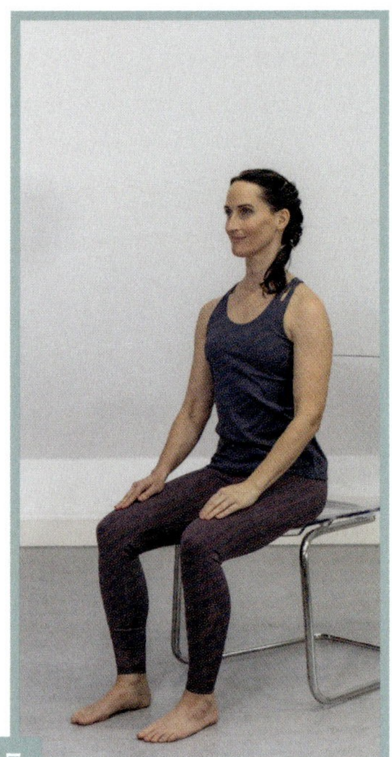

5

MOBILISATION MIT DUOBALL

Benötigtes Equipment: Duobälle oder alternativ ein zu einer festen Rolle gerolltes Handtuch

Bei lokalen Schmerzen an der Brustwirbelsäule, etwa wenn du mit dem Handballen auf den betroffenen Wirbel drückst, nimm dir Duobälle zur Hilfe und wende die folgende Übung an. Danach kannst du die Brustwirbelsäule besser beugen und drehen oder wieder tiefer atmen.

1. Lege die Duobälle in der Rückenlage quer über den blockierten Brustwirbel und stelle die Füße bequem auf.
2. Stelle den rechten Fuß auf die Matte und lege den linken Fuß über das rechte Knie.
3. Falte die Hände hinter dem Hals zusammen und hebe Kopf und Oberkörper an. Atme ein.
4. Lasse den ganzen Oberkörper mit der Ausatmung über die Duobälle (oder die Handtuchrolle) zum Boden sinken. Dabei kann es knacken.
5. Die Beine ausstrecken und die Arme bequem seitlich des Körpers ablegen und noch ein paar Atemzüge nachspüren.

Wiederholungen/Dauer: Führe die Bewegung in einem sanften Atemrhythmus für 5- bis 8-mal aus oder bleibe, wenn für dich angenehmer, 1 bis 2 Minuten in der Position auf dem Boden liegen.

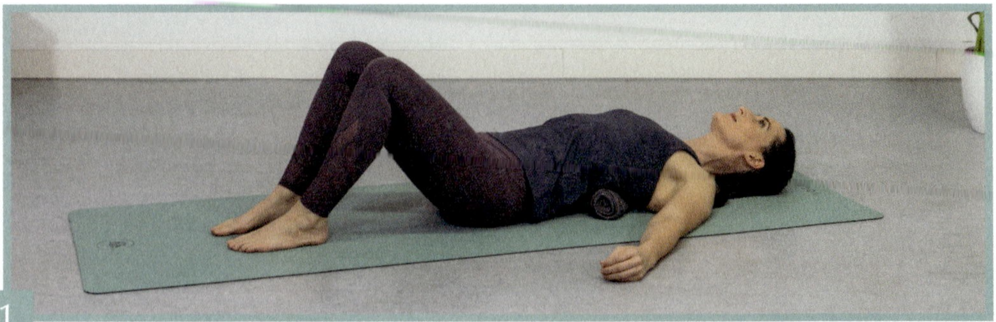

1

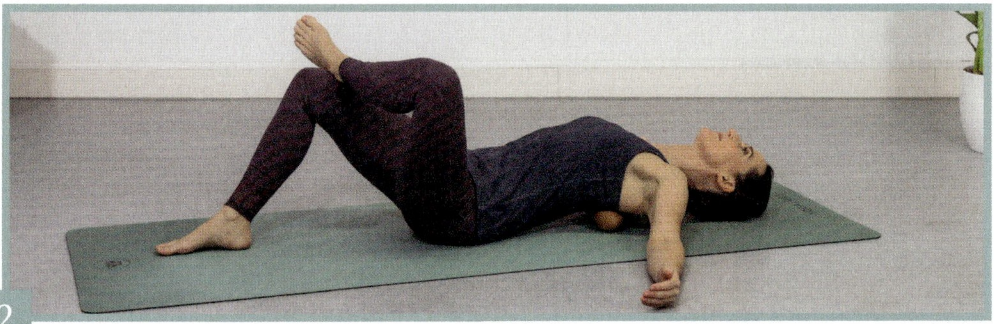

2

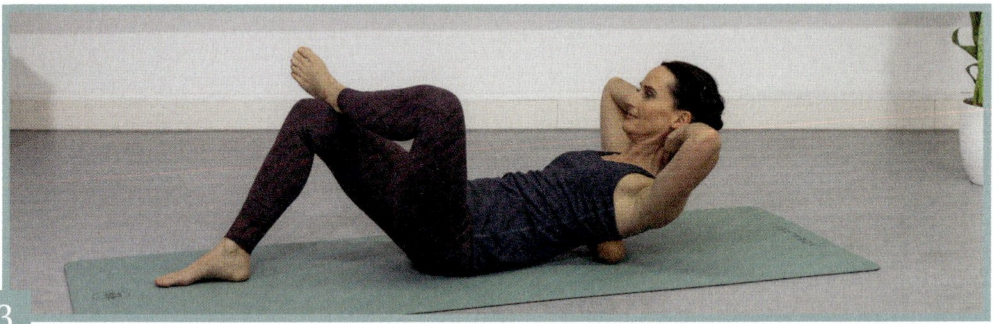

3

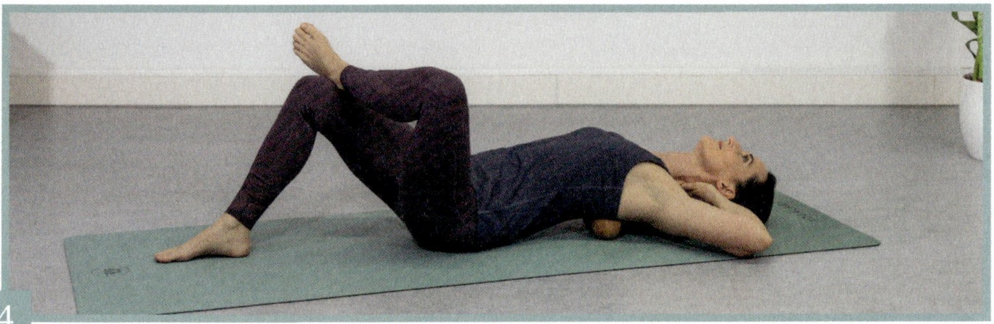

4

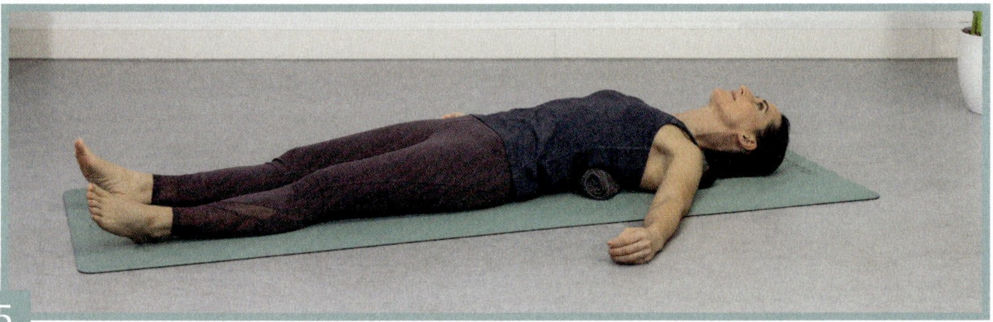

5

Sanfte Blockadelösung in der Halswirbelsäule

Die Halswirbelsäule ist für die Beweglichkeit des Kopfes verantwortlich, weshalb Blockaden häufig mit Beschwerden im Nacken- und Kopfbereich einhergehen. Die häufigsten Symptome sind Nackenverspannungen, die bis in die Schultern ausstrahlen können, Probleme beim Drehen des Kopfes, Kopfschmerzen, Schwindel und Taubheitsgefühle in den Armen.

Blockaden der Halswirbelsäule gibt es besonders oft, wenn Berufe langes Sitzen erfordern, wie zum Beispiel im Callcenter, oder wenn der Alltag viel Stress mit sich bringt. Auch Jugendliche und Kinder klagen immer öfter über Beschwerden dieser Art: Daran ist meist das Handy schuld und die viele Zeit, die Jugendliche heutzutage am Computer verbringen.

Es gibt viele richtig gute Übungen zur Eigenmobilisation, auch für den Atlaswirbel, bei denen es ordentlich im Hals knackt. Diese gehören jedoch nicht in dieses Buch, da sie auch Risiken bergen und du sie besser zusammen mit geschulten Therapeuten üben solltest. Ich zeige dir stattdessen ein paar Varianten, die fast genauso gut wirken wie gezielte Manipulationen an der Halswirbelsäule, jedoch sanfter sind und in der Regel frei von Nebenwirkungen. Die Übungen kannst du gut mit Muskelentspannungsübungen (zum Beispiel auf den Seiten 107 und 116) kombinieren, um die Wirkung noch zu verstärken.

HANDTUCHMOBILISATION

Benötigtes Equipment: Handtuch

Wickle ein Handtuch locker zusammen. Wenn du an dem Handtuch ziehst, solltest du eine angenehme Traktion – also ein Ziehen – zwischen Kopf und Hals spüren. Die Übung ist super bei Schulter-Nacken-Verspannungen, die zusätzlich Spannungskopfschmerzen auslösen.

1 Falte ein Handtuch zu einer langen Rolle und halte die Enden fest. Lege die Rolle hinten an den Übergang vom Kopf zum Hals unter die Hinterhauptknochen.

2 Schaue leicht nach oben zur Decke und ziehe die Arme sanft mit dem Handtuch nach oben Richtung Decke. Über diesen Zug werden Kopf beziehungsweise Nacken sanft gedehnt.

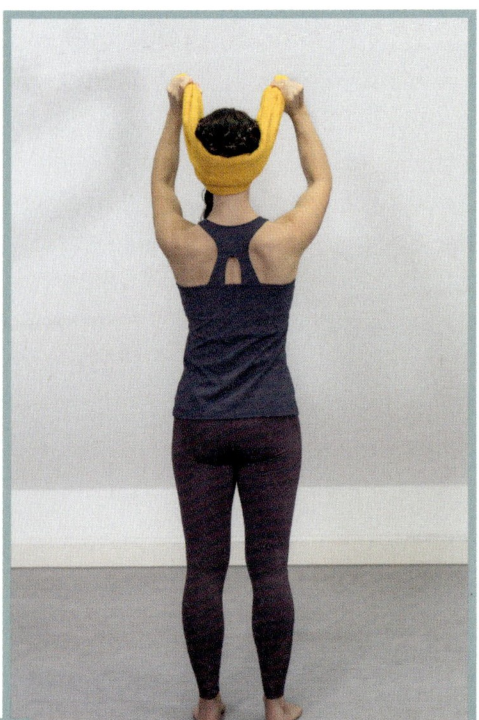

1

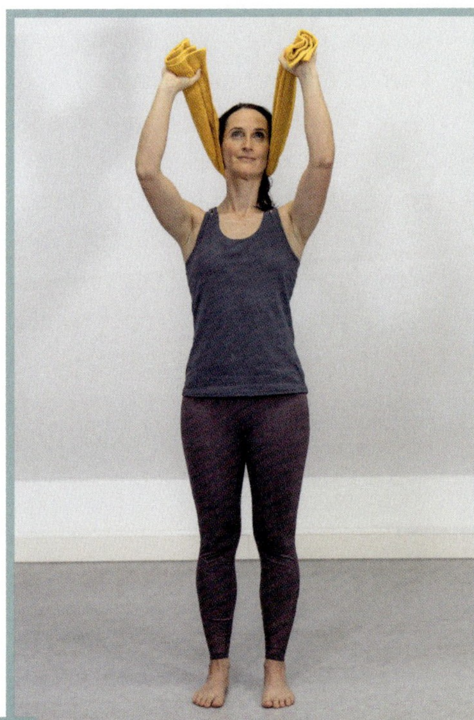

2

AKUTE BEWEGUNGSEINSCHRÄNKUNG DER HALSWIRBELSÄULE

Der Schulterblick beim Autofahren funktioniert nicht? Du kannst dich nicht umdrehen? Dein Hals schmerzt in bestimmten Bewegungen? Dann ist vielleicht ein Facettengelenk von einem Halswirbel verkeilt. Wenn du den Griff anwendest, reguliert sich die Muskelspannung am Hals und die Facettengelenke lösen sich wie von selbst aus ihrer Blockade. Nach der Übung bewegt sich der Kopf schon besser, innerhalb der nächsten Stunden lässt sich der Hals dann noch weiter in die eingeschränkte Richtung bewegen.

1 Lege zur Mobilisation der oberen Halswirbelsäule die Fingerkuppen (außer Daumen) wie auf der Abbildung gezeigt beidseits neben den Halswirbeln auf. Die kleinen Finger liegen dabei links und rechts direkt unter den Hinterhauptknochen an. Tauche mit den Fingern mit mehr Druck ins Gewebe ein. Übe den Druck in Richtung Augen aus.

2 Drehe den Kopf langsam etwas nach rechts. Der Druck der Finger bleibt der gleiche.

3 Drehe den Kopf anschließend langsam nach links und dann abwechselnd weiter zu beiden Seiten. Spüre, wie sich die Wirbelkörper bewegen.

4 Zur Mobilisation der mittleren Halswirbelsäule rutschst du mit den Fingerkuppen einfach etwas tiefer am Hals entlang und richtest die Schubrichtung horizontal zu den Wirbeln aus. Die Bewegung und das Tempo bleiben gleich.

5 Wenn du die untere Halswirbelsäule mobilisieren möchtest, dann zeigen die Finger jetzt etwas schräger nach unten Richtung Schlüsselbeine. Das Tempo und die Bewegung bleiben gleich.

Dauer: Führe die Übung im Schmerzareal bis zu 1 Minute aus und fühle, wie dein Hals wieder beweglicher wird.

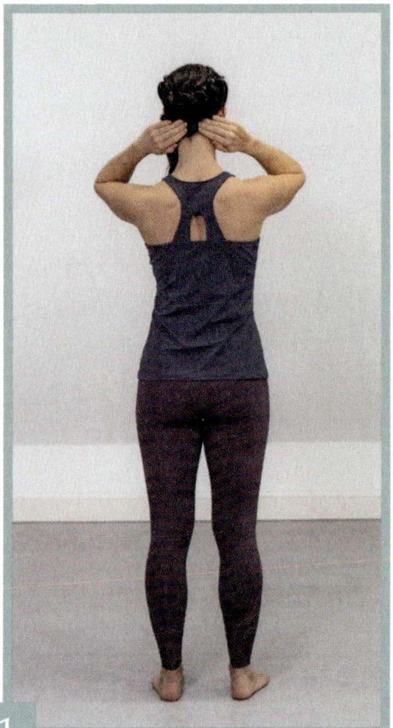

1

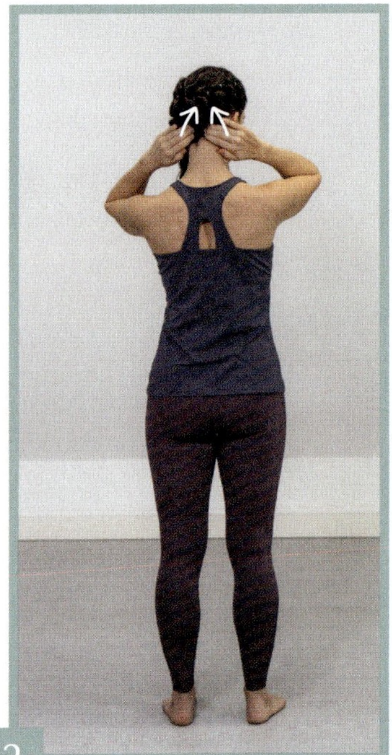

2

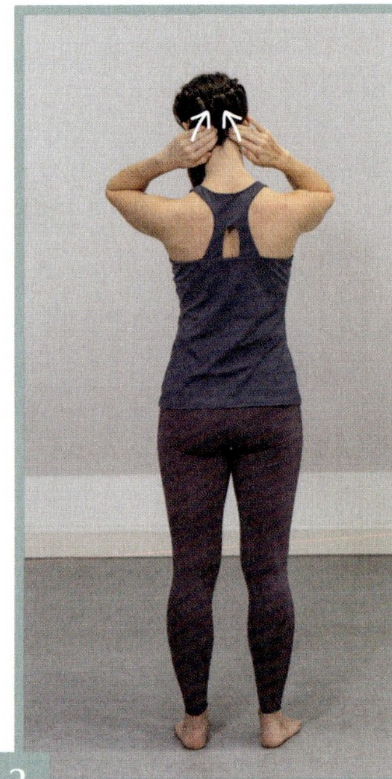

3

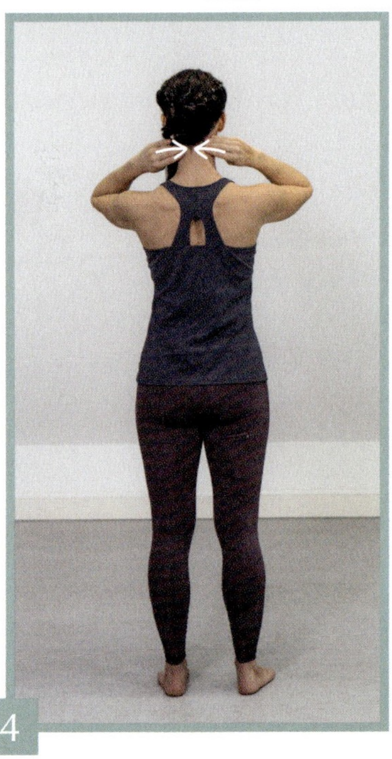

4

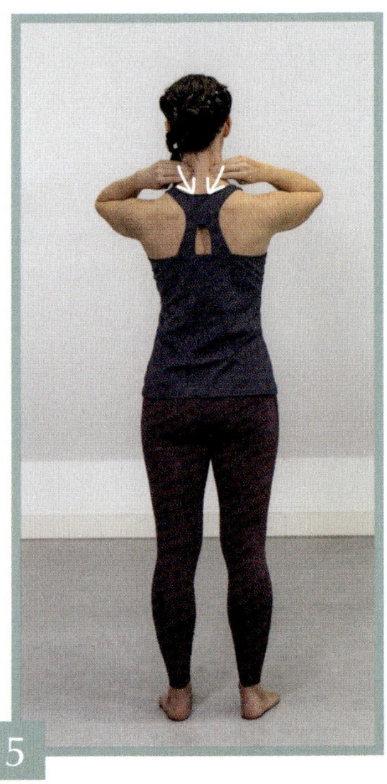

5

SCHMERZEN AN DER OBEREN HALSWIRBELSÄULE LINDERN

Benötigtes Equipment: Yogablock, Duobälle

Unter den kurzen Nackenmuskeln liegen viele wichtige Körperstrukturen verborgen: Nerven, Blutgefäße, die Kopfgelenke, das Rückenmark und der Hirnstamm. Deswegen lege ich in osteopathischen Behandlungen viel Wert darauf, diese Muskelgruppe zu entspannen. Wenn du neben Rückenschmerzen unter Schwindel, Seh- und Hörstörungen, *Brainfog* (aus dem Englischen für »Gehirnnebel«) oder Kopfschmerzen leidest, ist dies die passende Übung für dich.

1. Lege dir einen Yogablock auf die Matte, nimm die Duobälle und lege dich so auf den Rücken, dass der Übergang vom Hals zum Kopf auf den Duobällen, die du wiederum auf dem Block platzierst, zum Liegen kommt. Die Halswirbelsäule ist dadurch leicht gebeugt. Stelle die Füße hüftbreit auf dem Boden auf. Lasse den Druck der Bälle einen Moment wirken, bis die Muskelspannung nachlässt und der Hals sich entspannt.
2. Initiiere eine lockere Ja-ja-Bewegung, mit der du die kurzen Nackenmuskeln ausrollst. Hebe dafür das Kinn leicht an und senke es wieder ab.
3. Danach mache eine Nein-nein-Bewegung (die Bewegungsamplitude ist minimal).

Dauer: Bestimme selbst nach deinem Gefühl, wie lange du in den beiden Bewegungen bleibst – so lange, bis sich ein entspanntes Gefühl einstellt.

Mein Tipp Achte auf langsame und sanfte Bewegungen. Dann kannst du die kurzen Nackenmuskeln seitlich ganz besonders schonend ausrollen.

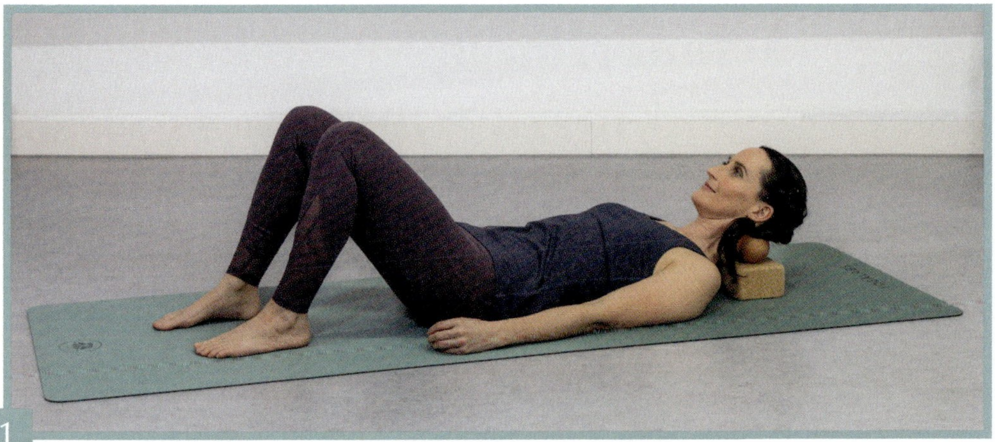

1

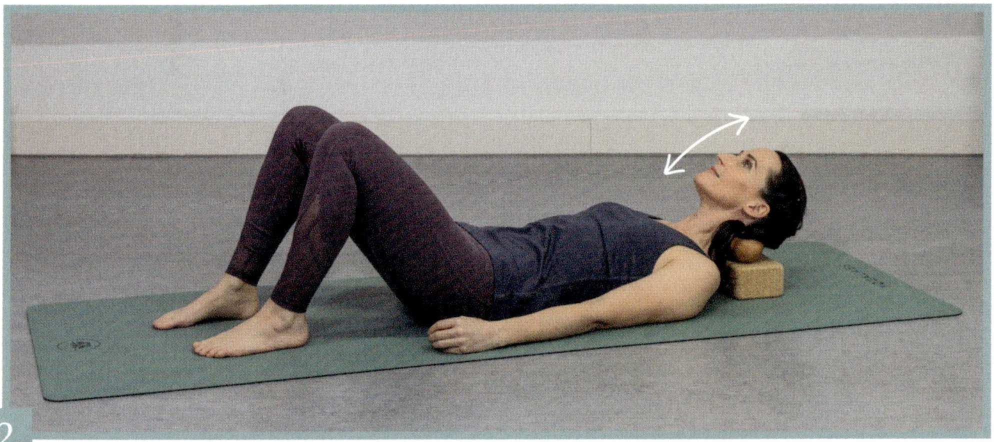

2

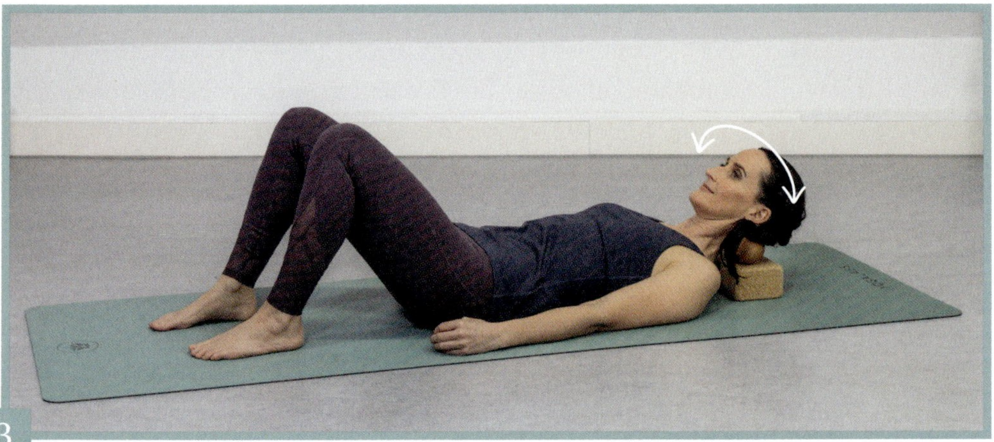

3

Schmerzen in Muskeln und Faszien lindern

Am Rücken entstehen durch Über- und Fehlbelastung, beispielsweise aufgrund ungewohnter Belastungen oder übermäßigem Training, durch Verspannungen, langes Sitzen, falsche Hebetechnik oder Bewegungsmangel öfter Faszien- und Muskelschmerzen. Typische Schmerzsymptome sind hierbei dumpfe, ziehende Schmerzen am Rücken, im Gesäß und im Beckenraum, die vor allem morgens oder nach längerem Sitzen auftreten und mit etwas Bewegung besser werden. Manchmal lassen sich dazu bestimmte Gelenke schlechter bewegen. Kribbeln und Taubheitsgefühl sind Nebensymptome, die immer dann entstehen, wenn stark verspannte Muskeln oder verklebte Faszien auf einen Nerv drücken.

Die schmerzauslösende Ursache auszumachen, ist nicht immer leicht, zum Beispiel dann, wenn ganze myofasziale Ketten aktiviert werden oder es keinen direkten Auslöser gibt. Falsches Schuhwerk verkürzt etwa die Fußfaszien. Dadurch werden myofasziale Ketten gereizt, die bis zum Hinterkopf reichen und Schmerzen an der Halswirbelsäule verursachen. Obwohl die Ursache an den Füßen zu suchen ist, äußert sich das Symptom als Schmerz an der Halswirbelsäule.

Es gibt noch mehr versteckte Auslöser für Muskelverspannungen und Triggerpunkte: Dauerhafter Stress ist einer davon. Falls du unter Alltagsdruck und Verspannungen leidest, dann achte neben den Übungen zusätzlich auf Auszeiten und Pausen. Weitere unsichtbare Ursachen bei Faszienschmerzen sind Infekte, Entzündungen, Unterkühlung und Ablagerungen von Schlacken beziehungsweise Stoffwechselendprodukten.

Meistens sind Muskel- und Faszienschmerzen eng miteinander verbunden, denn Faszien umgeben und durchziehen Muskeln. Beide Strukturen sind demnach untrennbar miteinander verknüpft. Falls du das Gefühl hast, beides sei betroffen, also Muskeln und Faszien, dann strecke zunächst die Faszien mit länger gehaltenen Übungen (3 bis 5 Minuten) und dehne anschließend die Muskulatur mit kurzen, etwa einminütigen Dehnimpulsen.

Mein Tipp Verknüpfe und kombiniere die folgenden Übungen je nach Beschwerdebild noch mit Übungen, die den Fokus auf viszerale oder nervale Schmerzursachen legen, etwa mit den Übungen »Kreuzbeingeflecht« (Seite 122) oder mit »Beckenklopfen« (Seite 94). Muskelschmerzen lösen sich meist besser mit zusätzlichen Wärmebehandlungen auf. Alle Übungen bei Faszienschmerzen lassen sich gut mit der Partner-Schröpfmassage (Seite 182) kombinieren. Wenn dir die folgenden Übungen keine Besserung verschaffen oder wenn du dich akut verletzt hast, empfehle ich dir einen Besuch in der osteopathischen Praxis, damit die genaue Ursache aufgespürt und behandelt werden kann.

Faszien und Muskelschmerzen im Lenden-Becken-Bereich

In vielen Fällen entstehen Schmerzen im Lenden- und Beckenbereich durch Verkürzungen oder Verspannungen des großen Hüftbeugers, der Gesäßmuskeln oder des Birnenmuskels. Beschwerden betreffen Menschen, die viel sitzen oder wenig Bewegung haben. Die dumpfen, ziehenden Schmerzen treten in den Lenden, tief im unteren Rücken oder in der Leiste auf und verursachen Schmerzen beim Aufrichten nach dauerhaftem Sitzen, bei längerem Stehen oder Gehen und immer dann, wenn das betroffene Bein angehoben wird, etwa wenn man aus dem Auto steigt oder die Treppe hochgeht. Wenn Faszien mitbetroffen sind, dann kann ein Gefühl von Steifheit dazukommen oder Bewegungseinschränkungen am Morgen.

BECKENKLOPFEN

Mit der Übung werden nicht nur die Beckenfaszien und der Bereich der Lendenwirbelsäule wieder lockerer. Gleichzeitig vibrieren auch die unteren Bauchorgane und du spürst deutlich, wie diese durch die Mikroklopfbewegungen vitalisiert werden. Wende diesen Impuls dann an, wenn der Schmerz im unteren Rücken sitzt und du als Begleitsymptome einen verstopften Darm oder Regelschmerzen hast.

1. Stelle in der Rückenlage die Füße auf der Matte auf.
2. Hebe das Becken etwa fausthoch vom Boden ab.
3. Lasse das Becken dann zurück zur Matte fallen. Das Geräusch muss gut zu hören und der Impuls gut am unteren Rücken zu spüren sein.
4. Hebe das Becken gleich wieder an.
5. Bewege das Becken auch mal so, dass du mehr die linke (Gesäß-)Seite und mal mehr die rechte Seite ausklopfst.

Dauer: Klopfe das Becken auf diese Weise für 1 bis 3 Minuten aus.

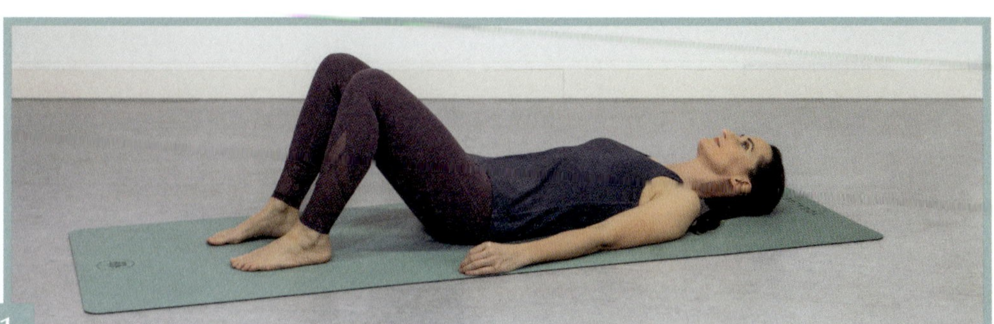

1

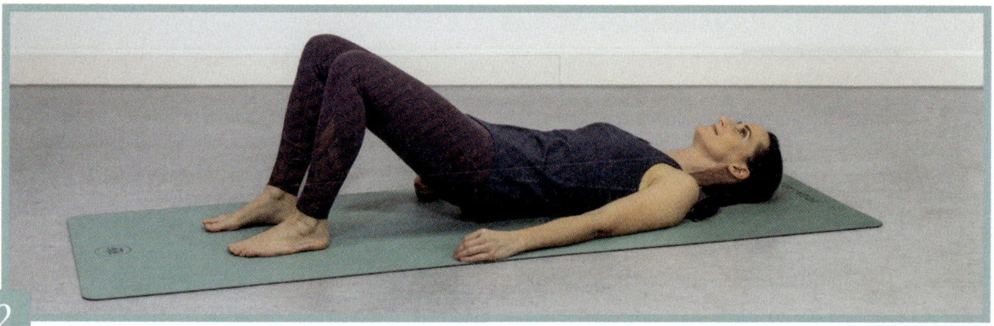

2

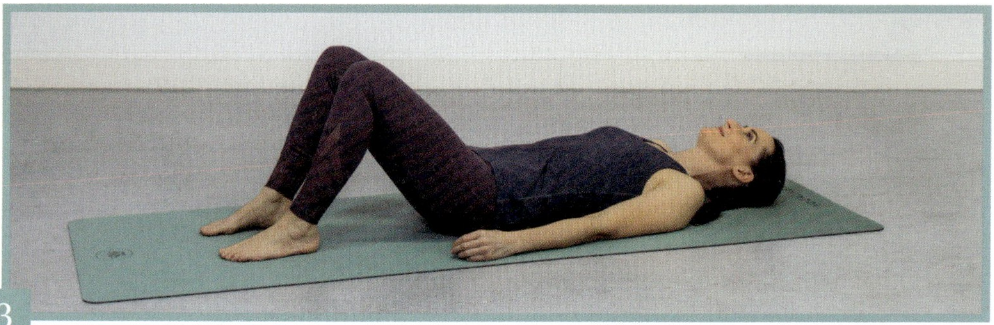

3

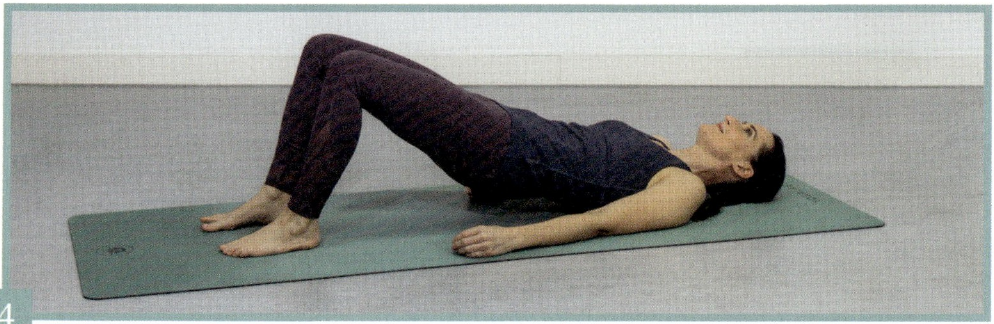

4

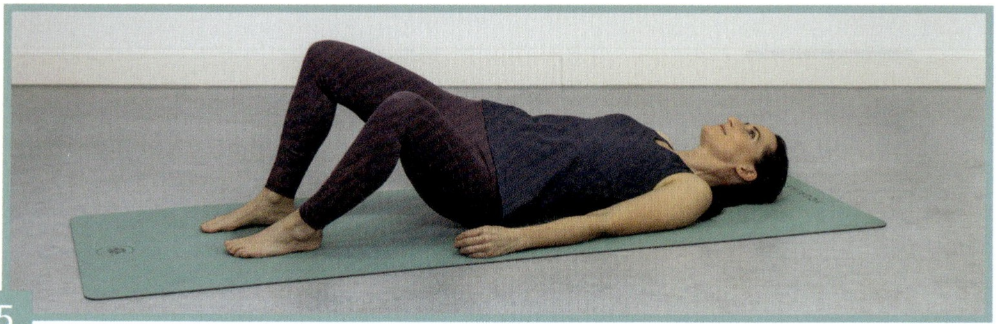

5

DEHNUNG DES BIRNENMUSKELS BEI AKUTEN BESCHWERDEN IM GESÄSS

Benötigtes Equipment: Faszienball oder Duobälle

Durch langes Sitzen, Sofalümmeln oder das Handy in der Gesäßtasche entstehen Schmerzen häufig auch im Piriformis. Der Faszienball hilft, tiefe Triggerpunkte innerhalb des Muskels zu lösen. Dadurch lindern sich Beschwerden im Gesäß. Du kannst das betroffene Bein besser anheben und größere Schritte beim Gehen machen. Auch das Treppengehen fällt wieder leichter.

1 Lege dich mit aufgestellten Füßen auf den Rücken und versuche, die schmerzende Muskulatur neben dem Kreuzbein zu lokalisieren.

2 Platziere den Faszienball an dieser Stelle und lege dich darauf. Hebe den Fuß der schmerzenden Gesäßseite (hier links) vom Boden ab und lege es auf das Knie des anderen Beins.

2 Schaukele dich dann sanft in kleinen Bewegungen erst zur nicht schmerzenden Seite (hier rechts).

4 Anschließend schaukelst du nach links und verlagerst mehr Gewicht auf die schmerzende Stelle, sodass diese durch den Ball massiert wird.

Dauer: Lasse den Druck zunächst für etwa 30 Sekunden wirken. Führe die Schaukelbewegungen so lange aus, wie es dir guttut.

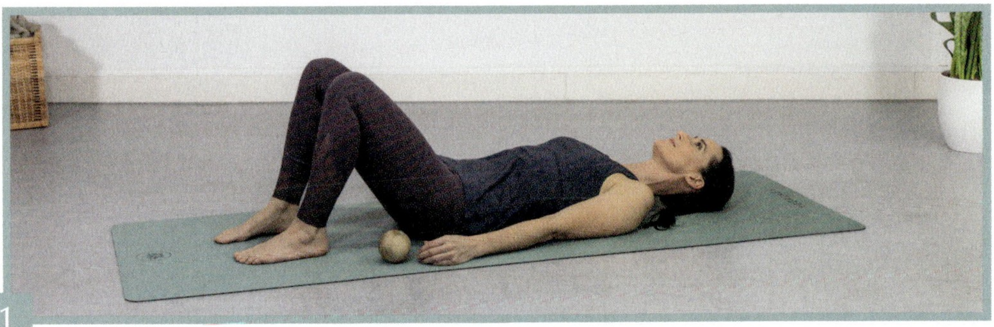

1

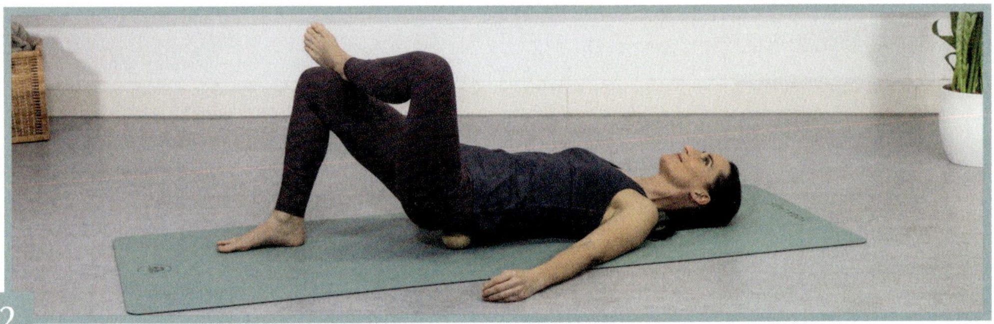

2

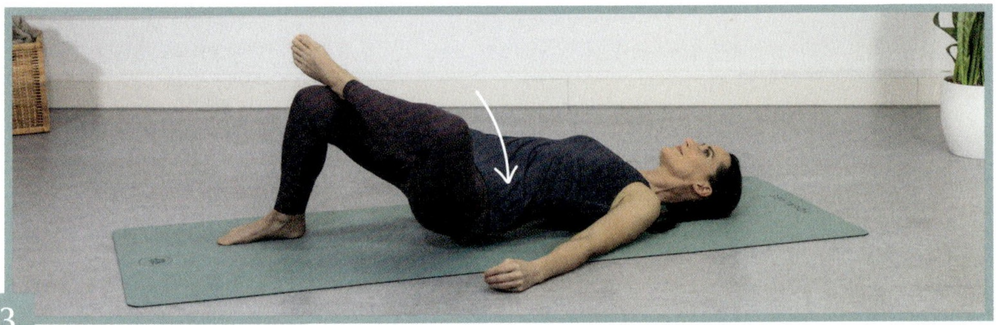

3

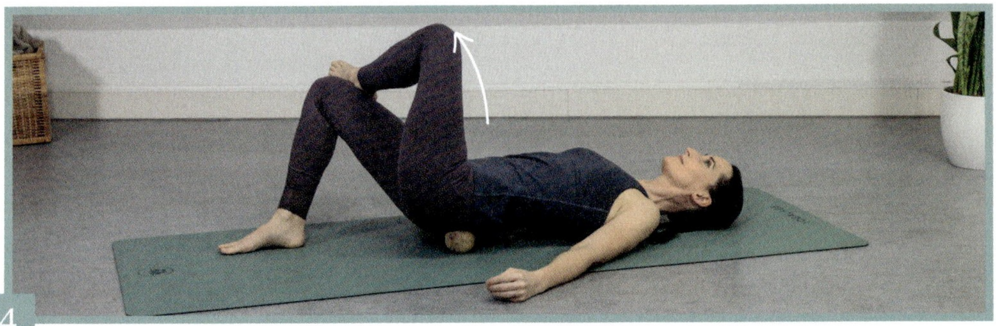

4

BECKENFASZIEN LOCKERN

Benötigtes Equipment: Yogablock

Diese Entlastungshaltung ist eine echte Wohltat, besonders für Frauen! Für diese Übung brauchst du einen Korkblock oder ein dickes, festes Buch. Stelle den Block entweder längs oder hochkant auf. Wenn du den Block hochkant aufstellst, ist der Impuls auf den Beckenboden stärker und die Faszien der Bauchmuskeln werden noch mehr gedehnt. Dadurch werden die unteren Bauchorgane entlastet. Wenn du den Block längs am Beckenkamm aufstellst, ist der Impuls sanfter und zielt mehr noch auf die Triggerpunkte am Beckenkamm.

1. Lege dir den Block zurecht und lege dich mit aufgestellten Füßen auf den Rücken. Achte darauf, dass die Füße hüftbreit und stabil stehen.
2. Hebe dann das Becken an, sodass der Oberkörper eine Brücke bildet. Lege den Block hochkant unter den Becken-Lenden-Bereich. Du solltest den Rücken entspannt darauf stützen können. Deine Beine dürfen sich etwas öffnen. Die Arme liegen ganz entspannt neben dem Körper.
3. Spanne die Gesäß- und Bauchmuskeln an, halte die Brücke einen Moment aktiv, damit du den Block hervorziehen kannst.
4. Lasse das Becken dann mit der nächsten Ausatmung zurück zum Boden sinken.

Variante Legst du den Block auf die lange Seite, sorgt das für mehr Stabilität. So hat dein Rücken zum einen eine größere Aufliegefläche und zum anderen ist die Brücke etwas tiefer, was es weniger wackelig macht. Probiere gern beide Möglichkeiten aus um zu sehen, welche sich für dich besser anfühlt.

Dauer: Bleibe für 3 bis 5 Minuten in der Haltung und atme dabei sanft in den Bauchraum.

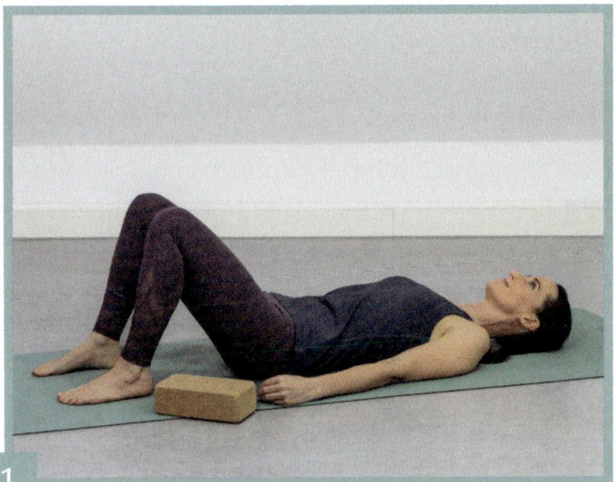

1

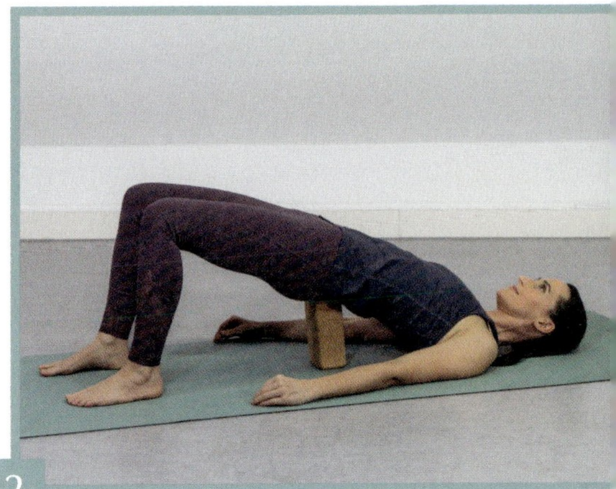

2

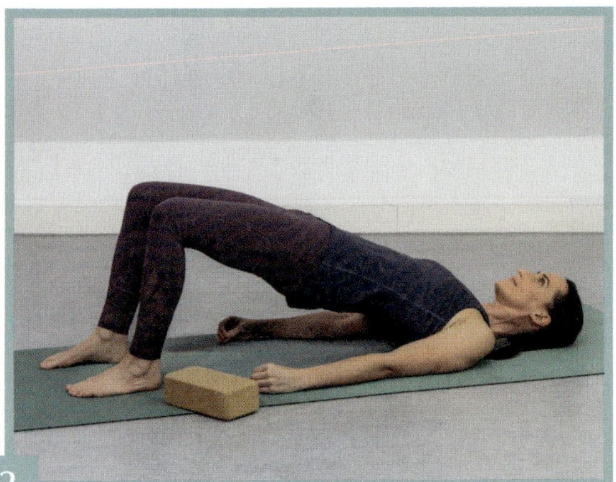

3

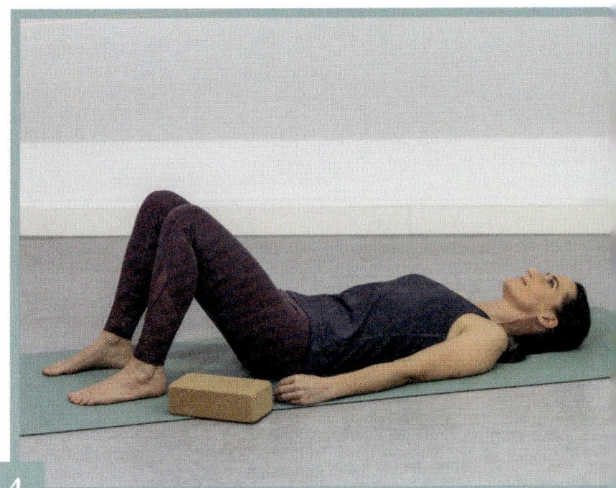

4

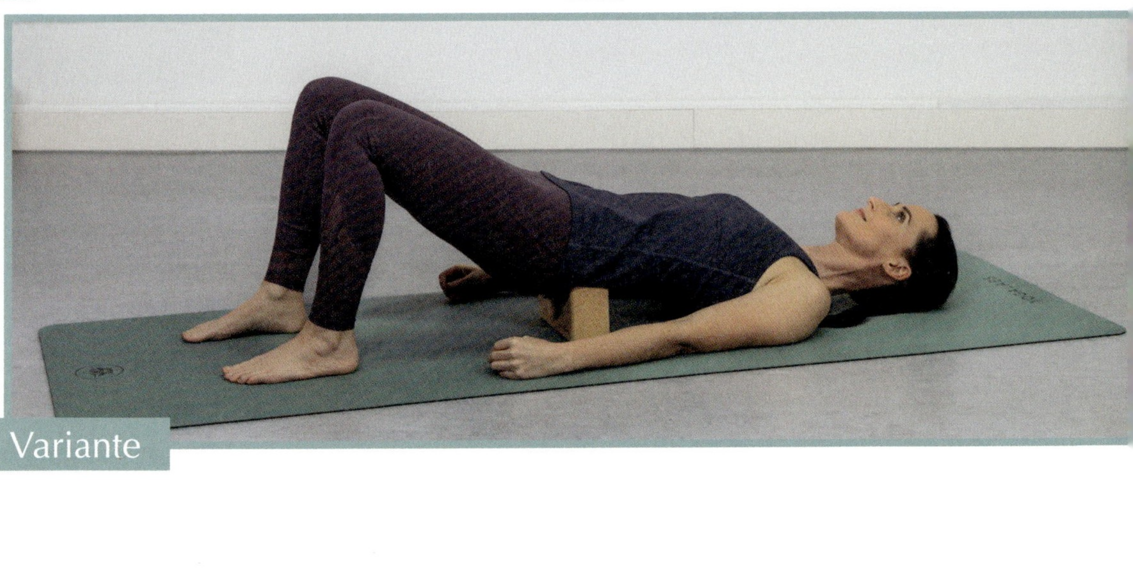

Variante

DEHNUNG DES GROSSEN HÜFTBEUGERS

Die Übung hilft bei Schmerzen im Nierenbereich und an den Lenden oder bei tiefen Rückenschmerzen, die noch bis in die Leisten und Hüften zu spüren sind. Sei in der Haltung sanft zu dir und führe die Übung langsam aus.

1. Komme in einen neutralen hüftbreiten Stand.
2. Mache mit dem linken Bein im Stehen einen Schritt zurück.
3. Setze das Knie am Boden auf. Stütze dich mit den Händen am vorderen Knie ab, um das Gleichgewicht zu halten.
4. Jetzt initiiere federnde Bewegungen aus der Leiste heraus: Schiebe die Leiste mit Mikrobewegungen nach vorn und entspanne sie wieder. Wiederhole die Bewegung ein paarmal.
5. Stoppe die Bewegung wieder und hebe den linken Arm nach oben über den Kopf. Neige dich mit dem ganzen Rumpf rüber zur rechten Seite. Komme danach zur Mitte zurück und wiederhole den gesamten Übungsablauf für die rechte Leistengegend auf die andere Seite.

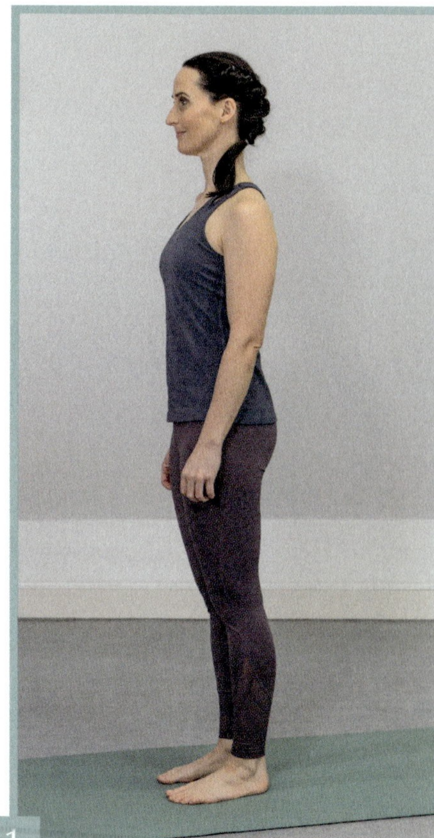

1

Dauer. Halte die Dehnung für circa 1 Minute und atme in dieser Zeit in die gedehnte linke Körperflanke hinein.

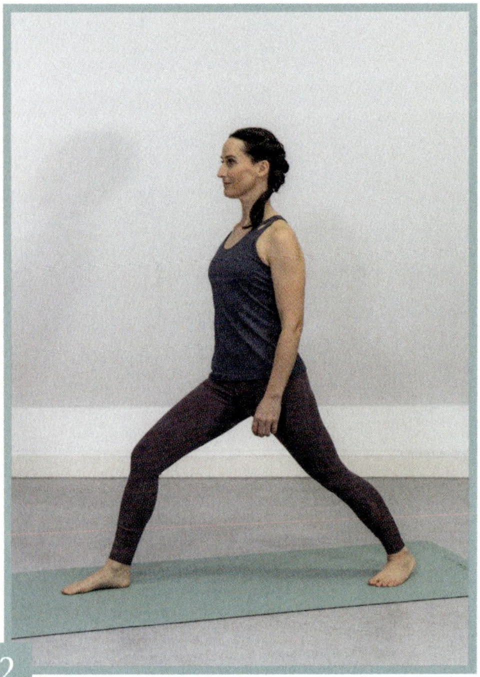

2

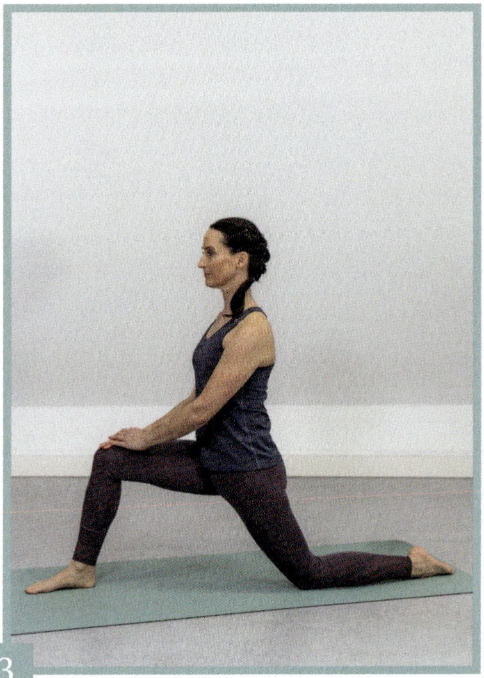

3

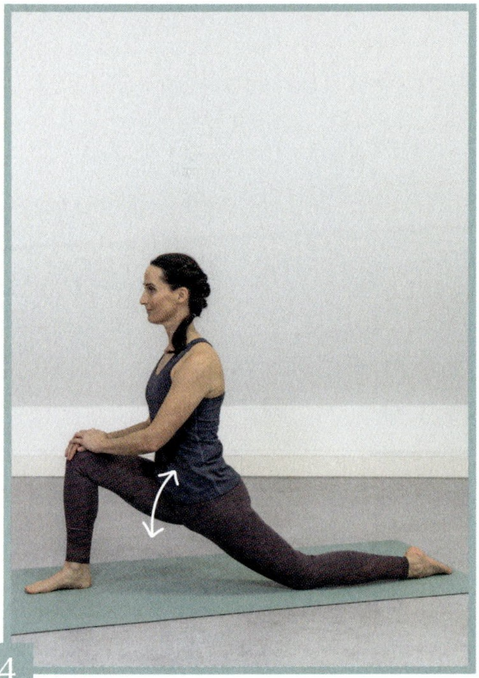

4

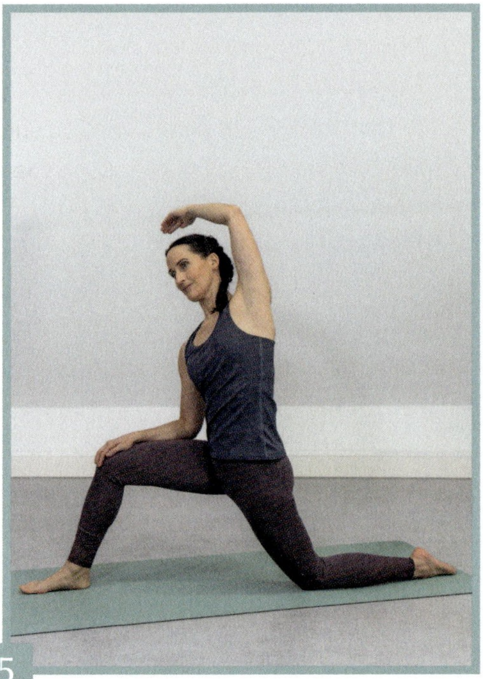

5

SCHMERZENDE LENDENMUSKELN

Benötigtes Equipment: Faszienball oder Duobälle

Der viereckige Lendenmuskel *(Musculus quadratus lumborum)* und die tiefen Schichten der autochthonen Rückenmuskulatur sind Muskeln, die durch Fehlhaltungen im Alltag bei fast allen Menschen verspannt sind. Diese Übung hilft dir, Schmerzen in den Lenden zu beseitigen, damit du den Rücken besser drehen und zur Seite neigen kannst. Nutze dafür einen Faszienball (oder Duobälle) wie in der Abbildung gezeigt.

1. Lege dich mit aufgestellten Füßen auf den Rücken und lege dir einen Faszienball zurecht.
2. Lege den Ball auf den viereckigen Lendenmuskel seitlich neben die Wirbelsäule der betroffenen Seite.
3. Strecke dann das Bein der betroffenen Seite auf dem Boden aus und ziehe es nah zu einer gedachten Linie, die die Mittelachse des Körpers nach unten verlängert.
4. Mit dem aufgestellten Bein kannst du die Intensität der Übung bestimmen: Neigst du es etwas über das ausgestreckte Bein rüber, drückt der Ball stärker in den Muskel. In Neutralstellung wird die Intensität sanfter. Probiere aus, was dir guttut.
5. Bearbeite auf gleiche Weise noch ein bis zwei weitere druckempfindliche Punkte an diesem Muskel.

Dauer: Lasse den Druck so lange wirken, bis du spürst, wie sich der behandelte Triggerpunkt auflöst und der Schmerz besser wird.

Mein Tipp Löse die Übung sanft und achtsam auf, denn sie ist sehr intensiv und kann im ersten Moment der Auflösung noch nachhallen. Stelle zum Beispiel beide Füße wieder am Boden auf und rolle dich über die Seite zurück ins Sitzen.

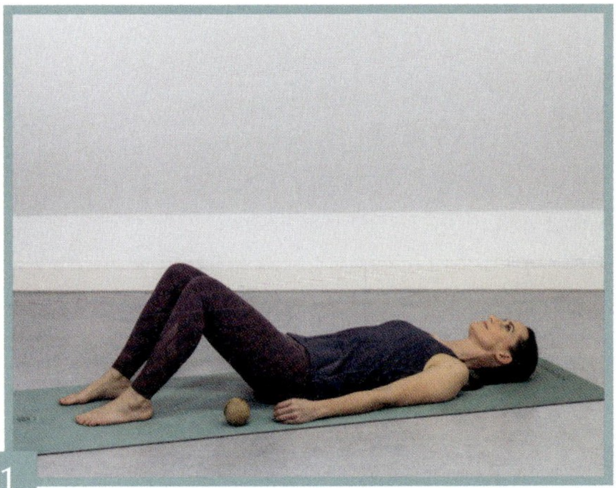

1

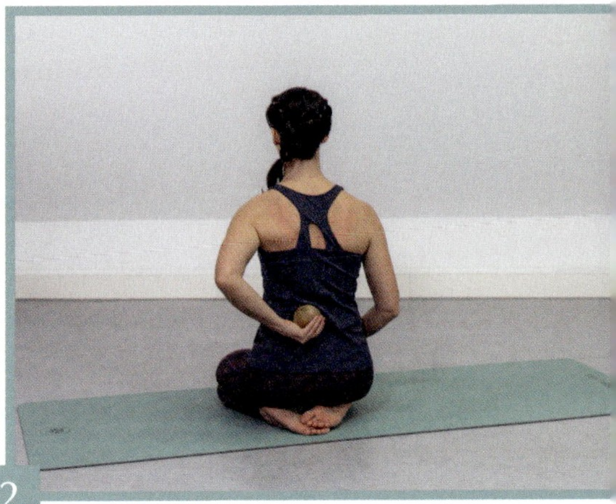

2

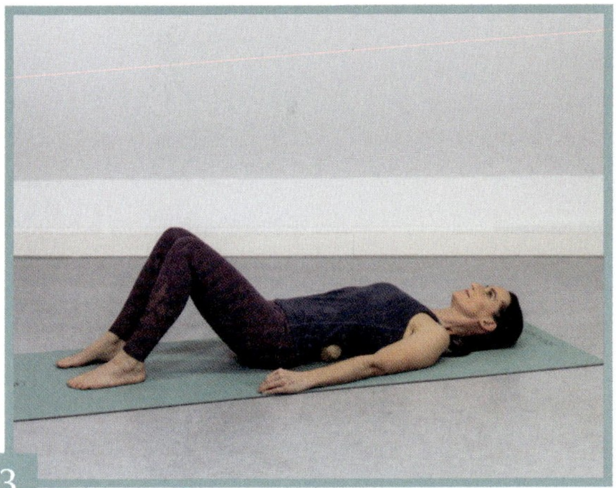

3

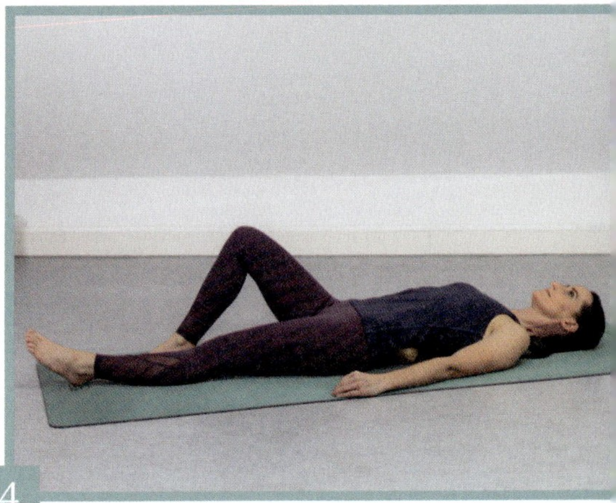

4

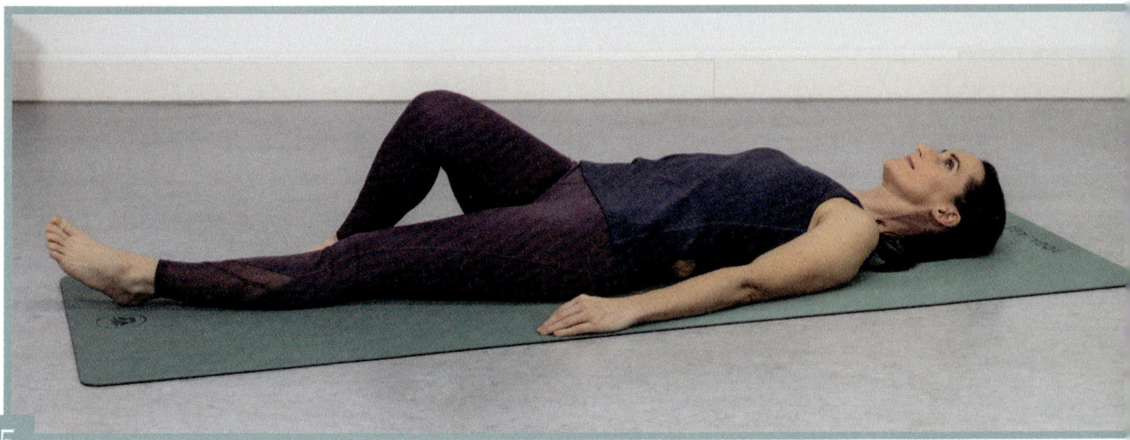

5

FASZIENROLLE FÜR DIE LENDE

Benötigtes Equipment: Faszienrolle

Die große Rückenfaszie neigt dazu, Schlacken einzulagern und sich zu verfestigen. Dadurch büßt der Rücken an Beweglichkeit ein. Diese Übung empfiehlt sich vor sportlicher Betätigung, dann, wenn die Muskeln noch kalt sind, weil du mit ihr Überlastungen vorbeugst. Außerdem tut sie gut, wenn du morgens mit Anlaufschmerzen im Rücken aufwachst, oder abends nach einem langen Arbeitstag, um den Rücken zu regenerieren.

1. Setze dich auf die Faszienrolle, stelle die Füße weit vor der Rolle auf und stütze dich mit den Händen hinter dem Becken am Boden ab. Die Hände zeigen dabei vom Körper weg.
2. Rolle dich dann langsam mit dem Gesäß und dem unteren Rücken über die Rolle und zurück.
3. Lege dann den Oberkörper am Boden ab, die Arme liegen neben dem Körper. Platziere die Rolle unter dem Beckenkamm, hebe die Beine angewinkelt an und überkreuze die Unterschenkel locker.
4. Wiege die Knie genüsslich zu einer Seite.
5. Bewege die Knie zur anderen Seite und wiederhole das Pendeln der Knie von einer Seite zur anderen – dabei rollst du über dein Becken und gönnst deinem Rücken eine kleine Massage.

Dauer/Wiederholungen: Rolle im Sitzen 5- bis 8-mal vor und zurück, lasse dir dabei pro Mal etwa 10 Sekunden Zeit. Pendle abschließend die Knie für etwa 1 Minute hin und her.

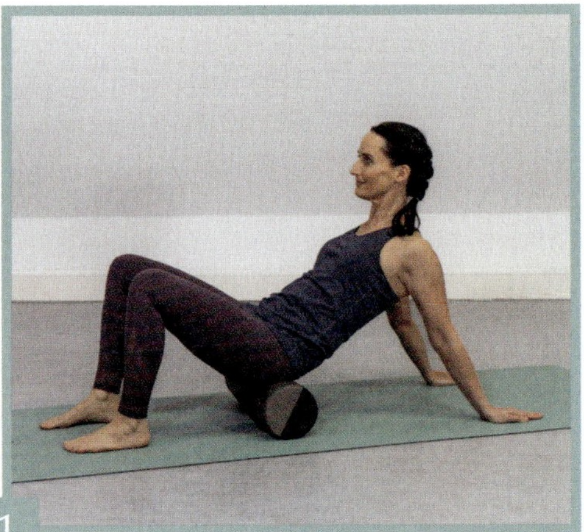
1

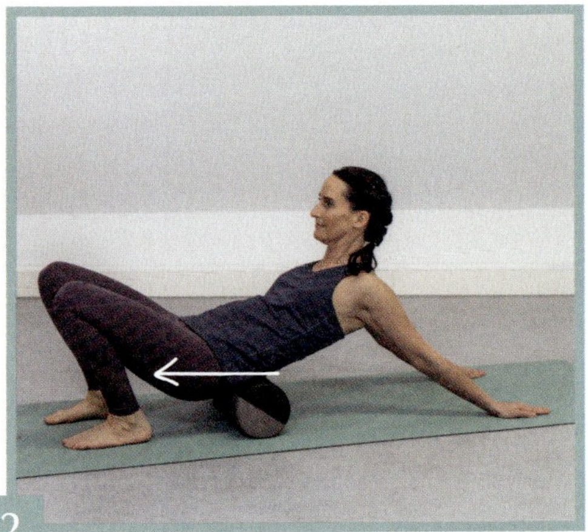
2

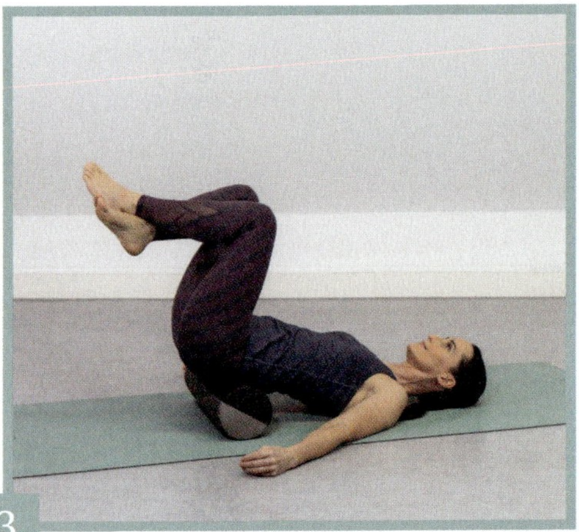
3

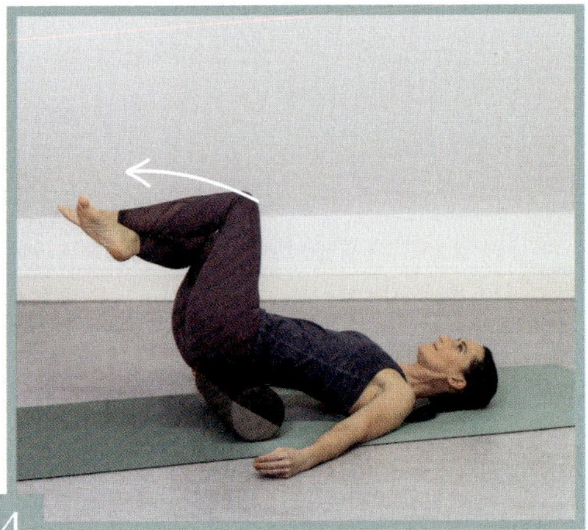
4

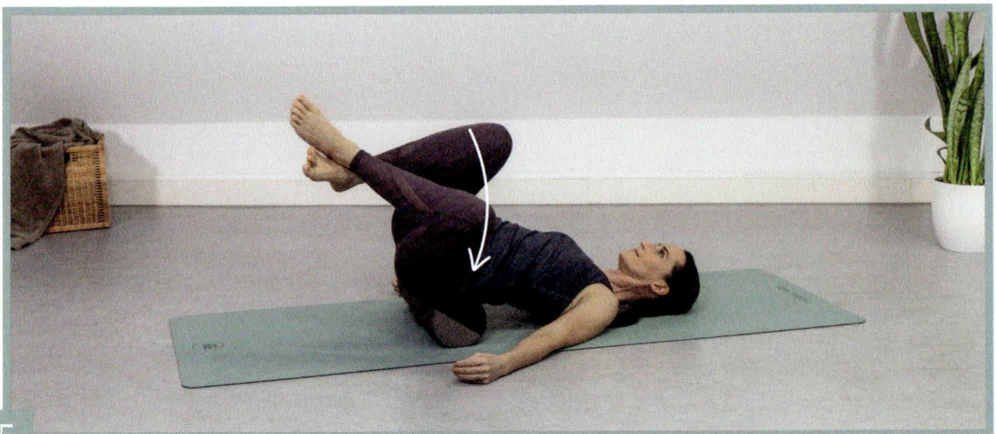
5

Myofasziale Probleme in Brust- und Halswirbelsäule

Fast jeder kennt Nackenverspannungen, die nicht nur punktuell auftreten, sondern sich auf den gesamten Schulter- und Halsbereich ausdehnen können. Sie sorgen mitunter für ein unangenehmes Druckgefühl auf Brust oder im Kopf, was viele als beengend oder sogar beunruhigend empfinden. Wenn die Verspannungen besonders hartnäckig sind oder bereits über einen längeren Zeitraum bestehen, berichten Betroffene zusätzlich von Kribbeln und Taubheitsgefühlen in den Händen sowie über begleitende Hör- oder Sehstörungen, die im Alltag sehr belastend sein können.

Die Ursachen liegen häufig in einseitiger Belastung, Stress oder einer ungünstigen Körperhaltung, insbesondere bei Bildschirmarbeit. Wer seine Verspannungen im Schulter- Nacken- und Brustbereich dauerhaft lindern und erneuten Problemen vorbeugen möchte, sollte seinen Arbeitsplatz im Büro oder zu Hause unbedingt ergonomisch einrichten (Tipps hier zu findest du auf Seite 155) und parallel dazu mit Ausgleichsübungen für ein bewegliches Zwerchfell und flexible Halsfaszien sorgen. Schon kleine Veränderungen können spürbare Erleichterung bringen.

JONES-GRIFF FÜR DIE HALSWIRBELSÄULE

Benötigtes Equipment: Stuhl

Dieser Griff ist eine sanfte Mobilisationstechnik. Beachte, die Dauer der Übung einzuhalten. Löst du sie schon nach wenigen Sekunden auf, wird sie dir nur wenig helfen können. Wichtig ist auch, die Haltung Schritt für Schritt aufzulösen.

1. Suche im Sitzen nach Triggerpunkten im Nackenmuskel. Wenn du eine schmerzende Stelle gefunden hast, drücke kräftig hinein.
2. Probiere im nächsten Schritt aus, wie der Schmerz besser wird, ohne dabei die Druckintensität zu verändern. Hebe etwa die gleichseitige Schulter etwas an oder neige den Kopf. Vielleicht hilft dir auch vertieftes Atmen oder eine leichte Drehbewegung des Brustkorbs.
3. Löse dich nach und nach und sehr achtsam aus der Haltung: zuerst den Kopf wieder mittig positionieren oder beide Schultern wieder gerade ausrichten, je nachdem, in welcher Haltung du gerade bist.

Dauer: Verbleibe für 2 Minuten in der Position, die den Schmerzpunkt am besten lindert.

Mein Tipp Spüre aktiv, wie das Gewebe unter deinen Fingern nachgibt.

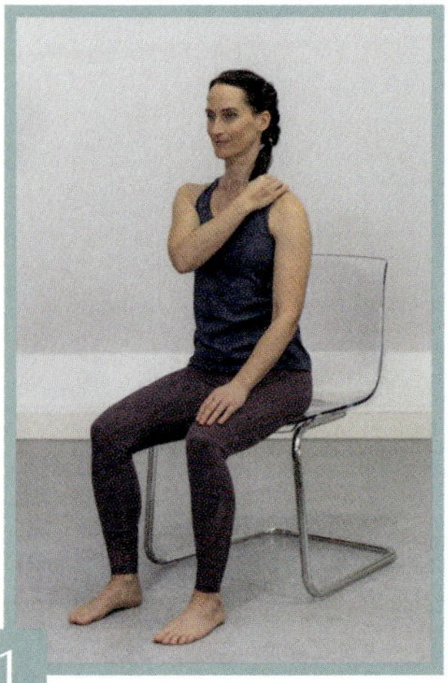

1

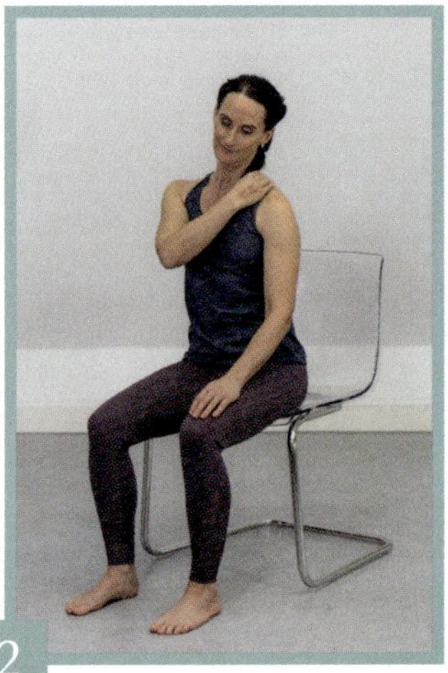

2

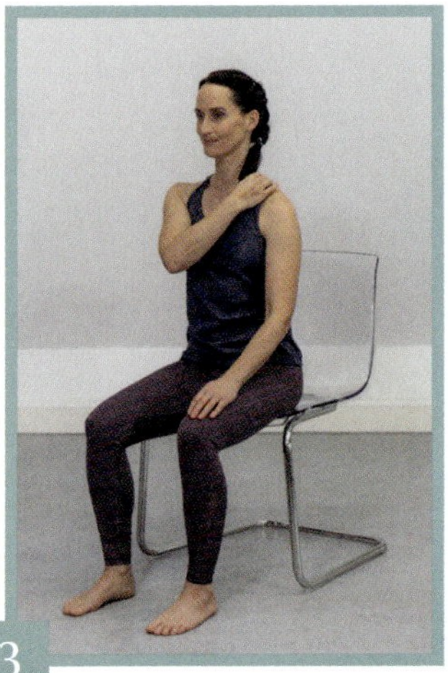

3

ZWERCHFELLMOBILISATION

Benötigtes Equipment: Stuhl

Das Zwerchfell reagiert bei herausfordernden Situationen und im Stress empfindlich, denn der große Atemmuskel ist eng mit dem autonomen Nervensystem verbunden und bei Stress verändert sich das Atemmuster. Wir atmen flacher und schneller. Diese Reaktion ist im Kampf-oder-Flucht-Modus äußerst wichtig, damit große Muskeln schnell mit Sauerstoff versorgt werden und wir bei Gefahr weglaufen können. Hält Dauerstress jedoch an, verbleibt das Zwerchfell in einer erhöhten Spannung, verliert dann an Flexibilität und zieht an den Brustwirbeln.

Dadurch können sich Wirbel verschieben, sich die Muskeln verspannen oder die Atembewegung fühlt sich blockiert an. Bei der Übung ist es wichtig, achtsam mit den Fingerkuppen in das weiche Gewebe einzutauchen und Widerstände zu respektieren. Tauche nur so weit ins Gewebe ein, wie es dein Körper aktuell zulassen möchte.

1. Umgreife im Sitzen deine beiden Rippenbögen mit den Händen wie zwei Schüsseln. Lasse die Fingerkuppen in das Gewebe unter den Rippenbögen eintauchen.
2. Beuge den Oberkörper dann etwas nach vorn. Du wirst merken: Dabei kannst du mit den Händen noch etwas tiefer ins Gewebe dringen. Dein Griff ist sanft und du tauchst nur so weit in das Gewebe ein, wie es dein Körper gut tolerieren kann.
3. Richte den Oberkörper mit einem Einatmen auf, ohne den Griff zu lösen.
4. Beuge den Oberkörper mit der Ausatmung wieder etwas nach vorn.

Dauer: Führe die Abfolge über 5 bis 10 Atemzüge aus.

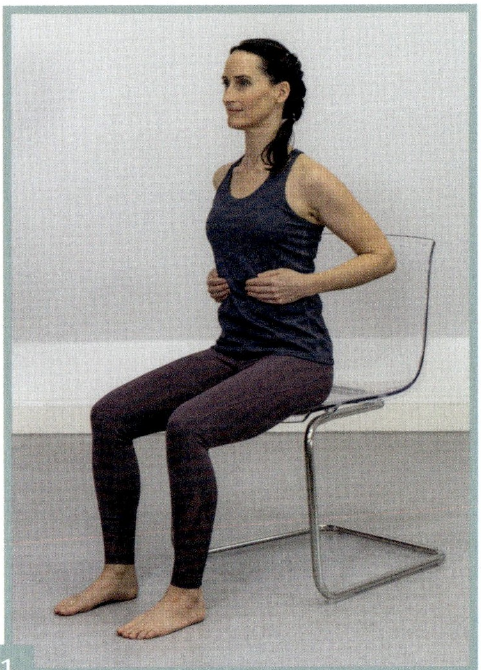
1

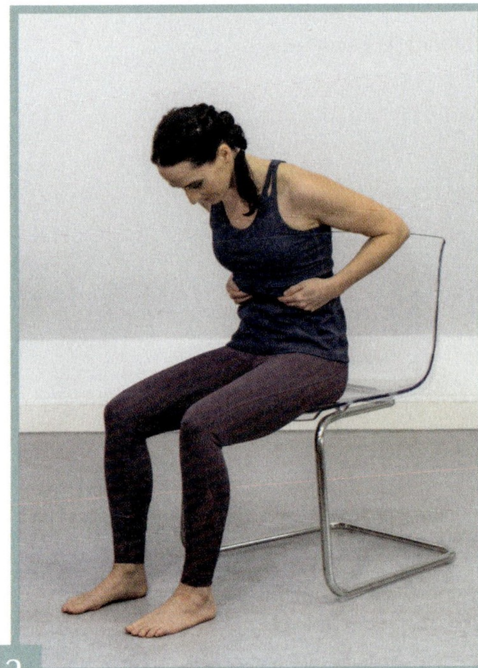
2

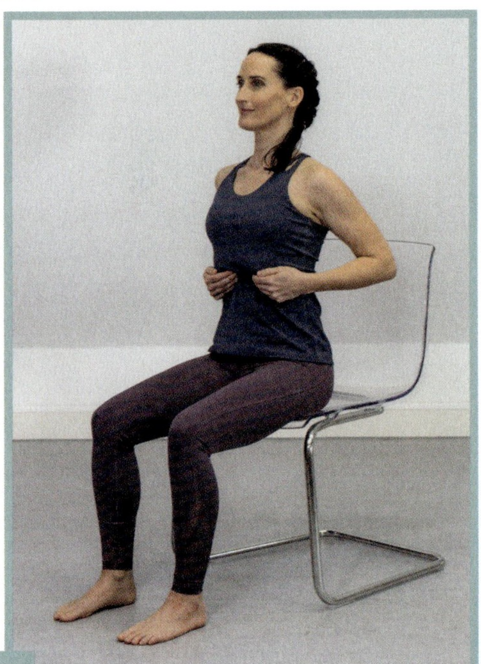
3

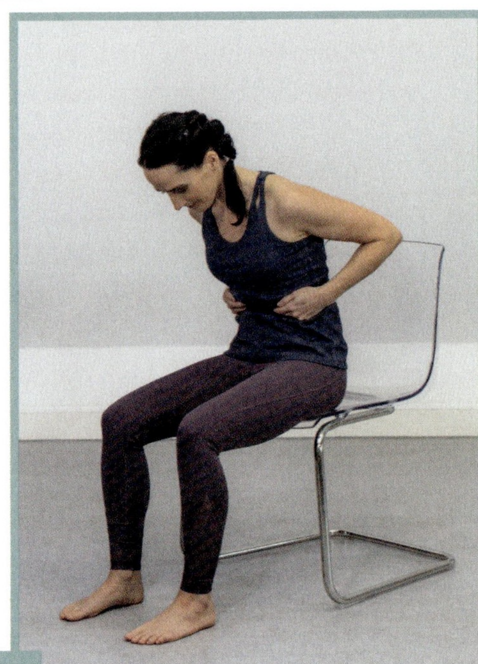
4

BRUSTMUSKEL-RIPPEN-GRIFF

Benötigtes Equipment: Stuhl

Der Brustmuskel arbeitet eng mit den Muskeln zwischen den Schulterblättern zusammen. Ein überaktivierter Brustmuskel kann zu einer Schwächung der Muskeln an der Körperrückseite führen. Daraus resultiert wiederum eine nach vorn gekippte Schulterhaltung und ein Rundrücken. Diese Haltung ist oft bei Menschen zu beobachten, die viel sitzen, schwere Gegenstände heben müssen, schwerpunktmäßig Bankdrücken trainieren oder unter Daueranspannung stehen. Ein verkürzter Brustmuskel drückt den Brustkorb ein und verursacht Kompression auf Herz und Lunge. Die folgende Übung dehnt den Brustmuskel und löst Schulter-Nacken-Schmerzen, Kribbeln in den Händen und Blockaden am Brustbein. Und du kannst sofort wieder besser Luft holen.

1. Lege im Sitzen die Hände so auf die Brust, dass die Fingerkuppen beider Hände in den Zwischenrippenräumen nah am Brustbein liegen. Lasse die Ellenbogen entspannt nach unten sinken.
2. Lehne den Oberkörper rund nach vorn.
3. Drücke die Fingerkuppen mit der Aufrichtung kräftiger in die Muskulatur darunter, ziehe die Ellenbogen seitlich nach hinten und strecke die Brust raus. Achtung, dabei kann es hinten in den Rippen knacken.
4. Streiche den ganzen Brustmuskel einige Male vom Brustbein zu den Achseln aus (4a und b). Übe hier ruhig etwas mehr Druck aus.

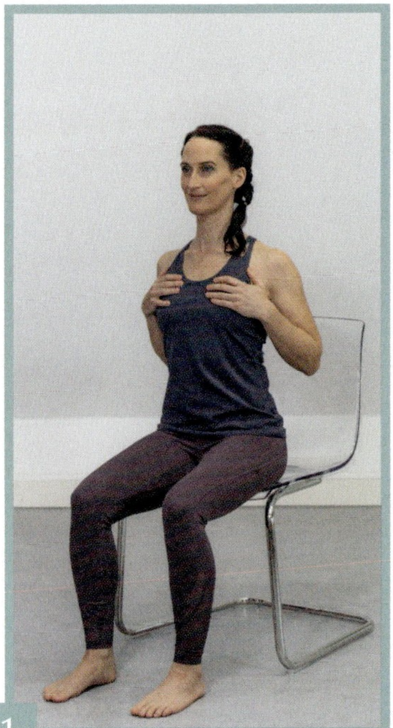
1

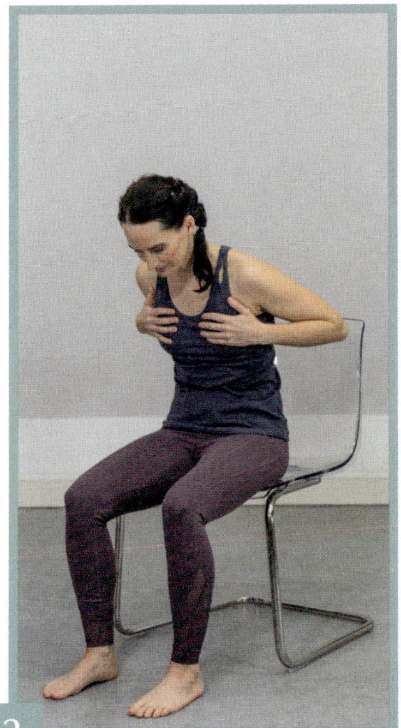
2

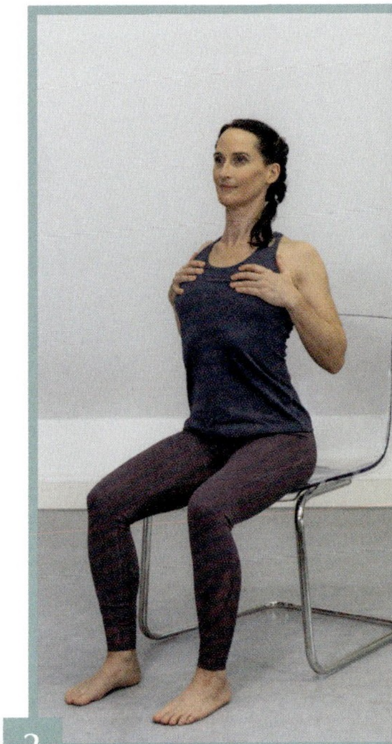
3

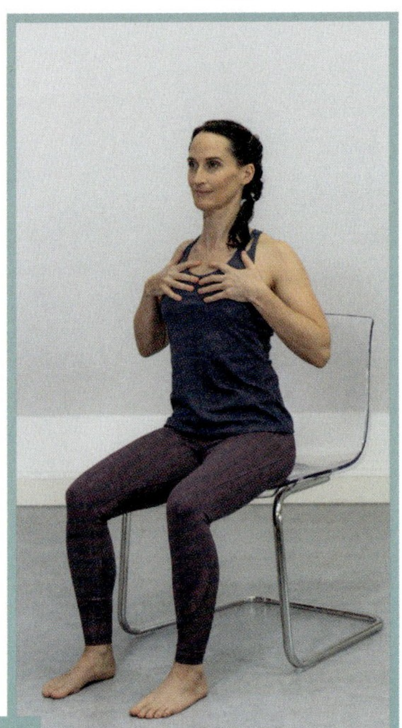
4a

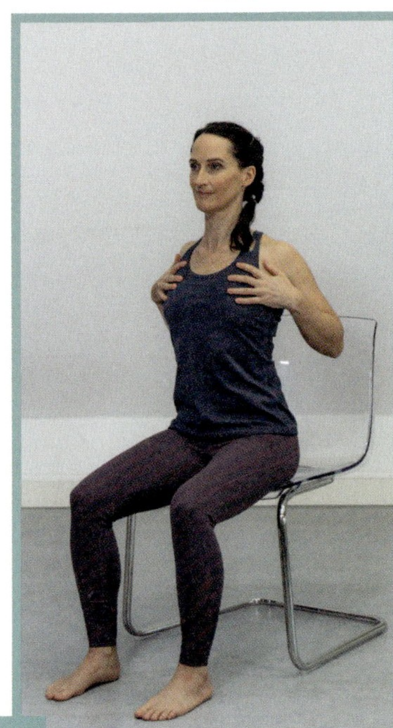
4b

EINE WOHLTAT FÜR DEN BÜRORÜCKEN

Benötigtes Equipment: Duobälle, ein dickes Bolster (alternativ ein großes Sofakissen)

Die Übung hat viele Vorteile für dich: Sie verhilft zu einer besseren Körperhaltung, sie dehnt alle relevanten Faszien am Rücken, mobilisiert das Becken und die Brustwirbelsäule, löst schmerzhafte Triggerpunkte auf und sorgt für eine bessere Stimmung, wenn du niedergeschlagen bist.

1. Setze dich mit langen Beinen auf den Boden und lege das Bolster lang an den unteren Rücken.
2. Positioniere die Duobälle zwischen den Schulterblättern, genau da, wo du dich besonders verspannt fühlst. Die Wirbelsäule bleibt dabei frei.
3. Führe dann die Fußflächen aneinander und lege den Oberkörper mit den Duobällen auf das Bolster. Dabei streckt sich die Brustwirbelsäule und du spürst einen kräftigen Druck auf den Triggerpunkten. Breite die Arme neben dem Körper mit den Handflächen nach oben zur Decke zeigend aus.

Dauer: Bleibe so lange in der Position liegen, bis du merkst, wie sich die Triggerpunkte unter den Duobällen merklich entspannen.

Mein Tipp Wenn du möchtest, kannst du die Übung dann noch mal für Triggerpunkte ober- oder unterhalb des Faszientools wiederholen. Dabei musst du die Duobälle nur leicht versetzen.

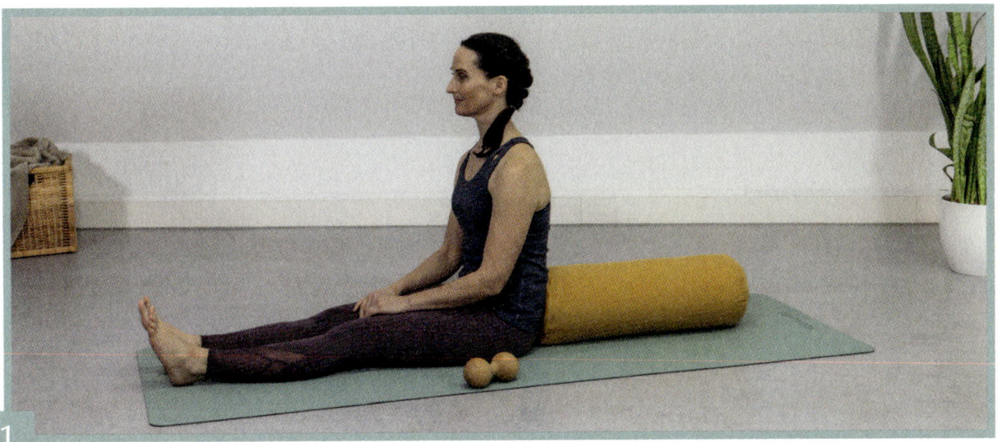

1

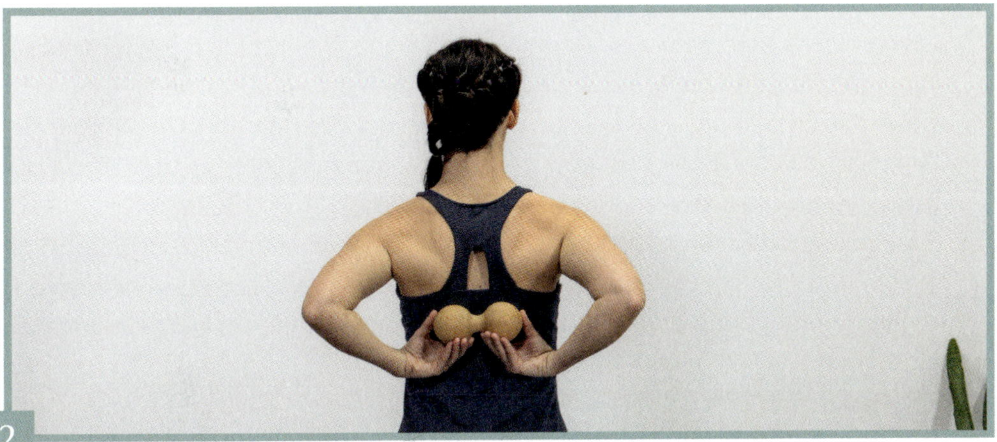

2

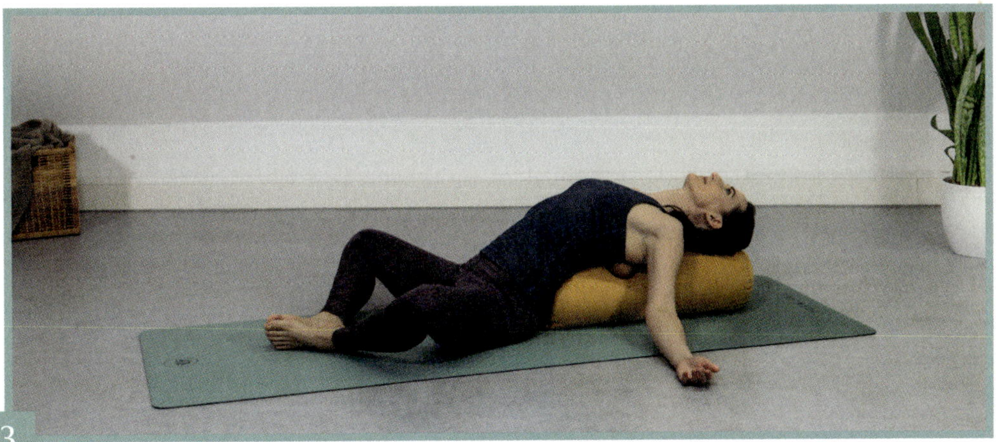

3

FASZIENROLLE FÜR DEN BRUSTKORB

Benötigtes Equipment: Faszienrolle

Diese Übung kann ich allen Vielsitzern nur wärmstens ans Herz legen! Ich empfehle dir, die Faszien am Brustkorb bei stärkeren Schmerzen täglich auszurollen, bis die Beschwerden abgeklungen sind. Die Faszienrolle ist ein wichtiges Präventionstool, falls du eine Bürotätigkeit ausübst oder in deiner Freizeit viel am Handy oder vor dem Computer sitzt. Wird das Ausrollen zur täglichen Routine, schützt du dich wirksam vor Fehlhaltungen und damit verbundenen Schädigungen am Rücken.

1. Lehne dich im Sitzen an deiner Faszienrolle an.
2. Lehne dich auf die Rolle zurück und falte die Hände hinter dem Kopf, damit du ihn unterstützen kannst. Stelle die Füße hüftbreit auf.
3. Hebe das Gesäß an und rolle dich langsam mit dem ganzen Oberkörper bis zum Hals auf der Rolle aus und genauso langsam wieder bis zum Ende der Brustwirbelsäule zurück. Dabei kann es knacken.
4. Positioniere die Rolle dann mittig der Brustwirbelsäule. Atme ein und lehne dich ausatmend über die Rolle rüber. Dabei strecken sich Brust- und Halswirbelsäule relativ stark. Die Streckung sollte ein Wohlgefühl auslösen. Falls nötig, unterstütze den Kopf mit einem Kissen!
5. Richte den Oberkörper mit dem Einatmen wieder in eine leichte Beugung auf.
6. Dann umarme den Brustkorb und schaukele dich abschließend seitlich über die Faszienrolle, um auch hier die Muskel- und Faszienanteile zu erreichen und zu entspannen.

Variante Falls es dir schwerfällt, den Kopf beim Brustkorbschaukeln zu halten (Schritt 6), unterstütze deinen Kopf mit den Händen, anstatt den Brustkorb zu umarmen.

Wiederholungen: Rolle den Rücken mindestens 8-mal in beide Richtungen aus. Wiederhole das Überstrecken und Aufrichten des Oberkörpers für 8 Atemzüge.

Mein Tipp Falls dir das Halten des Kopfes beim Hin- und Herschaukeln des Brustkorbs schwerfällt, falte die Hände hinter dem Kopf zusammen und stütze ihn ab.

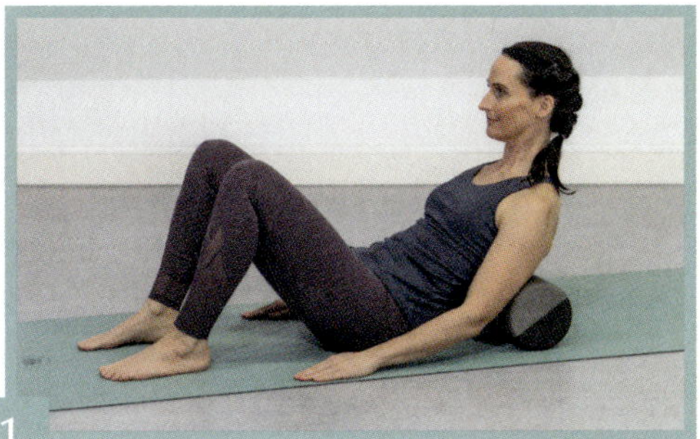

1

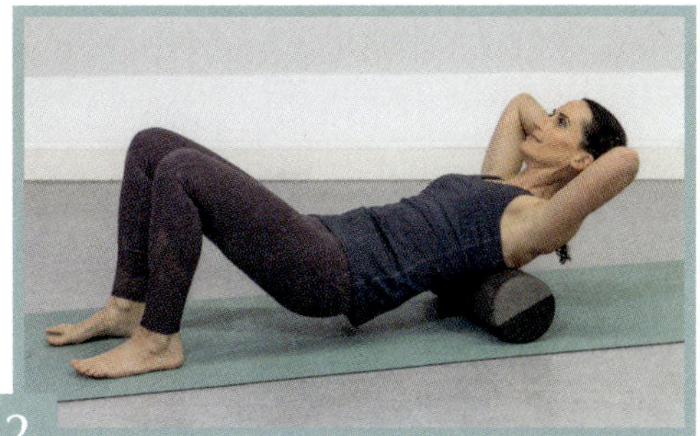

2

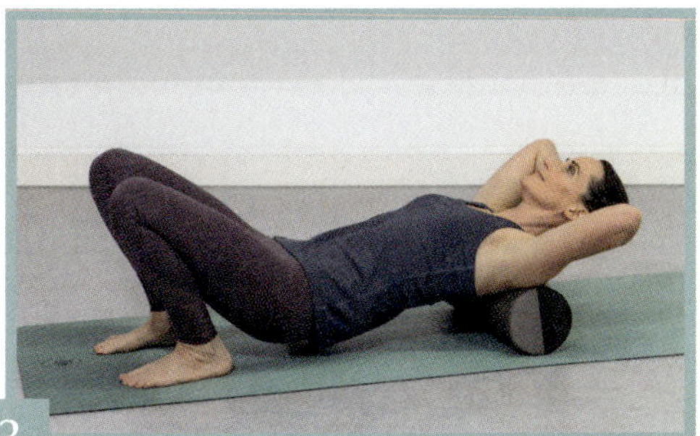

3

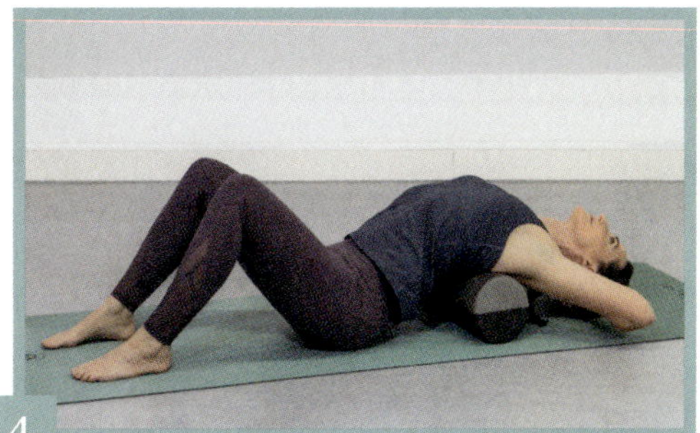

4

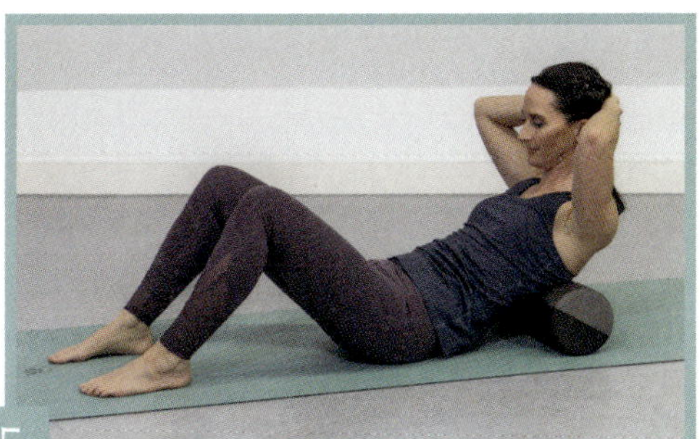

5

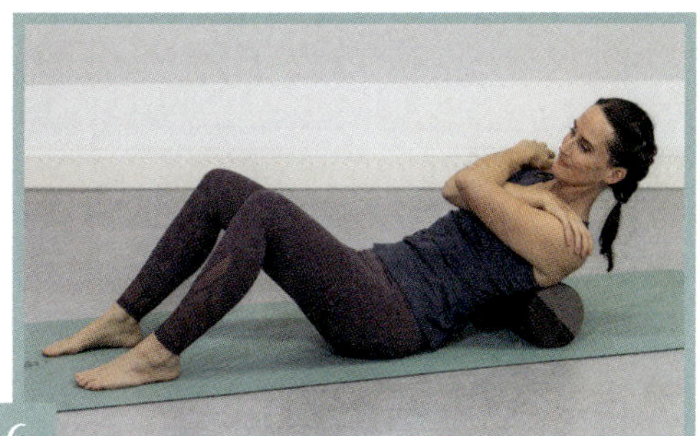

6

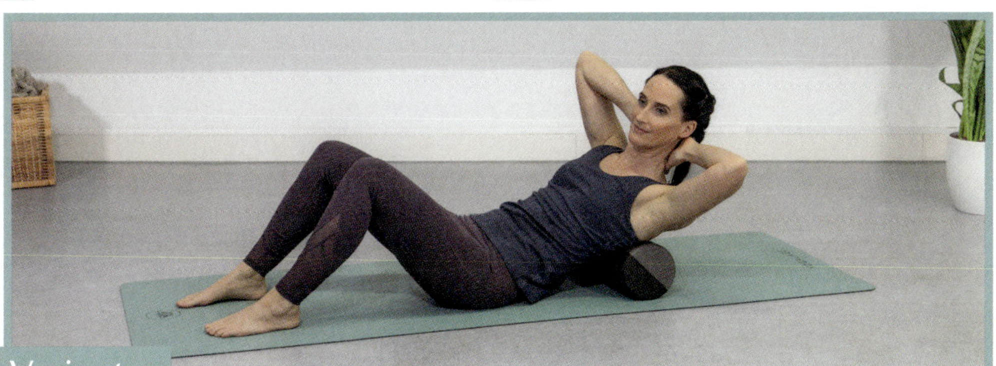

Variante

DIE HALSFASZIE ENTFALTEN

Benötigtes Equipment: Stuhl

Die Übung ist ein echter Gamechanger, wenn du an Schulter-Nacken-Verspannungen leidest, die sich durch Massagen nur über einen kurzen Zeitraum lindern lassen. Denn damit sich die Nackenmuskeln hinten am Hals und am Rücken entspannen können, müssen sich zunächst die vorderen Halsfaszien wieder entfalten.

1. Im Sitzen die linke Hand vorne flächig auf das Brustbein legen und die rechte Hand an den Hinterkopf anlegen.
2. Dann den Kopf leicht in die Hand drücken, etwas nach rechts drehen und mit der Hand, die am Hinterkopf ist, nach rechts oben ziehen. Die linke Hand zieht gleichzeitig die Brustfaszie nach links außen, sodass zwischen beiden Händen eine Dehnung in Brustmuskeln und Faszien zu spüren ist. Atme dabei in die Dehnung hinein. Der Kopf wendet sich dabei leicht nach rechts.
3. Wechsle dann: linke Hand an den Hinterkopf anlegen, rechte Hand aufs Brustbein.
4. Ziehe auch hier die Brustfaszie wieder auseinander. Der Kopf wendet sich leicht nach links mit.
5. Lege beide Hände flächig unterhalb der Schlüsselbeine auf dem Brustbein auf, drücke leicht ins Brustbein und ziehe es minimal nach unten Richtung Füße.
6. Blicke dann nach oben in den Himmel. Dabei legt sich der Kopf in den Nacken. Versuche mit der Zunge die Nasenspitze zu berühren. Lenke die Atmung nach vorn in den Hals.
7. Komme dann mit dem Kopf zurück zur Mitte und entspanne dich wieder.

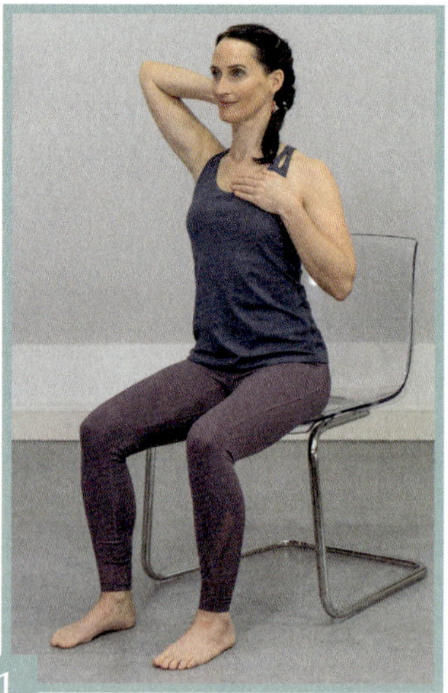
1

Dauer: Halte die Dehnpositionen jeweils 5 Atemzüge.

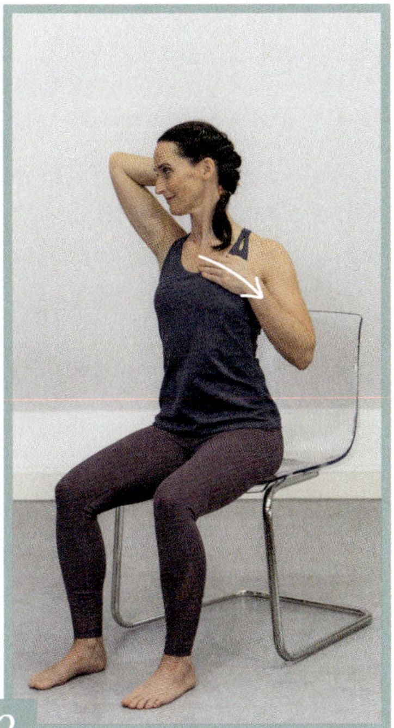
2

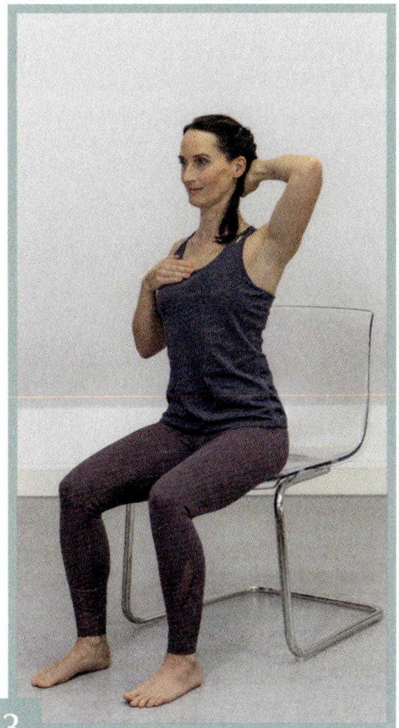
3

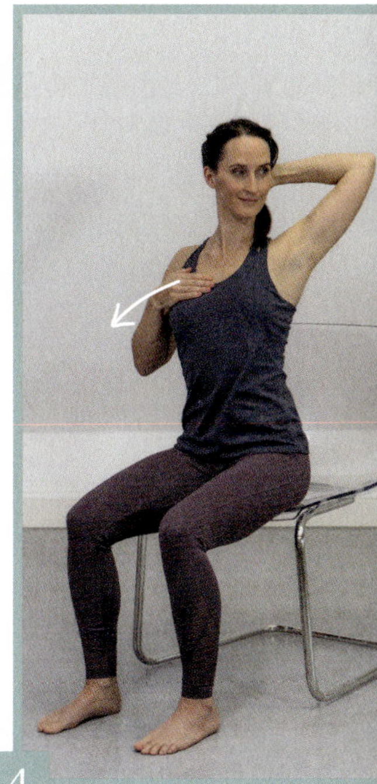
4

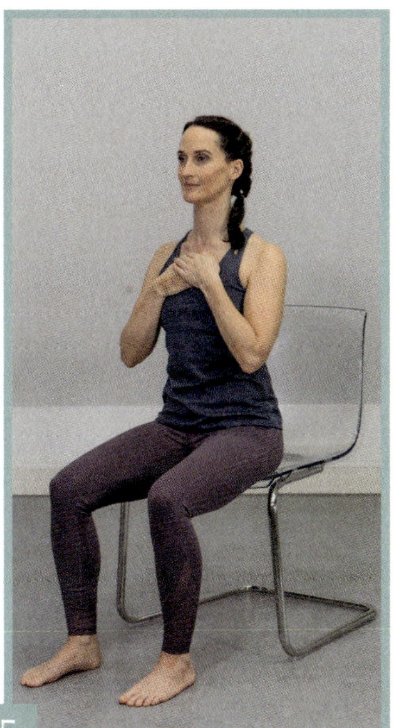
5

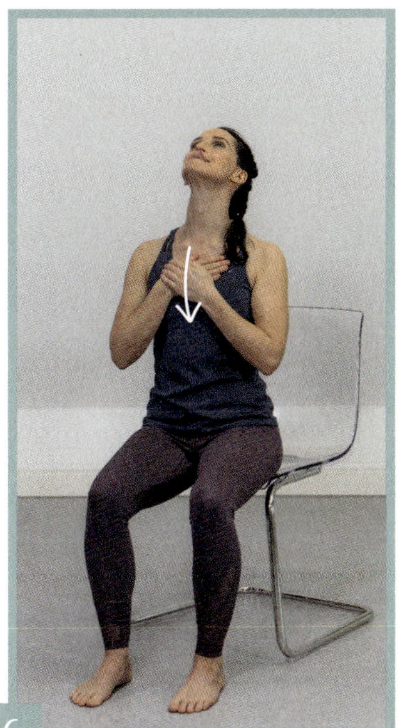
6

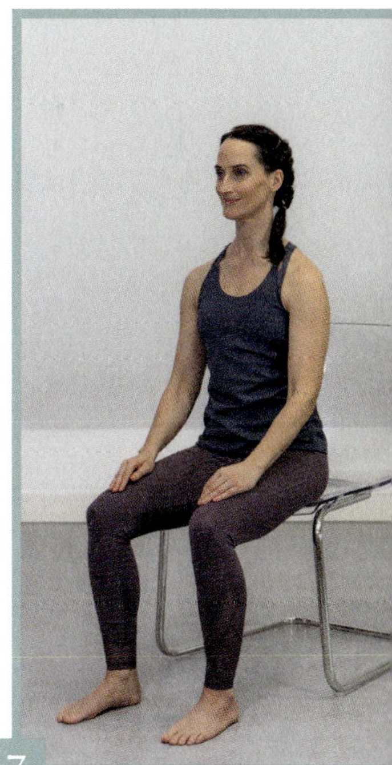
7

(Pseudo-)Nervenschmerzen lindern

Bei Nervenschmerzen solltest du achtsam sein und genau auf deine Körperzeichen hören. Denn es ist nicht leicht zu unterscheiden, ob bei Nervenschmerzen der Nerv betroffen ist oder ob eine Nachbarstruktur auf den Nerv drückt und Nervenschmerzen auslöst. Echte Nervenschmerzen entstehen etwa dann, wenn eine Bandscheibe auf eine Nervenwurzel drückt oder der Spinalkanal verengt ist und das Rückenmark zusammenquetscht. Das ist bei einem akuten Bandscheibenvorfall der Fall oder bei einer sogenannten Spinalkanalstenose. Die Schmerzen sind dann typischerweise sehr stark und messerstichartig. Sie strahlen in einem ganz bestimmten Verlauf über das Bein in den Fuß aus. Pseudo-Nervenschmerzen, also dann, wenn der Nerv indirekt betroffen ist, zeigen ein ähnliches Schmerzbild. Doch im Gegensatz zu echten Nervenschmerzen fehlen meist die sensiblen Ausfälle auf der Haut oder an den Extremitäten. Typische Diagnosen sind zum Beispiel das Ischias- oder Piriformis-Syndrom, bei denen Muskeln auf die Nerven drücken und Nervenschmerzen auslösen.

Wenn du dir nicht sicher bist, was die Ursache deiner Beschwerden ist, lasse diese lieber durch Ärzte oder Osteopathen abklären, ehe du eine Selbstbehandlung anwendest.

SPEZIELL FÜR DEN FEMORALIS-NERV

Benötigtes Equipment: Bank, Bett oder Sofa

Die Übung ist sehr effektiv, denn sie dehnt neben dem Femoralis-Nerv aus dem Lumbalgeflecht auch noch den Hüftbeuger (Psoas) und die feinen Rückenmarkshäute. Deshalb hilft die Übung auch bei Halswirbelsäulenverspannungen. Du kannst die Übung entweder nur auf der betroffenen Seite durchführen oder auf beiden Seiten.

1 Komme in Rückenlage, sodass dein Gesäß noch auf der Fläche der Bank aufliegt und das linke Bein herunterhängt. Ziehe das rechte Knie mit den Armen in Richtung Bauch und halte es fest.

2 Hebe dann den Kopf an und ziehe mit der Einatmung die Stirn näher an das gebeugte Knie heran.

3 Mit der Ausatmung löst du die Haltung auf. Lasse das Knie locker und lege den Kopf wieder nach hinten ab.

Wiederholungen: Die Übung bis zu 20-mal wiederholen.

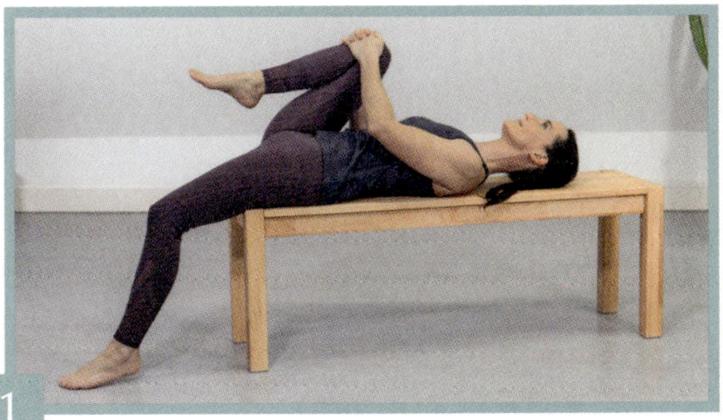

1

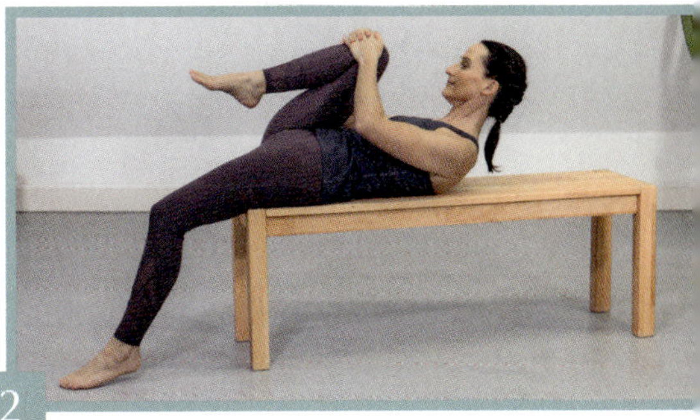

2

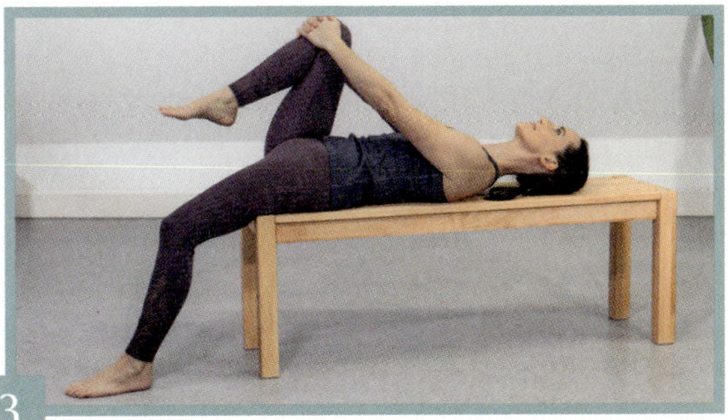

3

LENDENGEFLECHT

Benötigtes Equipment: Gästehandtuch

Die Übung wirkt wie eine wohltuende Drainage für das Nervengeflecht. Dafür brauchst du nur ein Gästehandtuch, das du zu einer dünnen Rolle wickelst. Nicht selten lässt sich durch den Impuls auch ein muskulärer Beckenschiefstand regulieren.

1. Rolle ein kleines Gästehandtuch zu einer schmalen Rolle zusammen.
2. Beginne mit der Drainage für die linke Seite. Lege die Rolle in der Rückenlage längs direkt neben die Lendenwirbelsäule. Beuge das gleichseitige Bein, ziehe das Knie an den Bauch und halte es mit beiden Händen locker fest. Das andere Bein ist gestreckt.
3. Beginne das Bein sanft und langsam im Uhrzeigersinn aus der Hüfte heraus kreisen zu lassen (A und B). Wechsle danach die Seiten. Positioniere dafür die Rolle an die andere Seite der Wirbelsäule.

Dauer: Halte die Dehnung etwa 1 Minute je Seite. Nimm dir ebenfalls etwa 1 Minute Zeit für das Kreisen jedes Beins.

Mein Tipp Leichter wird die Übung, wenn du den Fuß am Boden aufstellst.

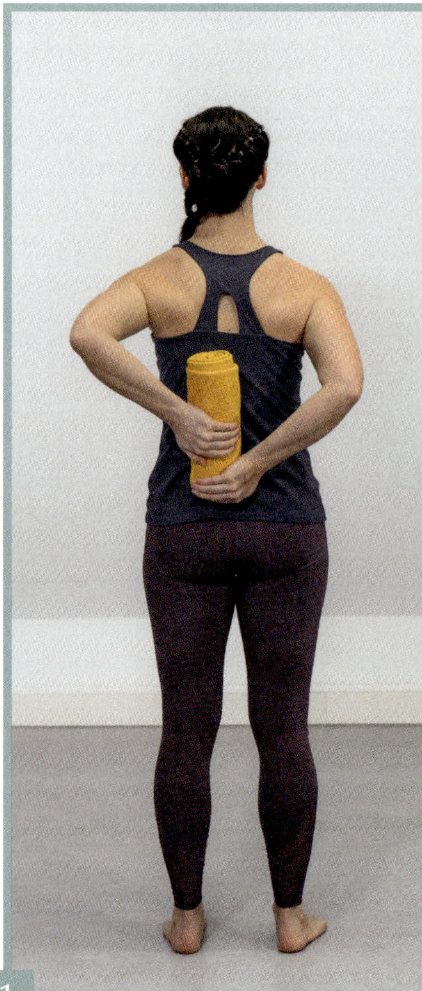

1

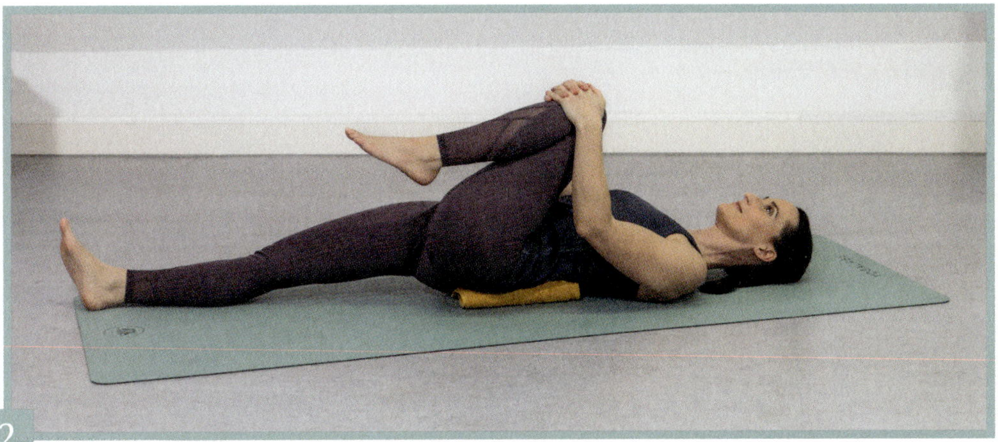
2

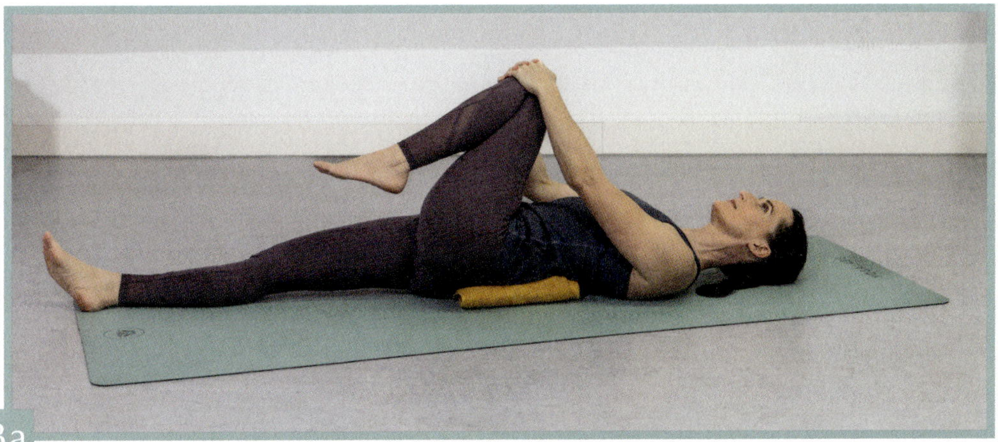
3a

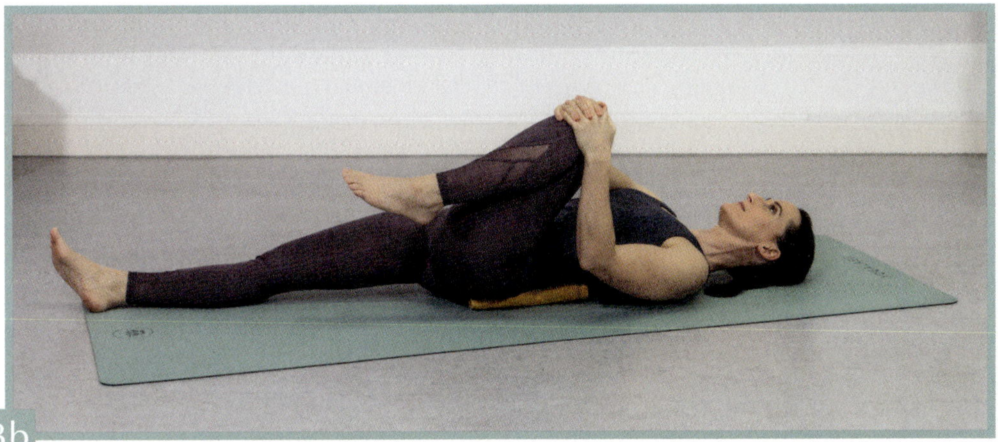
3b

KREUZBEINGEFLECHT

Der bekannteste Nerv aus dem Kreuzbeingeflecht ist der Ischiasnerv. Dieser verläuft hinter dem oder bei manchen Menschen auch durch den Birnenmuskel. Daher empfehle ich dir, zusätzlich zu dieser Übung noch ein oder zwei Übungen zu machen, die den Birnenmuskel entspannen, zum Beispiel die »Dehnung des Birnenmuskels bei akuten Schmerzen im Gesäß« (Seite 96). Dann löst sich der Druck vom Ischiasnerv und die Irritationen können abheilen.

1. Ziehe in der Rückenlage das rechte Knie nah in Richtung Brust.
2. Strecke den rechten Unterschenkel nach oben aus, ohne dass sich dabei der Abstand zwischen Knie und Bauch verändert. Umgreife den Oberschenkel nun von hinten und halte die Dehnung 30 Sekunden. Das Bein darf zittern.
3. Beginne dann, den Fuß im Sekundentakt zu strecken, also die Zehenspitzen noch oben und von dir weg zu bewegen ...
4. ... und wieder zu dir heranzuziehen. Wiederhole diese Bewegung für weitere 30 Sekunden.
5. Kippe den Fuß anschließend seitlich nach außen, sodass zunächst die Innenseite nach oben zeigt.
6. Komme danach in die Gegenbewegung, kippe also den Fuß nach innen, sodass der Außenrist nach oben zeigt. Auch diese Bewegung führst du für 30 Sekunden im Wechsel aus.
7. Ziehe das Knie nun wieder zu dir heran.
8. Strecke das Bein zum Nachspüren zurück auf den Boden aus und wechsle dann die Seite.

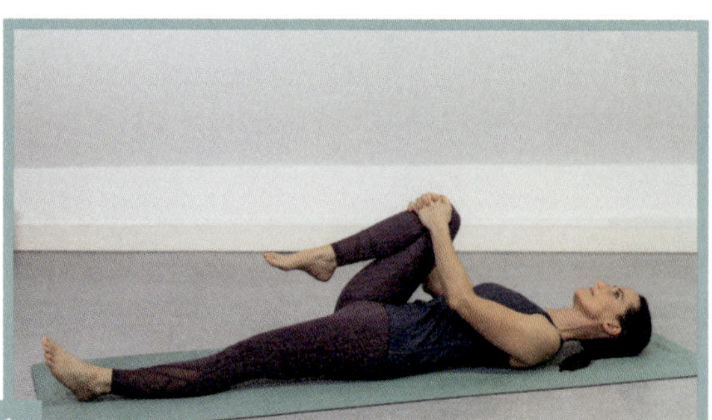

1

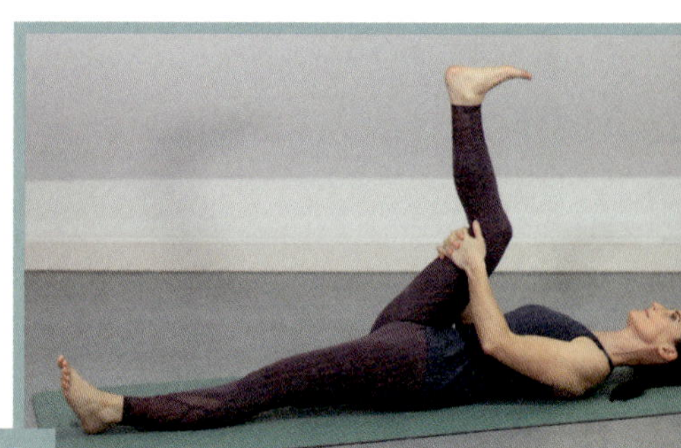

2

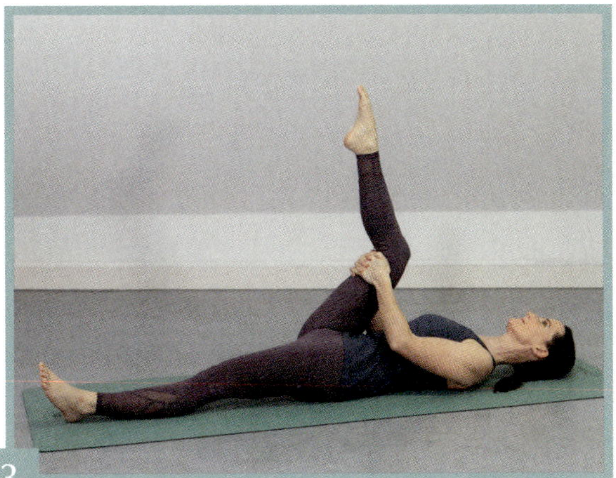
3

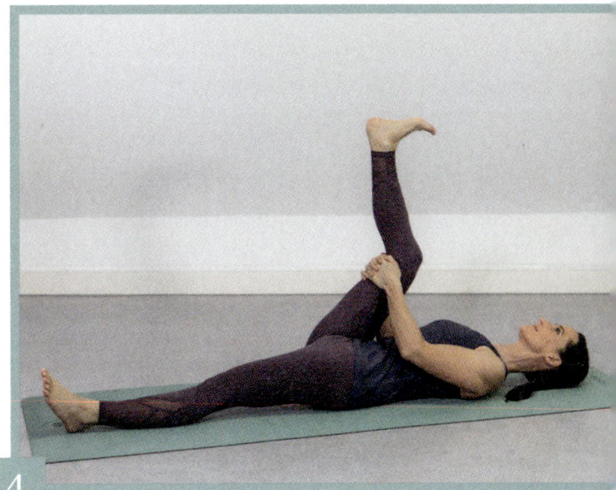
4

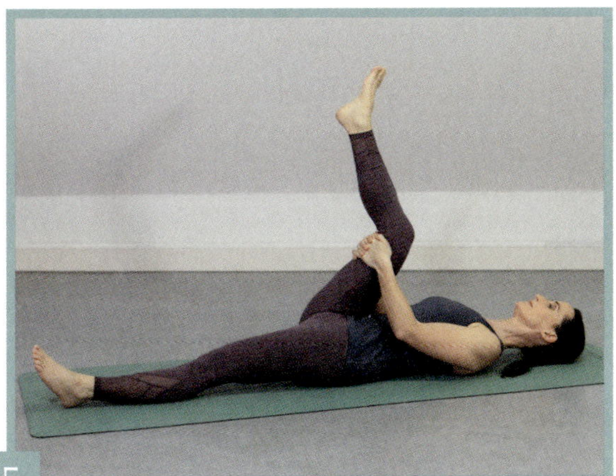
5

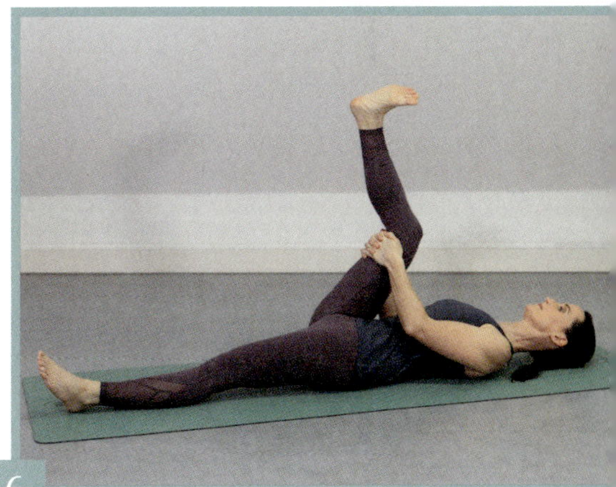
6

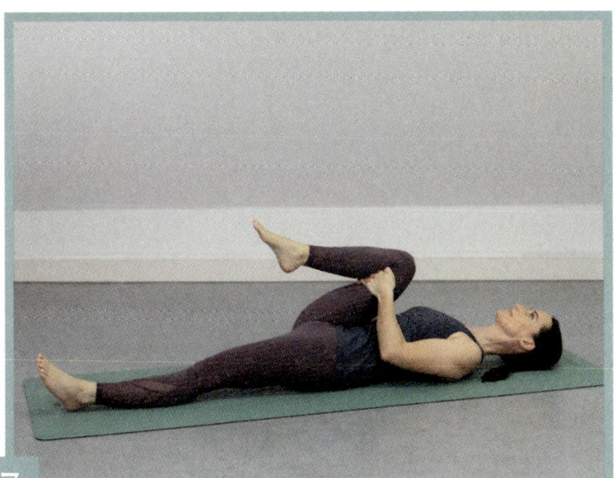
7

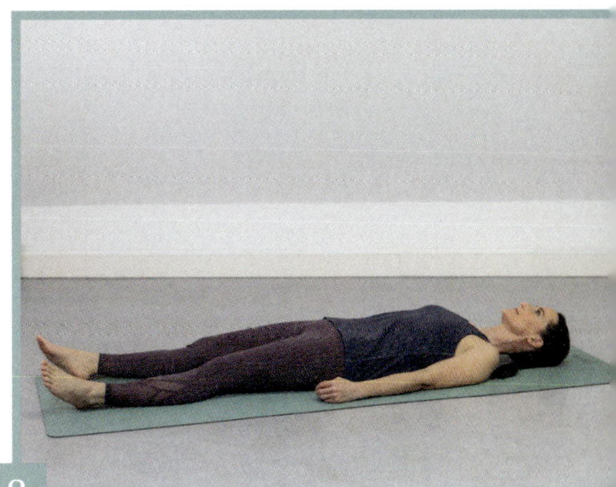
8

STRESS IN DER BRUSTWIRBELSÄULE LINDERN

Benötigtes Equipment: Stuhl (optional)

Die Übung hilft dir, wenn du stressanfällig bist und du dich durch Stress dauerhaft verspannt fühlst. Außerdem lindert sie reaktive Stresssymptome an den Organen. Dazu zählen Reizmagen, Herzrasen, Atemprobleme und Verdauungsstörungen. Damit die Übung ihre Wirkung voll entfalten kann, nimm dir für die Übung ausreichend Zeit und lenke den Fokus auf eine vertiefte, sanfte Atmung, die du zwischen den Schulterblättern fühlst.

1. Lege im Schneidersitz oder auf einem Stuhl sitzend die linke Hand auf dein rechtes Knie.
2. Drehe dich mit dem Oberkörper nach rechts und lege die rechte Hand hinter dem Rücken auf oder an die Stuhllehne. Senke den Blick in Richtung rechte Achselhöhle. Lenke den Atem nach hinten zwischen die Schulterblätter. Spüre dabei, wie sich die Schulterblätter beim Atmen sanft auseinander- und zusammenziehen.
3. Komme dann zur Mitte zurück. Greife mit beiden Händen zu den Ohren ganz dicht an der Ohrwurzel am Kopf. Ziehe die Ohren sanft seitlich vom Kopf weg.
4. Löse die Hände von den Ohren. Lege die rechte Hand auf das linke Knie.
5. Drehe dich mit dem Oberkörper diesmal nach links und lege die linke Hand hinter dem Rücken auf oder an die Stuhllehne. Senke den Blick in Richtung linke Achselhöhle. Lenke den Atem wieder nach hinten zwischen die Schulterblätter. Spüre dabei, wie sich die Schulterblätter beim Atmen sanft auseinander- und zusammenziehen.

Dauer: Bleibe 5 bis 10 Atemzüge in der Rotation zu jeder Seite und halte den Zug mit den Händen für einige Sekunden an den Ohren.

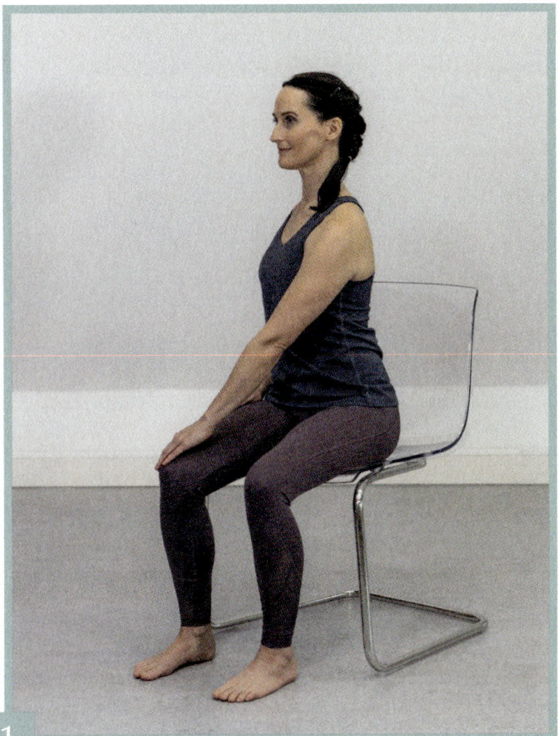
1

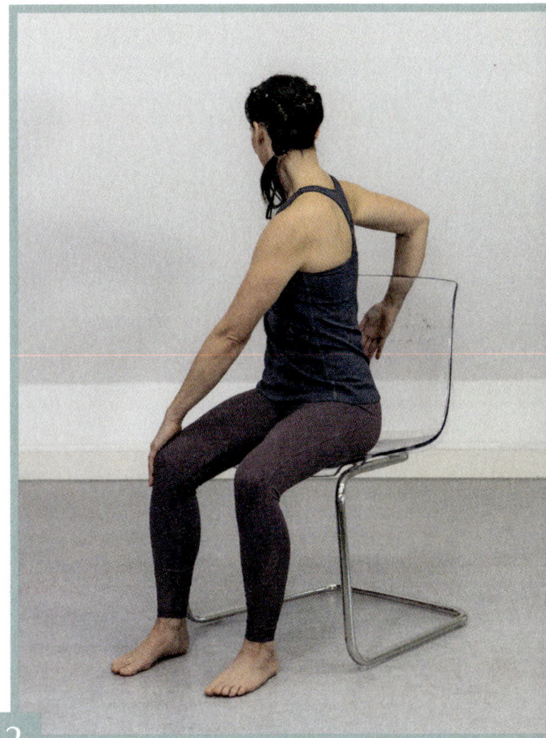
2

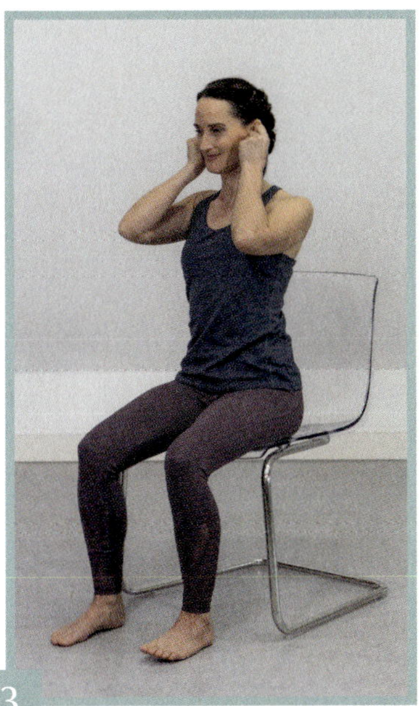
3

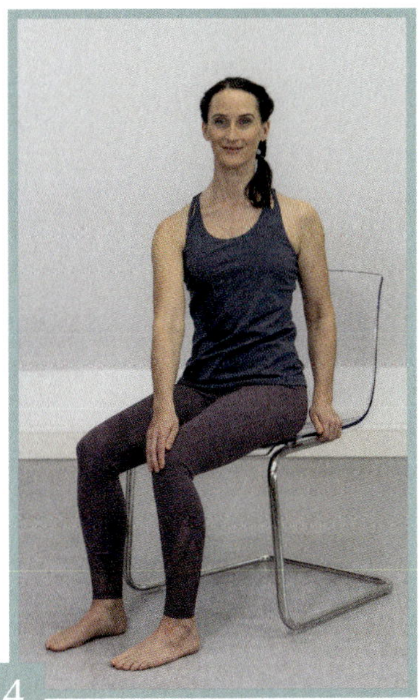
4

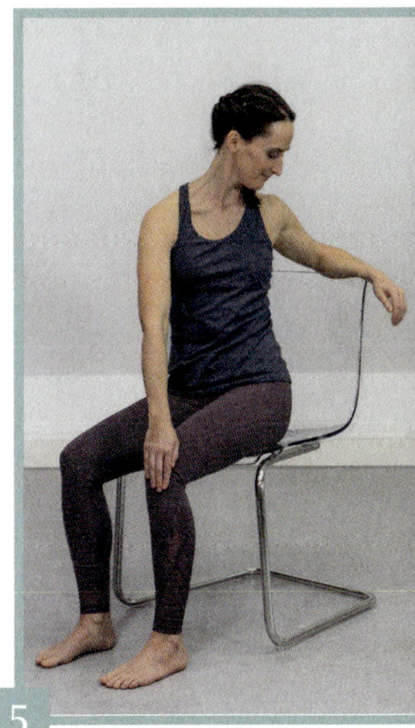
5

HALSGEFLECHT

Benötigtes Equipment: Stuhl

Es ist wichtig, die Übung langsam auszuführen und genau darauf zu achten, was im Hals passiert. Bei zu hastiger, unkonzentrierter Bewegung ziehen sich die Nerven eher zusammen. Ein langsamer, entspannter Bewegungsrhythmus hingegen mobilisiert das Halsgeflecht und löst Verspannungen im Schulter-Nacken-Bereich. Wenn deine Finger kribbeln, braucht das Halsgeflecht eine Weile, um sich wieder zu regulieren. Praktiziere diese Übung dann regelmäßig über einen längeren Zeitraum.

1. Setze dich aufrecht auf einen Stuhl und achte darauf, dass die Brustwirbelsäule während der ganzen Übung aufgerichtet bleibt.
2. Drehe den Kopf so, dass du unter die rechte Achsel schauen kannst. Bleibe so für einige Sekunden.
3. Richte den Kopf kurz wieder mittig aus und neige dann das linke Ohr Richtung linke Schulter. Die Schulter bleibt entspannt und wird nicht hochgezogen!
4. Wiederhole die Übung danach auf die andere Seite. Schaue dafür unter die linke Achsel.
5. Neige das rechte Ohr anschließend zur rechten Schulter.

Wiederholungen: Führe die Übung für 10-mal aus.

Mein Tipp Achte darauf, die Bewegungen ganz langsam durchzuführen.

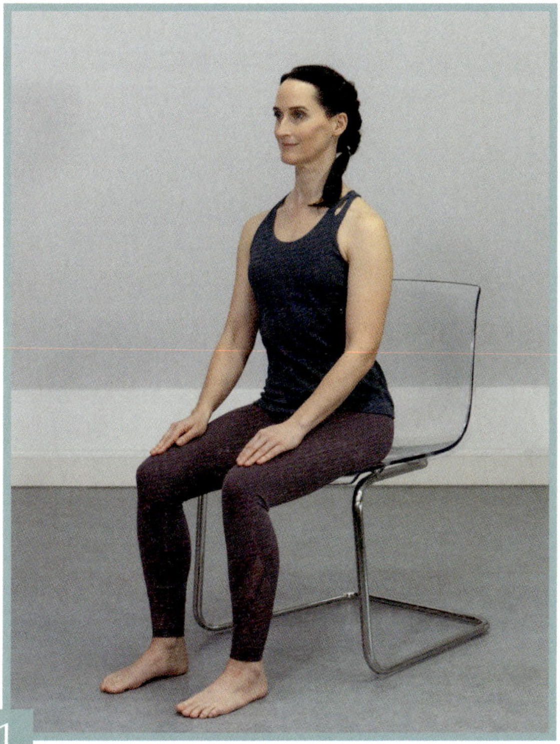

1

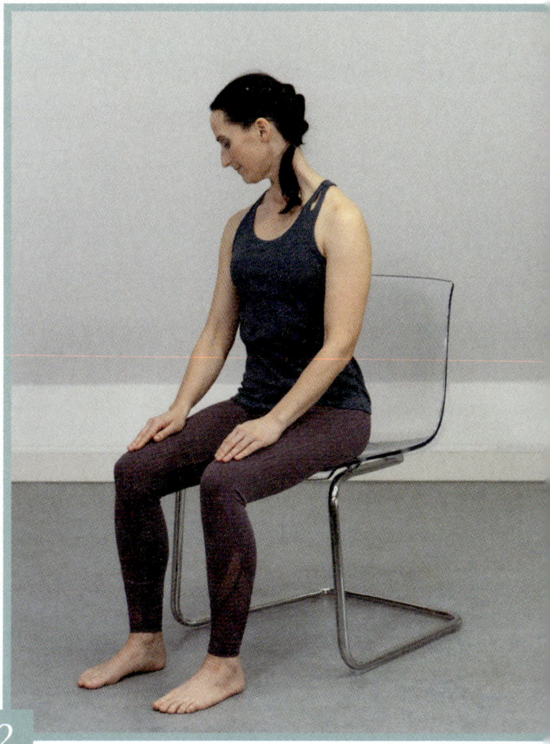

2

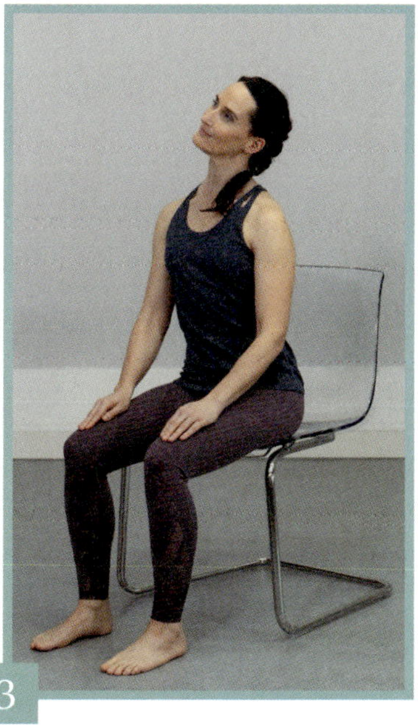

3

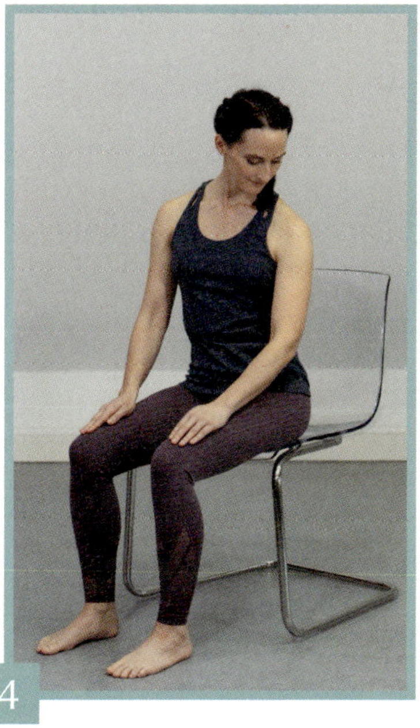

4

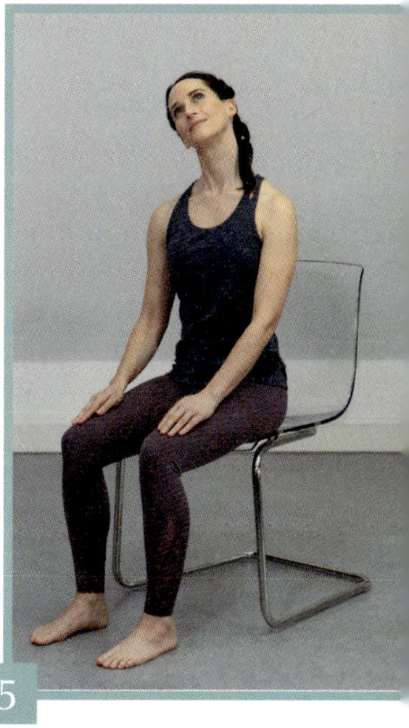

5

HALS-ARM-GEFLECHT

Benötigtes Equipment: Stuhl

Die Übung passt für dich, wenn du zusätzlich zu Schulter-Nacken-Verspannungen noch stärkeres Kribbeln oder Taubheit in den Fingern spürst oder bei dir ein Karpaltunnelsyndrom diagnostiziert wurde. Kombiniere die Übung dann mit der Übung »Halsgeflecht« (Seite 126), damit du eine optimale Wirkung erzielst. Solltest du durch die beiden Übungen eher mehr Beschwerden bekommen, gehe zu einem Arzt oder einer Ärztin deines Vertrauens, um einen Bandscheibenvorfall am Hals auszuschließen. In diesem Fall pausiere erst einmal. Achte auf eine langsame und sanfte Übungsausführung, damit die Halsnerven Zeit haben, sich zu mobilisieren.

1. Strecke für die Dehnung des linken Nervengeflechts am Hals den linken Arm lang und unter Schulterhöhe zur Seite. Das Handgelenk ist maximal gestreckt, der Handrücken zeigt also zu dir.
2. Neige das linke Ohr zur linken Schulter, der Kopf kommt also in eine Seitneigung.
3. Beuge dann langsam den linken Arm und lege den Handrücken an die linke Wange. Der Ellenbogen zeigt zur Seite.
4. Neige jetzt das rechte Ohr zur rechten Schulter, der Rumpf dehnt sich etwas mit zur Seite.

Wiederholungen: Führe die Übung für 5- bis 10-mal aus und wechsle nach Bedarf auch die Seiten.

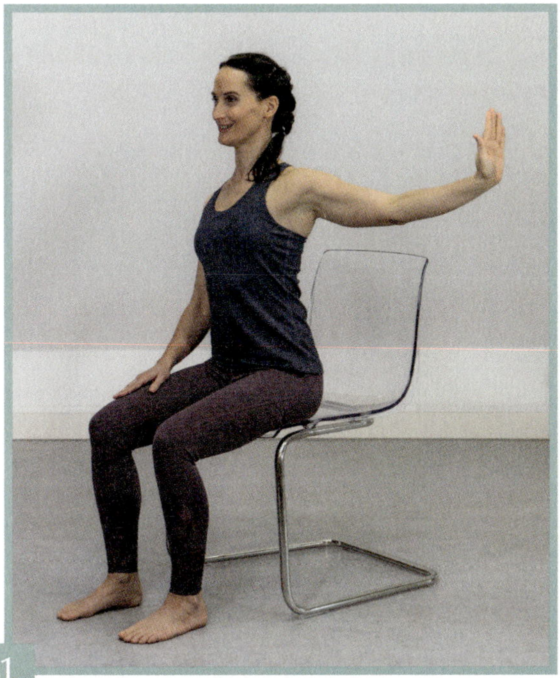
1

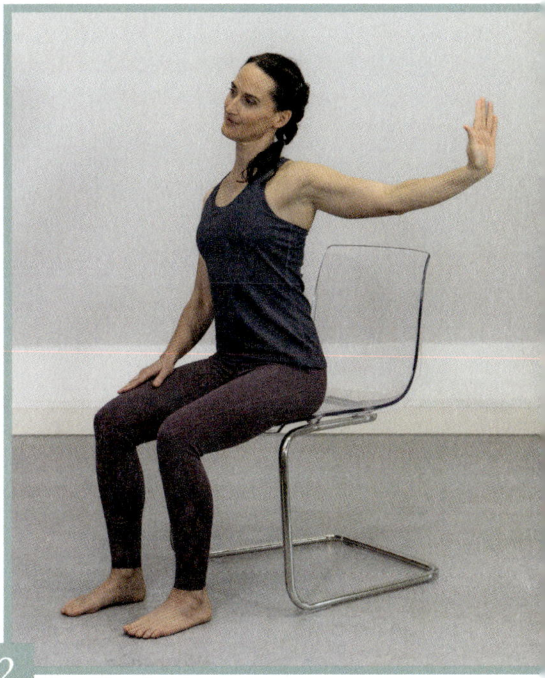
2

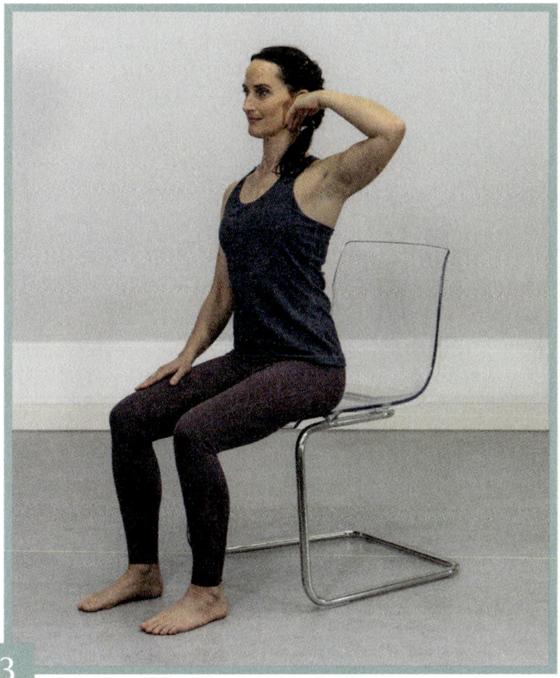
3

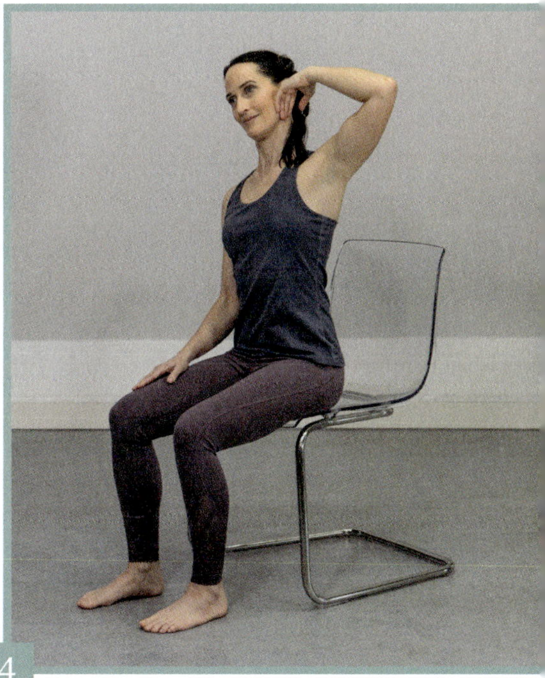
4

Viszerale Schmerzen selbst behandeln

Schmerzen, die von Organen ausgehen, werden viszerale Schmerzen genannt. Sie entstehen durch Reizungen oder Schädigungen der Organe im Brust-, Bauch- und Beckenraum, beispielsweise durch Entzündungen oder durch Durchblutungsstörungen. Sie fühlen sich eher dumpf, drückend oder krampfartig an und strahlen meist in andere Körperregionen wie die Wirbelsäule aus. Rückenschmerzen sind dann oft von Nebensymptomen wie Übelkeit, Verdauungsstörungen, prämenstruellem Syndrom (PMS) oder vermehrtem Schwitzen begleitet. Da die Schmerzen diffus und schwer zu lokalisieren sind, erweist sich die Diagnose manchmal als schwierig. Osteopathen können viszeral bedingte Rückenschmerzen meist erspüren, die Symptome am Rücken behandeln und leichtere Funktionsstörungen am betroffenen Organ beseitigen. Bleiben die Schmerzen bestehen oder werden sie durch die Übungen aus diesem Buch eher schlimmer, dann sollten die Beschwerden schnellstmöglich durch einen Arzt und durch Laboruntersuchungen abgeklärt werden.

BAUCH-ENTSPANNUNGSLAGE

Benötigtes Equipment: Gästehandtuch

Frauen, die Kinder bekommen haben, kennen die Übung aus der Rückbildung. Die Haltung in der Bauchlage ist sehr entspannend. Man kann sie gut zwischendurch oder abends vor dem Schlafengehen üben. Wenn du die Übung regelmäßig und über einen längeren Zeitraum von mindestens sechs Wochen übst, dann repositionieren sich verschobene Bauchorgane wie die Blase oder die Geschlechtsorgane. Dadurch wird auch der Beckenboden entlastet. Schmerzen in den untersten Rückenabschnitten und im Beckenraum lösen sich dann nach und nach wieder auf.

1. Rolle ein Handtuch zusammen und lege es quer zwischen Bauchnabel und Schambein.
2. Lege dich damit in die Bauchlage und spüre den sanften Druck der Rolle im Bauchraum. Platziere die Arme und den Kopf so, dass du bequem in der Haltung bleiben kannst.

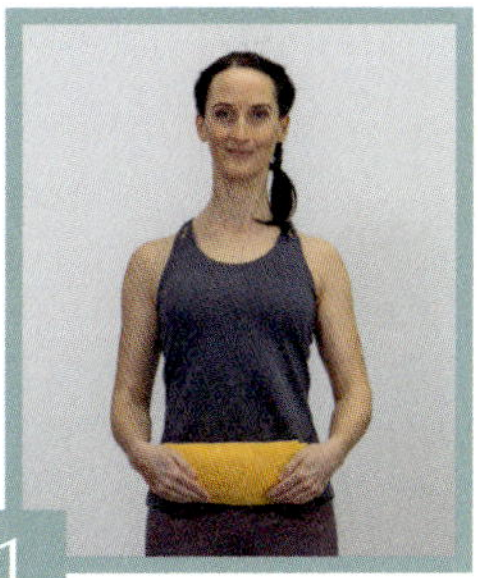

1

Dauer: Bleibe 5 Minuten in der Bauchlage.

Mein Tipp Übe dazu »Beckenfaszien« (Seite 98). Das wird die Wirkung noch verstärken.

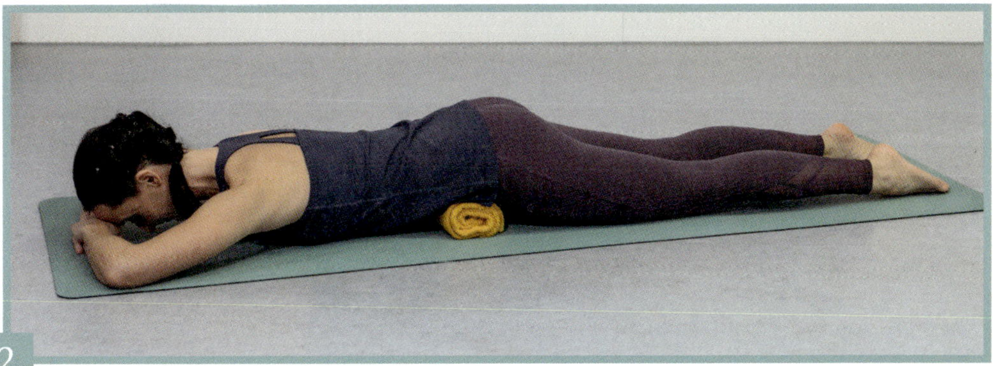

2

GRAND MANOEUVRE FÜR DEN DARM

Ein über lange Zeit verstopfter Enddarm kann einen Bandscheibenvorfall im unteren Rücken verursachen! Die Kombination aus sitzender Tätigkeit und häufigen Darmverstopfungen birgt ein besonders hohes Risiko, einen Bandscheibenvorfall zu bekommen. Das sogenannte Grand Manoeuvre (ein klassischer Griff aus der Osteopathie) verbessert die Darmperistaltik und beschleunigt die Darmpassage. Dadurch lässt sich Druck auf die untersten Wirbel durch den Enddarm vermeiden. Die Übung ist ein starkes Präventivtool, wenn es darum geht, Bandscheibenvorfälle zu vermeiden und tiefer sitzende Rückenschmerzen zu lindern.

1. Stelle in der Rückenlage die Füße auf dem Boden auf. Lege eine Hand links mittig unter dem Bauchnabel auf und eine Hand rechts über dem Bauchnabel.
2. Die Handballen tauchen tief in das Bauchgewebe ein, die Finger sind locker. Verschiebe nun die Hände gegensinnig, so als ob du einen Schwamm ausdrücken würdest: Schiebe mit dem linken Handballen den Darm und das Bauchgewebe nach rechts zum Bauchnabel und mit der anderen Hand über den Bauchnabel den Darm nach links. Dann wieder zurück.
3. Jetzt ziehen die Finger beider Hände das Gewebe und den Darm nach außen.

Dauer: Führe beide Bewegungen jeweils für 1 bis 2 Minuten aus.

Mein Tipp Lasse die Bewegungen möglichst fließend werden. Der Griff darf dabei ruhig kräftiger sein, sollte aber nicht zu Anspannungen führen.

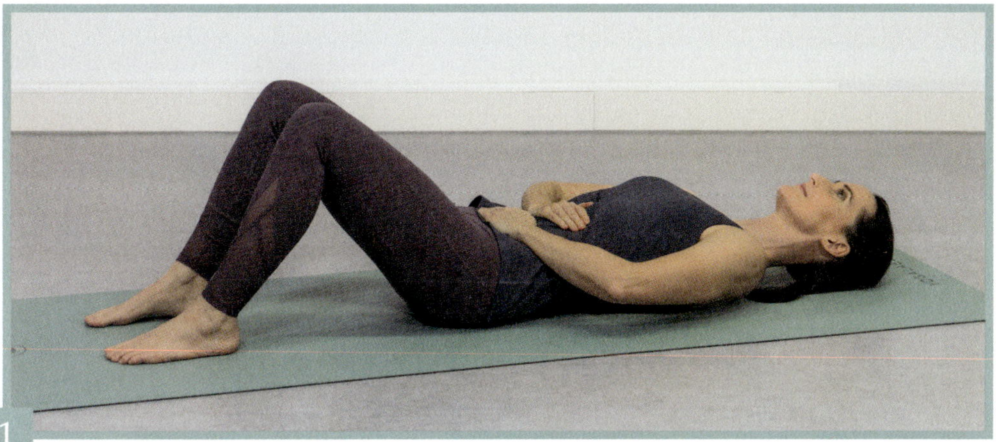

1

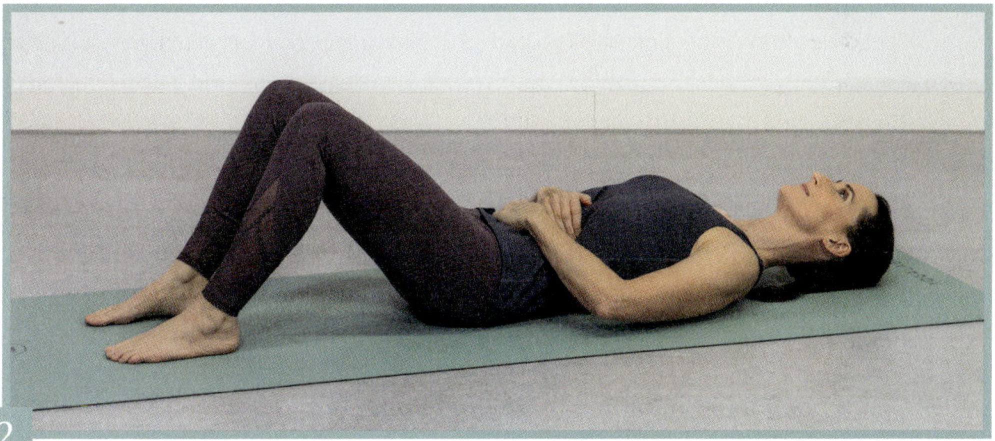

2

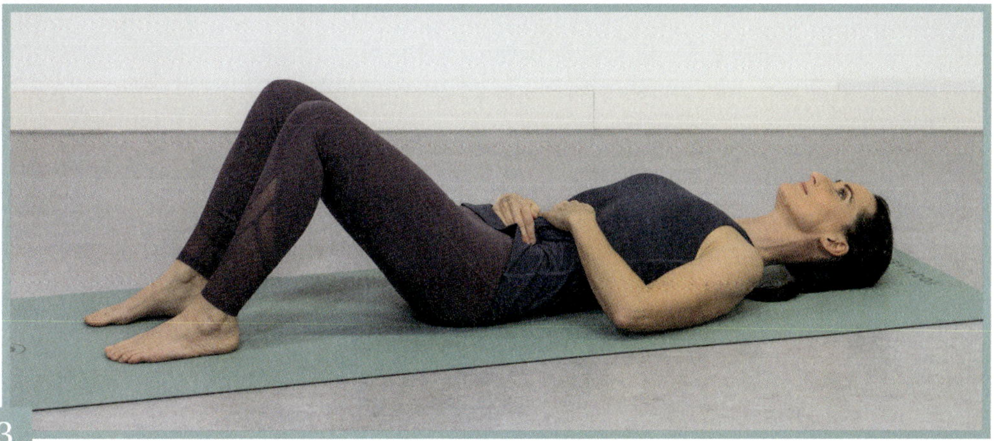

3

NIERENSCHMERZEN IN DEN LENDEN

Benötigtes Equipment: Duobälle

Nierenschmerzen können sogar entstehen, wenn die Nieren völlig gesund sind. Grund dafür sind verspannte Muskeln wie der Hüftbeuger oder der quadratische Lendenmuskel, die beide Nieren als Gleitschiene nutzen. Sobald die Muskeln stärker verspannt sind, können sich die Nieren während der Atmung schlechter innerhalb dieser muskulären Gleitschienen bewegen. Dadurch schränken sich ihre Filterkräfte ein, und das, obwohl die Nieren, strukturell gesehen, fit sind. Dadurch entsteht ein Teufelskreis: Die Muskeln sind verspannt, die Nieren können nur eingeschränkt arbeiten und die überschüssigen Abfallprodukte landen in den Rückenfaszien. Dadurch verspannen sich Hüftbeuger und quadratischer Lendenmuskel weiter. Typisch sind dann ausstrahlende Schmerzen im Lenden-, Hüft- und Leistenbereich.

Bei Lenden-Nierenschmerzen gilt: Mache die Übung, trinke dazu Wasser und ergänze die Übung noch mit einer Schröpfmassage (Seite 182), damit sich Gewebeschlacken besser lösen.

1. Lege die Duobälle an die obere Lendenwirbelsäule.
2. Lege dich auf den Rücken und auf die Duobälle. Stelle die Füße am Boden auf. Du spürst jetzt einen deutlichen Druck in der Nierengegend.
3. Bewege dann beide Beine etwas zur rechten Seite rüber, damit sich rechts der Druck im Nierenareal erhöht. Bleibe in der Position, bis du spürst, wie der Druck nachlässt und angenehm wird. Das kann einige Sekunden dauern.
4. Komme dann über die Mitte zur anderen Seite und bewege die Beine etwas nach links, bis du im linken Nierenareal die Druckerhöhung spürst.
5. Strecke die Beine aus und bleibe eine Weile in der Rückenlage, um nachzuspüren.

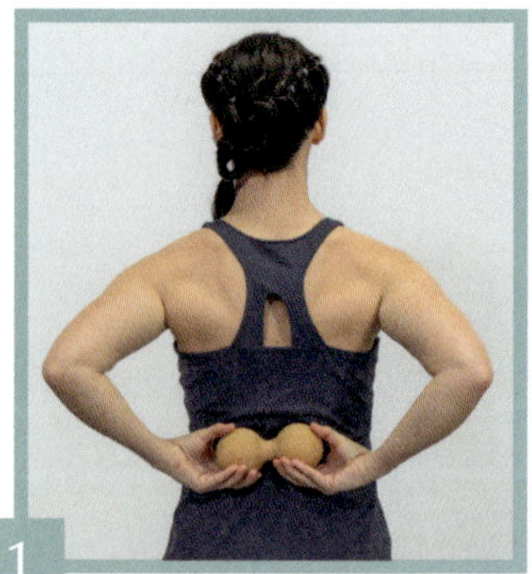
1

Mein Tipp Die Nieren sind empfindlich, daher löse die Übung sanft auf und nimm dir genug Zeit zum Nachspüren.

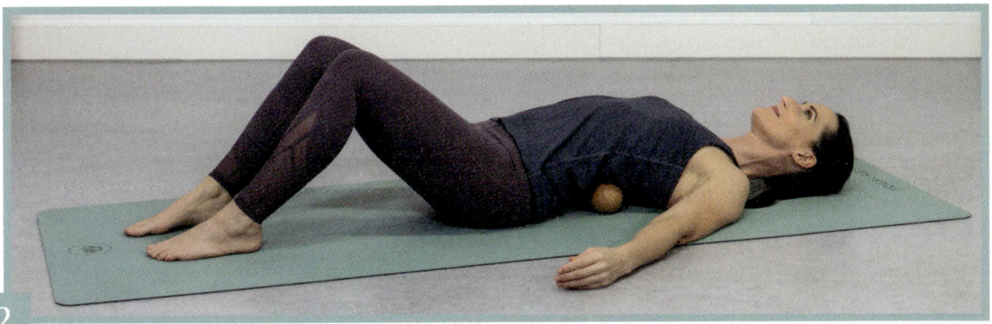

2

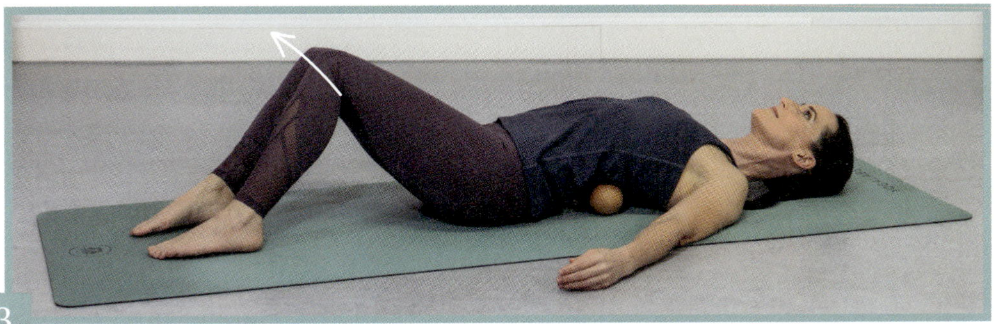

3

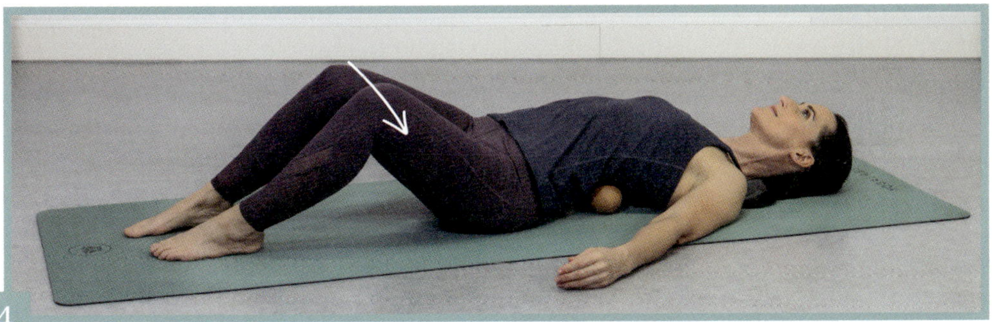

4

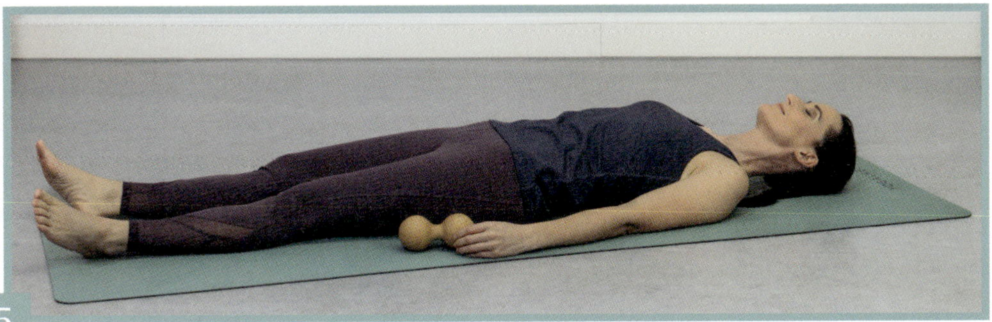

5

HARNLEITER UND HÜFTBEUGER DEHNEN

Benötigtes Equipment: Bank; großes, festes Sofakissen (optional)

Diese Übung hilft dir, wenn du Rückenschmerzen in der oberen Lendenwirbelsäule hast, die über den Bauch in die Leisten ziehen. Wenn deine Finger in das Bauchgewebe eintauchen, beachte die Grenzen, die dir dein Körper vorgibt. Wende nur so viel Kraft auf, dass es angenehmt bleibt, du gut atmen kannst und du bei dem Griff die Finger locker lassen kannst.

Lege dich auf einer Bank auf den Rücken. Lasse das linke Bein über die Kante herunterhängen und stelle das rechte Bein auf. Lasse die Finger der rechten Hand sanft in das Bauchgewebe links neben dem Bauchnabel eintauchen. Positioniere die andere Hand etwas darunter am Unterbauch. Jetzt ziehe das Bauchgewebe, das du mit der rechten Hand fassen kannst, in Richtung rechte Schulter. Die andere Hand hält etwas dagegen. Zwischen beiden Händen entsteht eine angenehme Dehnung. Lasse das Gewebe dann mit deiner Ausatmung ganz langsam los.

Dauer: Bleibe etwa 30 Sekunden in dieser Dehnung.

Variante Alternativ zur Bank kannst du auch ein großes Sofakissen verwenden.

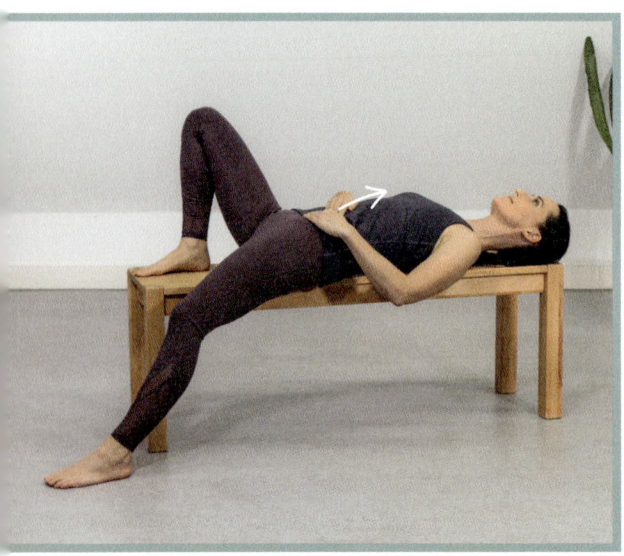

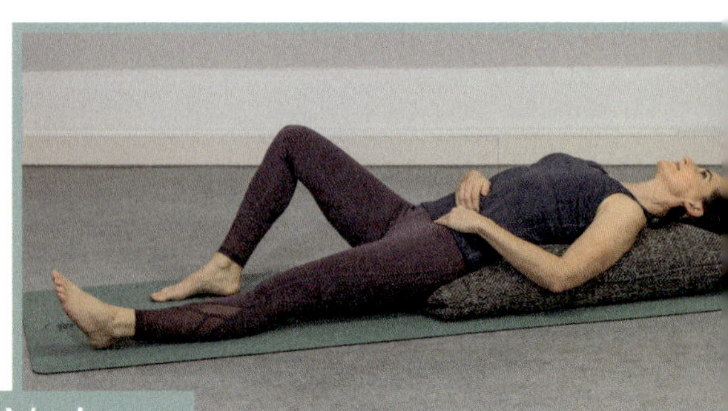

Variante

ENTSPANNUNG DER OBEREN BRUSTWIRBELSÄULE

Das Herz und die Lunge sind mit Bändern und Faszien an der unteren Halswirbelsäule aufgehängt. Dadurch werden die beiden lebenswichtigen Organe an ihrem Platz gehalten. Das Herz und die Lunge können Unwohlsein in den Bereich der unteren Halswirbelsäule reflektieren. Dann fühlt sich der Kopf zwar unbeweglich und die Halsmuskeln verspannt an, aber die Wirbel sind frei beweglich. Oftmals sind die Schmerzen mit überschüssigen Emotionen wie Traurigkeit oder mangelnder Lebensfreude beladen. Viele Betroffene berichten davon, dass sie zusätzlich Schlafprobleme haben. Lasse dir bei der Übung viel Zeit für dich und übe sie in Ruhe. Sich mit dem Herzen und mit der Lunge zu verbinden, ist eine sehr persönliche Angelegenheit und kann tiefe Emotionen lösen, die sich mit Tränen auflösen.

Lege dich auf den Rücken und platziere die rechte Hand auf dem unteren Teil der Halswirbelsäule, dort, wo sich die Herz-Lungen-Aufhängung befindet. Lege die linke Hand an der Brust unterm Herzen auf. Schiebe beide Hände minimal aufeinander zu. Dabei wirst du deinen Herzschlag in der linken Hand spüren. Falls du dich dabei zu sehr in den Armen verkrampfst, stelle dir – ohne sie zu bewegen – vor, wie du beide Hände etwas zueinanderbewegst, und lasse die Ellenbogen locker.

Dauer: Bleibe 1 bis 3 Minuten in dieser Haltung.

Mein Tipp Die Übung ist nach einem emotionsgeladenen oder nach einem stressigen Tag auch gut als kleine Entspannungspause geeignet, beispielsweise im Bett vor dem Schlafengehen.

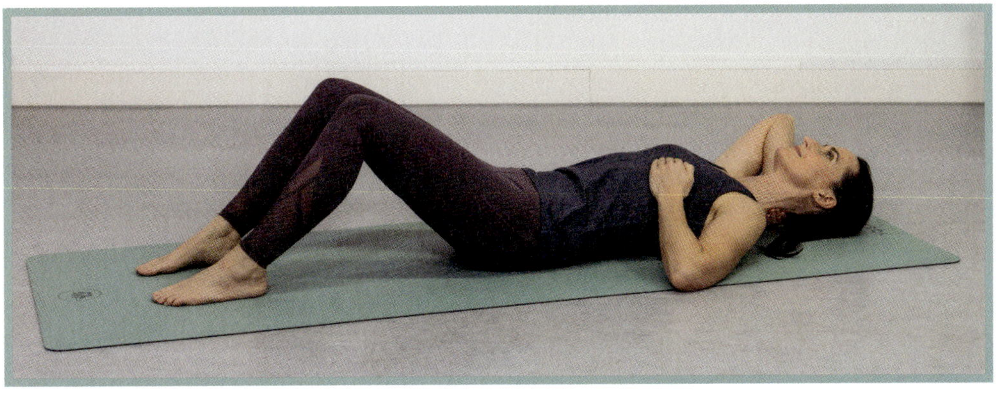

DUMPFE SCHMERZEN AM KREUZ- UND STEISSBEIN

Benötigtes Equipment: Stuhl

Tief sitzende Schmerzen am Kreuz- und Steißbein werden öfter durch Verdauungsstörungen im Enddarm verursacht oder durch Lageveränderungen der Gebärmutter, Prostata und/oder Blase. Die Unterbauchorgane sind alle über Muskeln, Bänder und Faszien mit dem Kreuz- und Steißbein eng verbunden. Weist eins der Organe eine Dysfunktion auf, dann reflektiert es das Problem als Schmerz auf die knöchernen Strukturen der unteren Rückenabschnitte.

1. Setze dich auf einen Stuhl und lasse die Finger beider Hände über dem Schambein ins Gewebe eintauchen. Achte darauf, dass sich die Finger nicht in die Haut krallen, sondern sanft bleiben!
2. Beuge den Oberkörper etwas nach vorn, damit die Finger tiefer in das Gewebe einsinken und es besser greifen können.
3. Richte dich dann langsam mit dem Oberkörper auf, lasse den Atem sanft in den Bauch fließen, halte dabei aber die Finger im Griff.

Dauer: Bleibe etwa 1 Minute in der Position.

Mein Tipp Wenn deine Rückenschmerzen nach dem Toilettengang besser werden, weißt du, dass der Enddarm bei der Schmerzentwicklung eine wesentliche Rolle spielt.

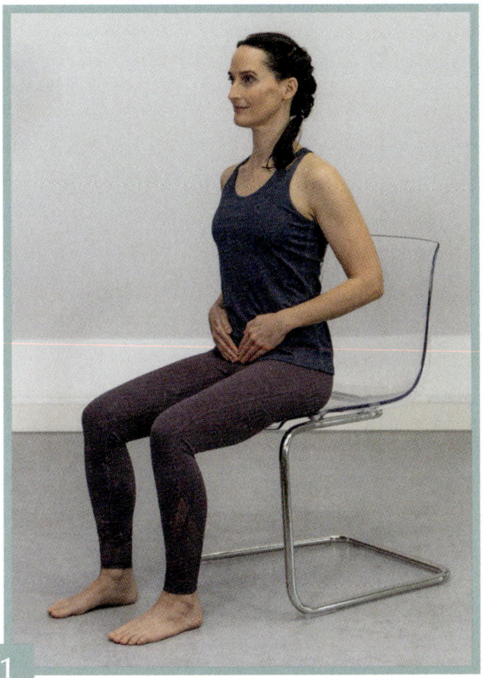

1

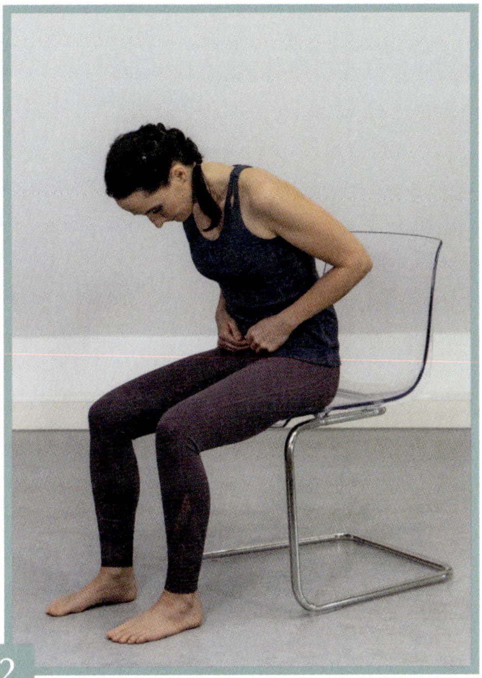

2

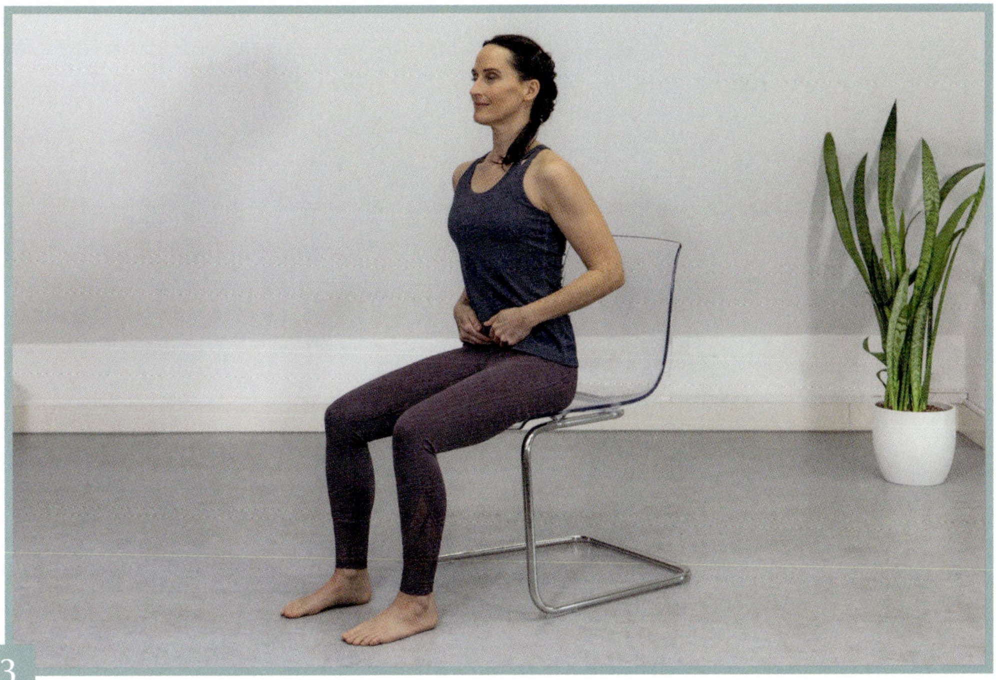

3

SCHMERZEN IM UNTEREN BRUSTKORB

Benötigtes Equipment: Stuhl

Viszerale Schmerzen, die von der Leber und vom Querdarm ausgehen, äußern sich im Rippenbogenbereich und in der unteren bis mittleren Brustwirbelsäule. Meistens lässt sich die Dysfunktion der Organe schon auf einen Blick erkennen: Die Rippenbögen stehen in Einatemposition, zeigen also deutlich nach außen und sind aufgespannt. Dadurch wird das Zwerchfell stärker beansprucht und die Atmung gerät ins Stocken. Zusätzlich zu Verspannungen und wiederkehrenden Blockaden an der Brustwirbelsäule zeigen sich Symptome wie Herzrasen, Druck im Brustkorb, Sodbrennen, Völlegefühl und ein flacher Atem. Falls du also das Gefühl hast, deine Beschwerden kämen eher aus dem Bereich der Querdarmkrümmungen im Oberbauch als von den knöchernen Brustwirbelstrukturen, dann probiere die Übung für dich aus. Die Abbildungen zeigen dir die Mobilisation der linken Querdarmkrümmung.

1. Setze dich auf einen Stuhl, beuge den Oberkörper etwas vor und lasse die linke Hand unter dem gleichseitigen Rippenbogen ins Gewebe eintauchen. Platziere die andere Hand dicht darunter, die Fingerspitzen graben sich in das Gewebe ein und zeigen nach außen.
2. Richte dich dann langsam auf, sodass du spürst, wie sich der Darm unter den Händen dehnt. Die Dehnung ist eher leicht und sollte nicht wehtun.
3. Bewege dich aus der aufgerichteten Haltung mit dem Rumpf zu beiden Seiten, mal nach links, mal mehr nach rechts. So kannst du einen Extra-Stretch-Impuls auf den Darm geben.

Mein Tipp Für die rechte Seite legst du die rechte Hand um den rechten Rippenbogen und positionierst die linke Hand darunter im Darmverlauf.

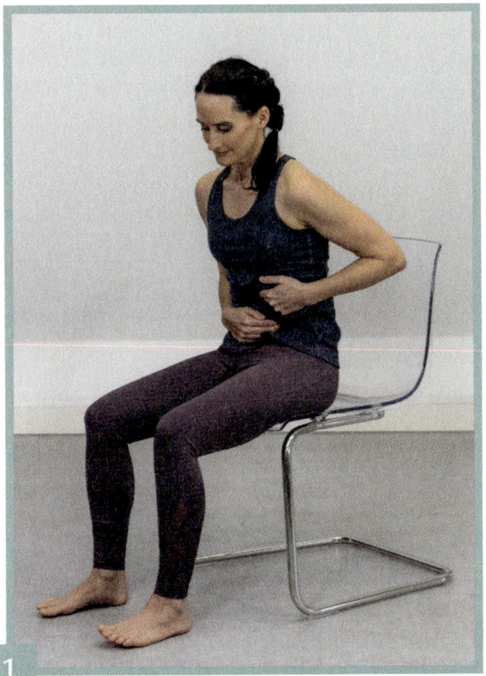

1

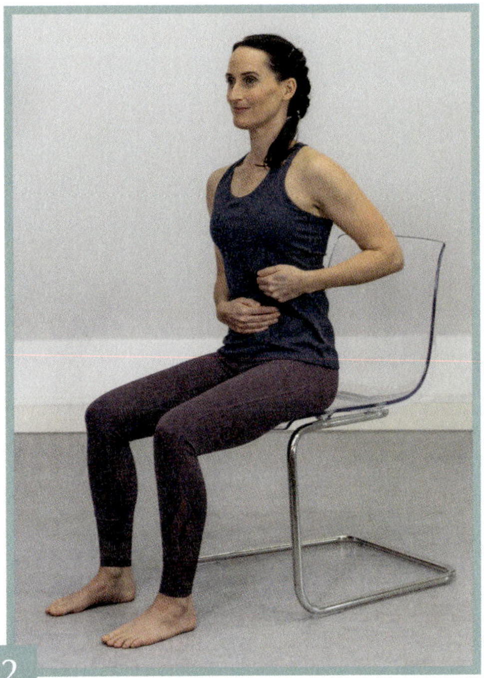

2

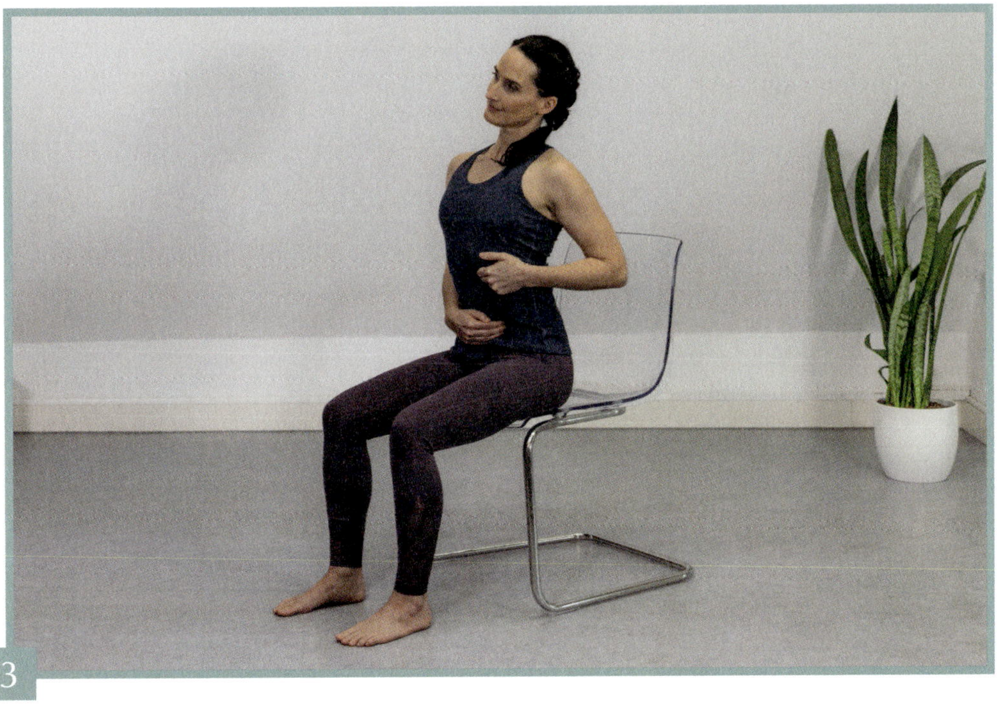

3

HALSORGANE: SCHILDDRÜSE UND KEHLKOPF

Benötigtes Equipment: Stuhl

Als Schmerzauslöser im Bereich der unteren und mittleren Halswirbelsäule kommen die Schilddrüse und der Kehlkopf infrage. Der Kopf lässt sich unter Schmerzen noch zu beiden Seiten drehen und nach oben und unten bewegen. Der ganze Nackenbereich fühlt sich jedoch verspannt an und wird durch ein ständiges Räusper- und Hustengefühl begleitet. Außerdem kann es zu innerer Unruhe kommen, denn die Schilddrüse ist eng mit dem Hormonsystem verknüpft und der Kehlkopf liegt in direkter Nachbarschaft mit dem Vagusnerv.

1. Setze dich auf einen Stuhl und richte dich auf. Umgreife mit der rechten Hand sanft den Kehlkopf, sodass der Kehlkopf zwischen Daumen und den restlichen Fingern eingebettet ist.
2. Drehe dann den Kopf langsam nach links, so weit, wie es dir angenehm ist. Die Finger der rechten Hand ziehen den Kehlkopf einfühlsam etwas nach rechts. Lenke den Atem in den vorderen Hals.
3. Wechsle dann die Seiten: Greife den Kehlkopf mit der linken Hand.
4. Drehe den Kopf nach rechts.

Dauer: Bleibe auf jeder Seite 5 bis 10 Atemzüge.

Mein Tipp Beide Organe sind empfindlich, was Druck angeht. Sei beim Üben deswegen besonders achtsam und lasse dir Zeit. Achte darauf, deine Finger nicht zu verkrampfen, wenn du um den Kehlkopf greifst.

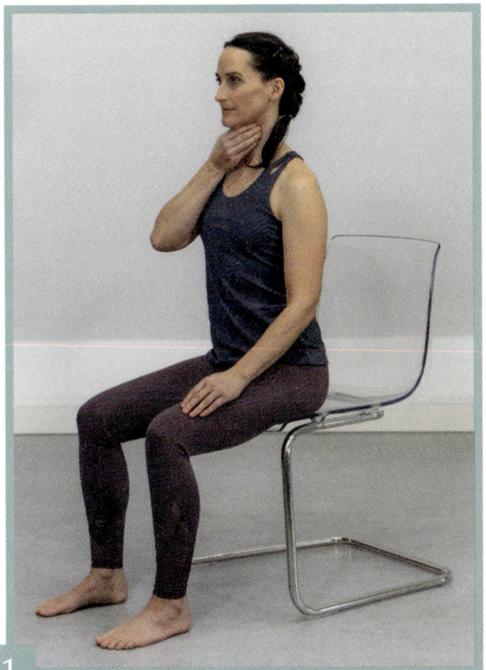

1

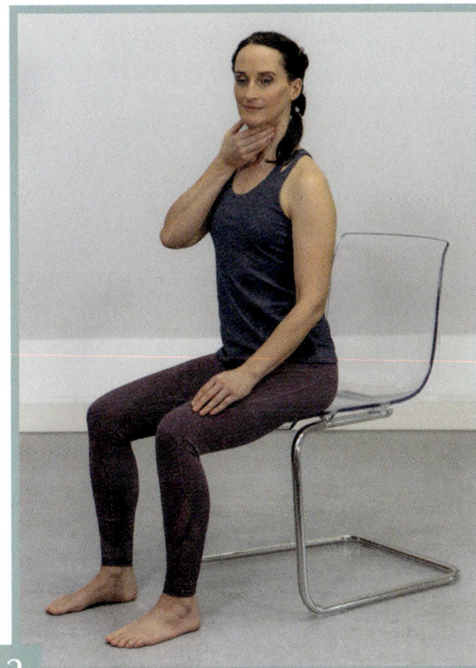

2

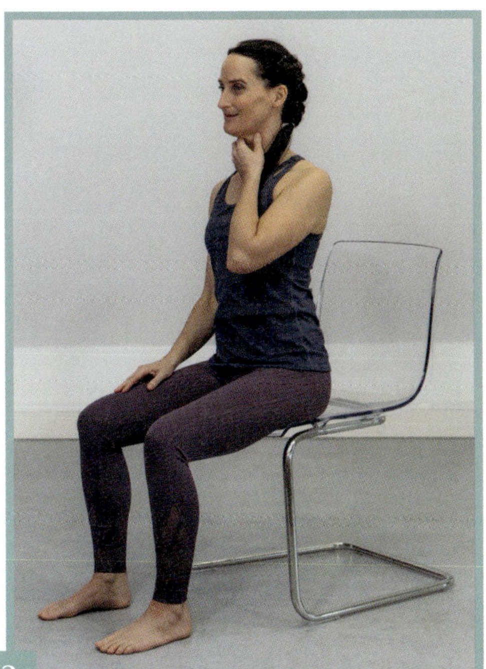

3

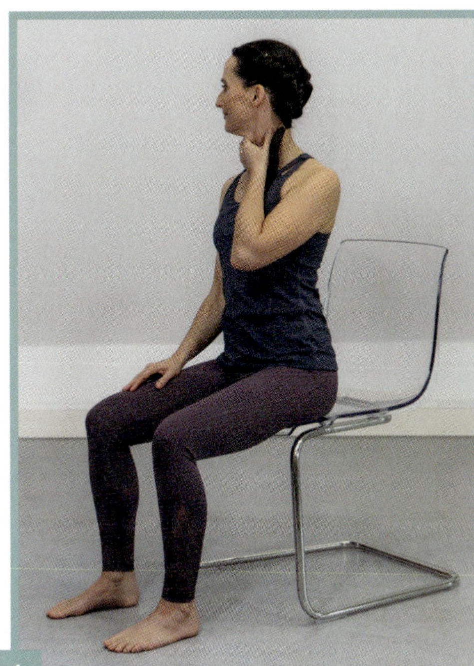

4

Energetische Blockaden im Rücken lösen

Energetische Blockaden im Rücken zu lösen, ist ein Konzept aus alternativen Heilmethoden wie der traditionellen chinesischen Medizin (TCM). Es bedeutet, dass der Energiefluss in bestimmten Bereichen des Rückens gestört ist, was sich als Verspannung, Schmerzen oder als Bewegungseinschränkung äußern kann. Diese Blockaden sind für den Betroffenen und für den Behandler oft nicht ersichtlich und offenbaren sich erst in Gesprächen oder bei der Abfrage von Symptomen. Sowohl Osteopathen als auch Ausgebildete in TCM können energetische Blockaden aufspüren und durch manuelle Griffe oder mittels Akupunkturnadeln auflösen. Bei unverarbeiteten Traumata oder bei unterdrückten Emotionen ist es wichtig, sich zusätzlich an einen Traumatherapeuten zu wenden und Methoden wie Meditation, Verhaltenstherapie oder Atemtechniken zu erlernen.

MEISTERPUNKT BEI RÜCKENSCHMERZEN

Benötigtes Equipment: Faszienball

Laut der traditionellen chinesischen Medizin wird der gesamte Körper von Energiebahnen durchzogen (Meridiane). Auf diesen Energiebahnen liegen zahlreiche Punkte, sogenannte Akupressur- und Akupunkturpunkte, über die die Energie innerhalb der Meridiane reguliert werden kann. Rechts und links neben der Wirbelsäule verläuft der Blasenmeridian. Ist der Energiefluss durch Wirbel- oder Rippenblockaden gestört oder sorgen bestimmte Emotionen wie Ängste oder Sorgen für einen Energiestau oder für ein Ungleichgewicht, dann kann der Energiefluss im Blasenmeridian über den Meisterpunkt Blase 40 in der Kniekehle wieder reguliert werden.

1 Lege dich auf den Rücken. Winkle das linke Bein an und ziehe das Knie Richtung Bauch. Klemme einen festen Ball in die Kniekehle. Halte das Bein fest, ohne die Schultern anzuspannen, und lasse den Druck in der Kniekehle wirken, bis er milder wird.

2 Lasse das Bein aus der Hüfte heraus kreisen. Entscheide selbst, was dir guttut: größere Kreise, die das ganze Becken mobilisieren, oder kleine Kreise, die eher in der Hüftregion bleiben.

3 Wechsle auch die Richtung und kreise andersherum.

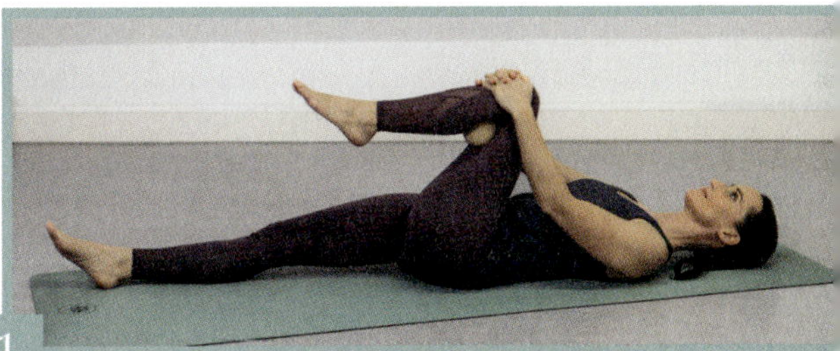
1

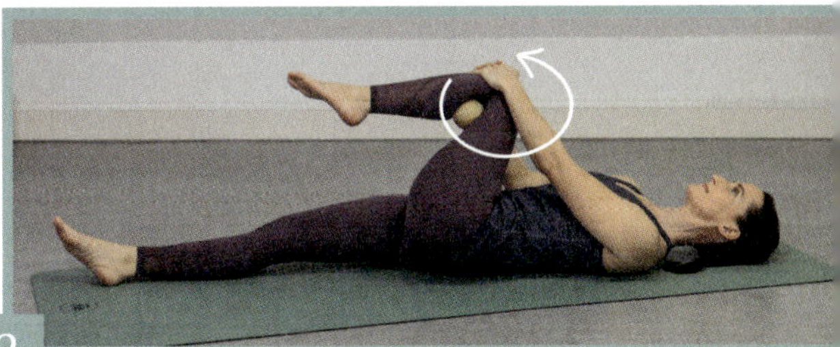
2

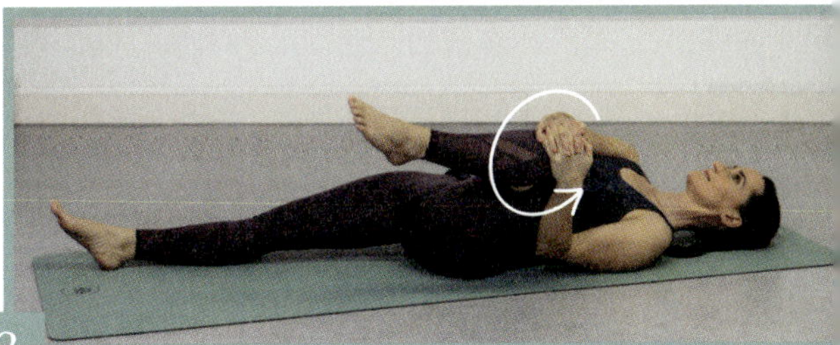
3

BEI ENERGIESTAU IM BLASENMERIDIAN

Die Übung verhilft dabei, gestaute Energie im unteren Rücken und im Beckenraum wieder ins Fließen zu bringen und den ganzen Rücken mit genügend Vitalkraft zu versorgen. Die freigesetzte Energie kannst du sogar spüren: Der ganze Becken- und Rückenbereich werden wärmer. Das Beklopfen des Blasenmeridians löst emotionale Anspannung, die durch Ängste und Besorgnis hervorgerufen wird. Die feinen Vibrationen beim Beckenklopfen bringen auch die Bauchorgane wieder in Schwung und können sogar leichte Verklebungen zwischen den organischen Verbindungen und innerhalb der großen Rückenfaszie auflösen.

1. Komme in den Vierfüßlerstand, die Fußrücken auf dem Boden, und lasse das Gesäß zu den Fersen sinken. Lege die Stirn auf dem Boden ab und die Arme neben dem Körper.
2. Hebe die Arme an, balle die Hände zu Fäusten und beginne, den ganzen Beckenraum und die Muskulatur neben der Wirbelsäule abzuklopfen – den Rücken entlang so weit Richtung Kopf, wie du kommst.
3. Klopfe in Bahnen: immer hoch und runter und dann abschließend ausgiebig auf dem Kreuzbein.

Dauer: Nimm dir für die Übung insgesamt 1 bis 2 Minuten Zeit.

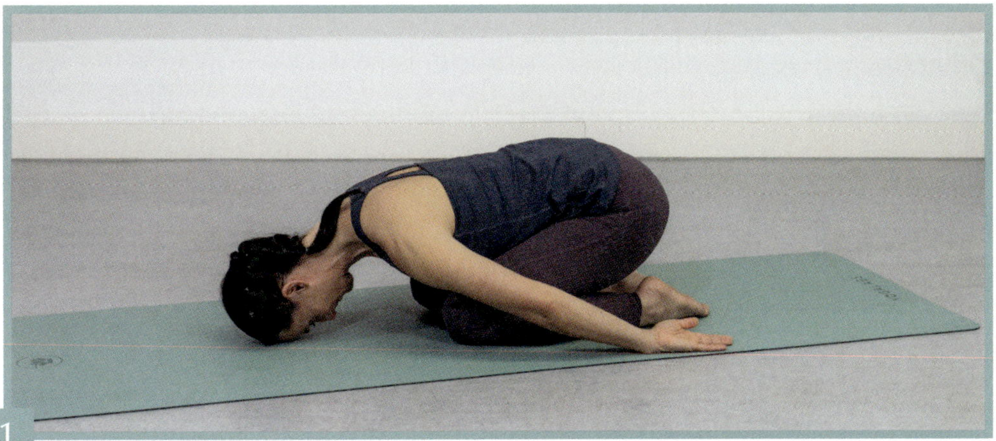

1

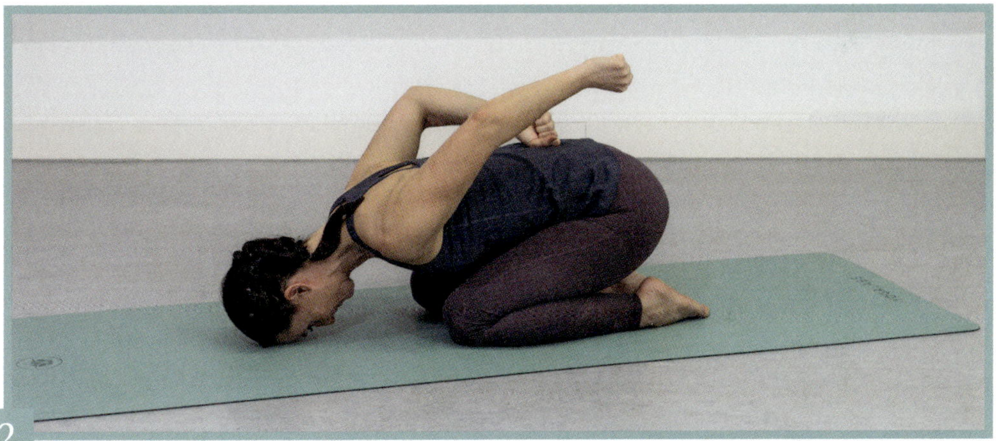

2

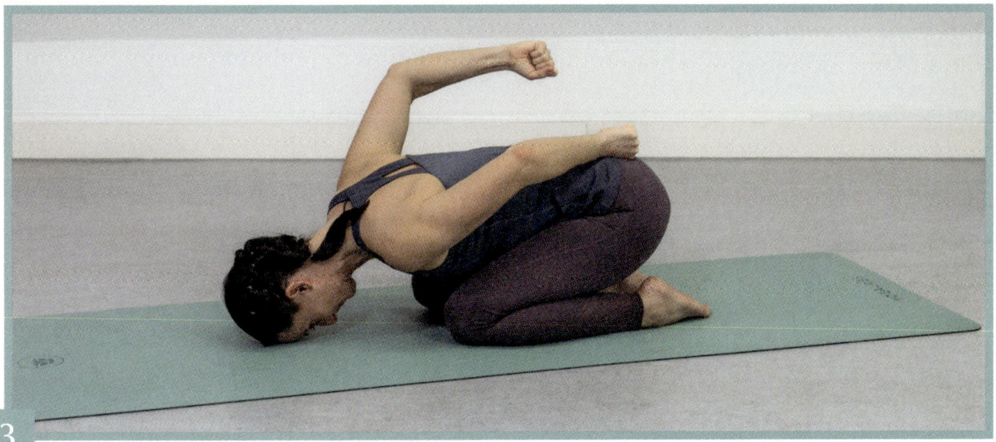

3

ENERGIEZENTREN DES RÜCKENS AKTIVIEREN

Laut der traditionellen chinesischen Medizin gibt es im Lendenbereich ein großes Energiesammelbecken, den sogenannten Mingmen. In diesem Bereich entspringt die Energie für neues Leben (interessant bei Kinderwunsch) und die Kraft, das Leben zu meistern. Mingmen ist zugleich auch ein Knotenpunkt für das Muskelsystem im Körper. Wird er durch das Beklopfen aktiviert, lösen sich Muskelverspannungen schneller wieder auf. In meiner Praxis behandle ich das Energiesammelzentrum Mingmen bei fast allen Rückenproblemen mit, insbesondere dann, wenn zusätzliche Symptome wie Müdigkeit oder Erschöpfung zur Sprache kommen oder ich weiß, dass mein Patient mit Dauerstress leben muss.

1. Stelle dich mit hüftbreit platzierten Füßen hin, lasse die Arme seitlich am Körper locker hängen.
2. Rotiere den Oberkörper so, dass die Arme ins Schwingen kommen. Schwinge zunächst in die eine Richtung und drehe dich so weit, wie es dein Körper dir erlaubt.
3. Schwinge dann in die andere Richtung. Die Bewegung sollte möglichst locker passieren, ohne Anspannung.
4. Beklopfe mit jedem Schwung hinten am Rücken die Lenden. Dadurch aktivierst du den Mingmen, ein wichtiger Knotenpunkt zur Energetisierung der Muskulatur.

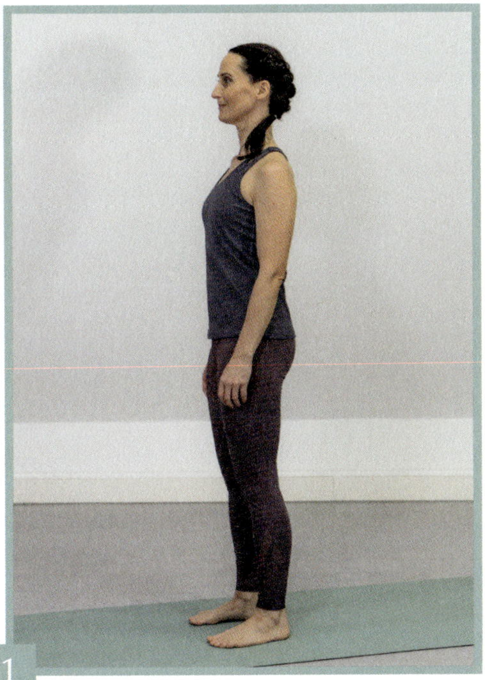

1

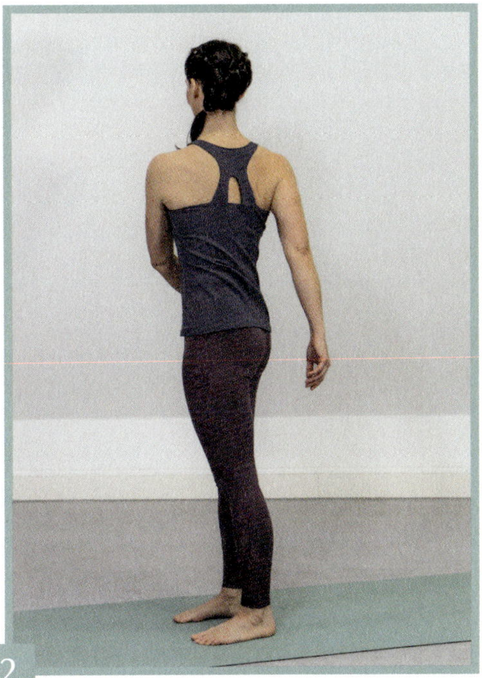

2

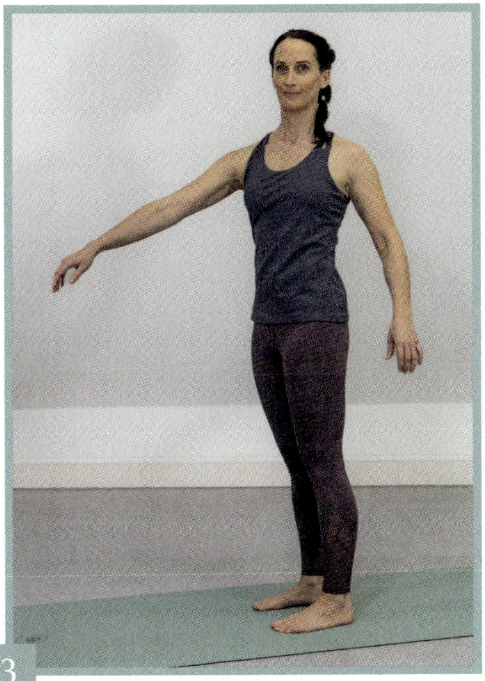

3

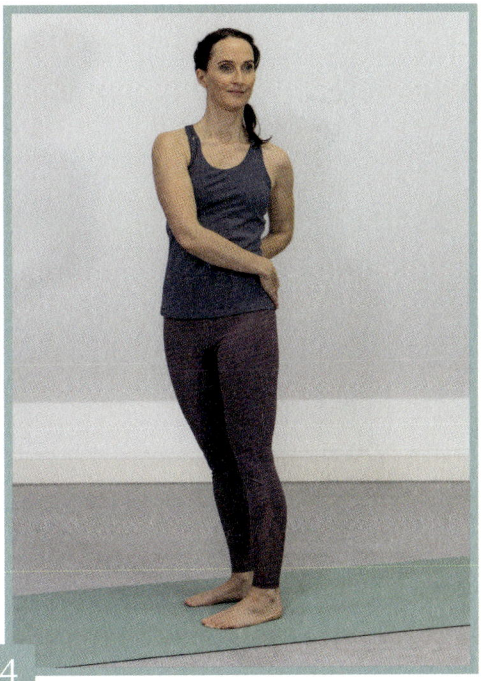

4

KAPITEL 3

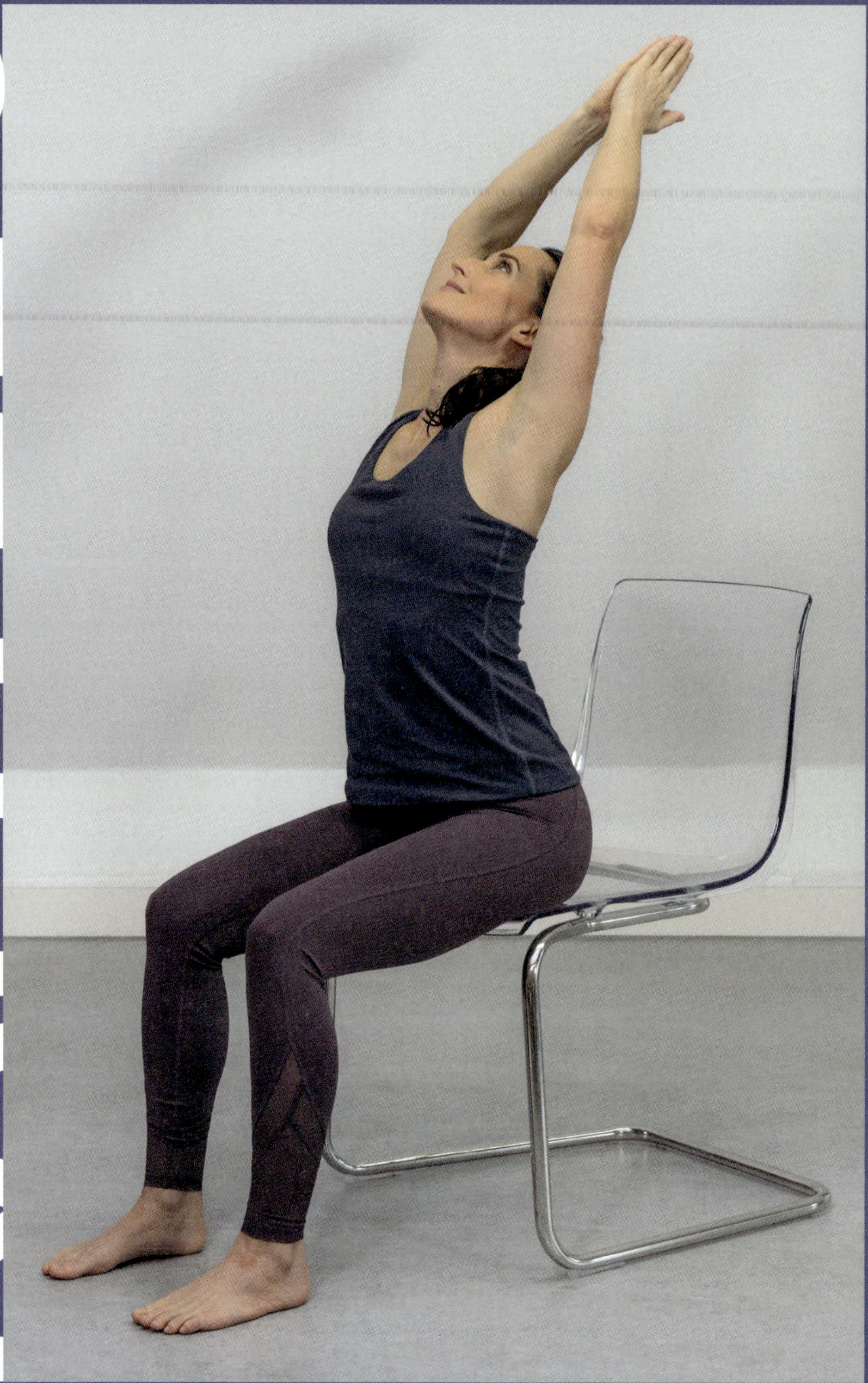

GESUNDE LEBENSWEISE FÜR DEN RÜCKEN

Hast du auch manchmal das Gefühl, dass dein Rücken gegen dich arbeitet? Nach einem langen Tag am Schreibtisch oder unterwegs im Alltagsleben melden sich Verspannungen, die du am liebsten einfach ignorieren willst, doch dein Körper lässt es nicht zu und zeigt dir deutlich, dass du deine Rückensymptome nicht länger ignorieren darfst. Die gute Nachricht: Mit den Übungen aus dem zweiten Kapitel hast du jederzeit Möglichkeiten, deine Rückenbeschwerden gezielt zu lindern. In diesem Kapitel gebe ich dir ergänzende Tipps, wie du deinen Alltag rückenfreundlicher gestalten kannst, etwa mit einem ergonomischen Schreibtischplatz oder mit einem Präventivprogramm, mit dem du Rückenschmerzen in Zukunft vermeiden kannst.

Rückenwohl im Alltag

Gerade bei Problemen mit der Wirbelsäule ist ein rückenfreundlicher Alltag wichtig, um Schmerzen vorzubeugen und die Gesundheit der Wirbelsäule langfristig zu erhalten. Beim Heben schwerer Gegenstände ist es beispielsweise besser, in die Knie zu gehen und die Kraft aus den Beinen zu nutzen, statt den Rücken zu belasten. Wenn du die Last nah am Körper trägst, verringert sich der Hebelarm und die Belastung auf die Wirbelsäule wird reduziert. Statt eine Tasche auf einer Seite zu tragen, verteile das Gewicht auf beide Seiten oder transportiere Einkäufe und Co. in einem Rucksack. Damit beugst du Fehlhaltungen vor und verhinderst einen Beckenschiefstand und Muskelverspannungen. Wenn du beruflich oder in deiner Freizeit viel sitzt, wechsle die Sitzposition öfter und stehe ab und zu auf, um dich zu strecken und dich zu bewegen. Dadurch werden die Bandscheiben wieder genährt und leistungsfähig und Belastungen können besser abgewendet werden, bevor der Rücken Schaden nimmt.

Die tägliche Extradosis Bewegung

Falls du aus verschiedenen Gründen nur wenig Zeit für Sport hast oder falls du dich zu erschöpft fühlst, nach einem anstrengenden Tag noch deinen Rücken mit Übungen und Fitness zu trainieren, dann versuche wenigstens, deinen Alltag mit mehr Bewegung zu verknüpfen: Gehe öfter die Treppen, mache ein paar Kniebeugen, während du am Kaffeeautomaten wartest, bewege die Füße beim Zähneputzen oder fahre mit dem Rad zum Einkaufen. Die Summe und die Vielfalt deiner Bewegungen stärkt deinen Rücken dann ganz nebenbei und sorgt dafür, dass sich Fehlhaltungen schnell wieder ausgleichen. Das sollte aber keine dauerhafte Lösung sein: Damit dein Rücken lebenslang gesund bleibt, muss er gezielt trainiert, entlastet und stabilisiert werden.

Vom Vielsitzerbüro zum rückenfreundlichen Arbeitsplatz

Stundenlanges Sitzen belastet die Wirbelsäule erheblich und kann langfristig zu gesundheitlichen Problemen führen. Stell dir vor: Beim Sitzen mit gebeugtem Rücken, so wie die meisten von uns am Schreibtisch sitzen, wirkt fast das Doppelte an Gewicht auf die Lenden-Bandscheiben als beim Stehen! Bei nach vorn geneigter Kopfhaltung erhöht sich die Belastung auf die Halswirbelsäule sogar noch mehr: Ist der

Kopf um etwa 60 Grad geneigt, beispielsweise beim Blick aufs Handy, dann lasten statt circa sechs Kilogramm Kopfgewicht etwa 27 Kilogramm auf den Halswirbeln. Das ist fast ein fünfmal höherer Druck als im Normalzustand! Damit das Gewicht gehalten werden kann, müssen sich die Halsmuskeln enorm anstrengen. Wird die Fehlhaltung zum Dauerproblem, wie bei Vielsitzern, ist das Risiko hoch, unter dauerhaften Verspannungen zu leiden oder einen Bandscheibenvorfall zu bekommen.

Doch was kann im schlimmsten Fall passieren? Die ungleichmäßige Belastung führt zur schnelleren Wirbeldegeneration, die tiefen Rückenmuskeln werden schwächer und die Nerven können sich entzünden. Brenzlig wird es, wenn dadurch Arterien zusammengedrückt werden und das Gehirn weniger mit Sauerstoff versorgt wird. Kopfschmerzen, Sehstörungen, Tinnitus und einschlafende Arme kommen dann zu den Rückenproblemen als weitere unangenehme Nebensymptome hinzu.

DIE ORGANE LEIDEN MIT

Langes Sitzen birgt zusätzliche Risiken für den gesamten Organismus.

- Durch den Bewegungsmangel verlangsamt sich die Durchblutung. Das Blut zirkuliert schlechter durch den Körper und das Risiko für Herz-Kreislauf-Erkrankungen und erhöhte Cholesterinwerte steigt.
- Auch die Lymphe fließt langsamer. Dadurch steigt das Risiko für Nierensteine und Harnwegserkrankungen, weil Bakterien nicht mehr so gut ausgeschwemmt werden.
- Durch das Sitzen lastet viel Druck auf dem Magen-Darm-Trakt. Das vermindert die Darmperistaltik und führt zu Verstopfungen. Und ein über lange Zeit verstopfter Enddarm kann zu einem Bandscheibenvorfall führen.
- Die Bauchmuskeln werden geschwächt, das Risiko für Sodbrennen und Organsenkungen steigt.
- Die gebeugte Fehlhaltung schränkt die Herz- und Lungenaktivität ein. Die Sauerstoffkapazität verringert sich, was Müdigkeit und Konzentrationsschwäche nach sich zieht.
- Bewegungsmangel führt zu Übergewicht und zu Fetteinlagerungen. Das Risiko, an einer Fettleber oder an Diabetes Typ 2 zu erkranken, ist bei Vielsitzern nachweislich erhöht.

UNBEWUSSTE MUSTER AUFDECKEN

Gehe deinen Tag einmal gedanklich durch. In welchen Situationen hast du deinen Rücken unbewusst mehr belastet, als du wolltest? Hast du dich zu wenig bewegt? Hast du unpassendes Schuhwerk angehabt, beispielsweise Flipflops bei einer Wanderung? Hast du ungesunde Schlafgewohnheiten, eine zu weiche, durchgelegene Matratze oder eine »verdrehte« Schlafhaltung, die zu Rückenproblemen geführt haben? Wie hoch ist die Summe deiner rückenschädigenden Alltagsmuster? Kreuze einmal all die Punkte an, die bei dir heute eine Rolle gespielt haben.

- ☐ »Ich habe heute mehrere Stunden am Stück gesessen.«
- ☐ »Dabei habe ich öfter die Beine überkreuzt.«
- ☐ »Ich hatte Stress.«
- ☐ »Ich hab mich kaum bewegt.«
- ☐ »Ich hab mich dabei ertappt, wie ich eine schlechte Körperhaltung eingenommen habe.«
- ☐ »Meine Schuhe waren unbequem.«
- ☐ »Ich habe Übergewicht.«
- ☐ »Bestimmt habe ich mehrfach falsch gehoben und dabei meine Beine nicht eingesetzt.«
- ☐ »Ich hab schlecht geschlafen.«
- ☐ »Ich rauche.«
- ☐ »Mein Arbeitsplatz ist unergonomisch ausgestattet (oder könnte besser sein).«
- ☐ »Ich hab mich im Beruf oder Sport körperlich/geistig überlastet.«
- ☐ »Ich habe zu wenig getrunken.«
- ☐ »Schmerzen? Klar, aber das Zwicken hab ich ignoriert.«

Entlastung durch ergonomische Möbel und Sitzpausen

Ein rückenfreundliches Büro setzt auf ergonomische Möbel, eine optimale Anordnung von Bildschirm und Eingabegeräten sowie regelmäßige Bewegung. Am besten ist ein höhenverstellbarer Tisch, an dem man vom Sitzen ins Stehen wechseln kann. Achte bei deinem Bürostuhl darauf, dass die Lehnen für deine Körpergröße angepasst werden können, und auf eine gute Stützung für den unteren Rücken – ein Lordosekissen kann eine große Erleichterung darstellen. Die Sitzfläche sollte leicht nach vorn geneigt sein, um die Rückenaufrichtung zu fördern. Hab immer Bodenkontakt mit den Füßen und achte auch auf die Kniestellung: Ein Beugewinkel von etwa 100 Grad ist optimal. Dann ist noch die Monitorposition wichtig: Stelle die Oberkante des Bildschirms auf Augenhöhe ein, damit der Kopf nicht nach unten geneigt wird. Halte einen Abstand von 50 bis 70 Zentimetern zwischen Augen und PC ein. Dazu muss der Bildschirm eventuell nach hinten geneigt sein, um circa 10 bis 20 Grad. Sind deine Tastatur und Maus richtig platziert? Die Tasten sollten 10 bis 15 Zentimeter von der Tischkante weg stehen und die Maus direkt daneben. Zur Aktivierung von Rücken und Organsystem braucht es Sitzpausen. Mache dir zur Regel, alle 45 Minuten einmal kurz aufzustehen und dich zu bewegen. Du könntest zum Beispiel Besprechungen mit Kollegen mit einem kurzen Spaziergang kombinieren, die Zimmerpflanzen gießen oder auch im Stehen telefonieren.

Regeneration und Heilung im Schlaf

Während des Schlafs regeneriert sich der Rücken und heilt sich gewissermaßen selbst. Durch die Entlastung der Wirbelsäule, die Flüssigkeitsaufnahme der Bandscheiben, Muskelentspannung und Schmerzreduktion kann sich der Rücken über Nacht vom Alltag erholen. Der Körper nutzt die Ruhephase, um geschädigte Strukturen zu reparieren, Muskelverspannungen zu lösen und die Bandscheiben mit Nährstoffen zu versorgen.

In Seit- und Rückenlage entlastet sich die Wirbelsäule am besten und die Bandscheiben werden so mit Nährstoffen und Flüssigkeiten aufgefüllt, dass du am Morgen nach dem Aufstehen gut zwei Zentimeter größer bist als am Abend. Wachstumshormone werden überwiegend während der Nacht ausgeschüttet. Sie sind in der Lage, Mikroverletzungen an beanspruchter Muskulatur zu heilen. In den

EXTRATIPP FÜR KINDER

Heutzutage verbringen Kinder und Jugendliche in der Schule und in der Freizeit viel Zeit am PC, am Smartphone oder an der Konsole. Hier ein paar Vorschläge, wie du als Elternteil Bewegung clever in den Alltag integrieren kannst. So bleibt der Kinderrücken gesund, ohne dass es Stress gibt.

- Stelle die 60/20/10-Regel auf: 60 Minuten spielen, 20 Minuten Bewegung, 10 Minuten Pause.
- Initiiere eine Zocker-Challenge: für jede verlorene Runde 20 Kniebeugen!
- Sorge für einen Gamer-freundlichen Sport, beispielsweise Hindernispfade im Garten, Trampolinhüpfen, Bewegungsspiele am PC (Notlösung), gemeinsame Spaziergänge mit Pokemon Go und so weiter.
- Vereinbare, dass 30 Minuten vor dem Schlafengehen keine Geräte mehr benutzt werden dürfen, und programmiere elektronische Geräte mit Bildschirmen so, dass sich abends automatisch ein Blaulichtfilter einschaltet.

Tiefschlafphasen erholt sich das ganze Körpersystem dank des vegetativen Nervensystems vom Stress: Die Produktion von Cortisol, ein Stresshormon, wird runtergefahren, stattdessen werden Endorphine, die gewissermaßen wie körpereigene Schmerzmittel wirken, ausgeschüttet, die gerade bei chronischen Schmerzen eine zentrale Rolle spielen.

Schlafen mit Rückenproblemen

Falls du schon mit Problemen kämpfst, ist die Rückenlage die beste Position für einen angegriffenen Rücken. Durch ein kleines Kissen unter den Knien wird die Wirbelsäule noch mehr entlastet. Ist deine Matratze etwa durchgelegen? Dann ersetze sie unbedingt mit einer mittelharten oder harten Matratze und vereinbare vor dem Kauf ein Probeschlafen. Es gibt auch Matratzentopper, falls du nicht gleich in eine neue Matratze investieren möchtest.

Falls du nicht auf dem Rücken liegen beziehungsweise schlafen kannst, ist die Seitenlage (Embryonalhaltung) eine gute Alternative. Lege dir ein Kissen zwischen die

Knie und verwende ein Kopfkissen, bei dem dein Hals nicht abknickt. Mache ein paar sanfte Dehnübungen vor dem Schlafen, beispielsweise die Beine in der Rückenlage an den Bauch ziehen, mit den Armen festhalten und dich dann hin und her wiegen. Oder lege dir eine Wärmflasche an schmerzende Stellen am Rücken, um beanspruchte Muskeln zu durchbluten und zu lockern.

Bewegung in den Alltag bringen

Verknüpfe deinen Alltag mit allen möglichen Gelegenheiten, um in Bewegung zu kommen! Selbst wenn du Schmerzen hast, ist es keine Lösung, Bewegungen über einen längeren Zeitraum zu vermeiden. Muskeln, Bandscheiben und Knochen müssen aktiv sein, damit Heilungsprozesse stattfinden können. Solltest du so starke Schmerzen verspüren, dass du den Rücken nicht bewegen magst oder Bedenken hast, durch Bewegung die Schmerzen noch zu verschlimmern, dann mobilisiere benachbarte Gelenke, etwa die Füße oder die Arme, und nimm parallel dazu die Hilfe von Physiotherapeuten in Anspruch.

In diesem Kapitel stelle ich dir zwei Übungsprogramme für den Rücken zur Verfügung. Beide kannst du über QR-Codes mit mir zusammen praktizieren. Der Katze-Kuh-Flow (ab Seite 158) dehnt alle Rückenstrukturen und macht die Wirbelsäule flexibel. Das tut besonders nach einem langen Arbeitstag gut. Das Rücken-Präventionsprogramm (ab Seite 161) verknüpft kräftigende Übungen mit Dehnungen. Das Programm soll einen Bewegungsausgleich zu Fehlhaltungen bieten, beanspruchte Muskeln dehnen und zu schwache Muskeln kräftigen. Dadurch lassen sich leichte Disbalancen im Muskel-Skelett-System ausgleichen und dein Rücken bleibt gesund. Beide Programme lassen sich bestens mit anderen Sportarten kombinieren. Zu den rückenfreundlichen Sportarten zählen beispielsweise Stretching, Yoga, Pilates, Aquafitness, Schwimmen, Tanzen und Radfahren.

KATZE-KUH FÜR DEHNUNG UND FLEXIBILITÄT

Im Yoga gibt es die Asanas (Körperhaltungen) Katze und Kuh, mit denen alle Rückenstrukturen bestens mobilisiert und gedehnt werden. In dem Flow ergänzen wir die beiden Haltungen mit weiteren Übungen und wandeln sie etwas ab. Mit diesen Varianten wird der gesamte Rücken in all seinen Bewegungsmöglichkeiten aktiviert und gestärkt. Der Katze-Kuh-Flow eignet sich als Starter in den Tag und kann dann etwas flotter geübt werden, zum Beispiel im Atemrhythmus, sodass du mit jedem Atemzug die Position wechselst.

Aber auch am Abend ist das Praktizieren des Katze-Kuh-Flows eine gute Idee: Dann wirkt er wohltuend als Entspannungselement und hilft, überlastete Rückenstrukturen vor dem Schlafengehen zu regulieren. Übe den Flow vor allem abends langsam. Halte die Positionen länger als angegeben und lasse deinem Rücken Zeit, sich zu dehnen.

Die folgende Übungsübersicht hilft dir, dich durch diesen Flow zu bewegen. Über den QR-Code kannst du ihn sogar zusammen mit mir praktizieren. Nimm dir dafür etwa 10 bis 15 Minuten Zeit.

m-vg.de/link/Katze-Kuh

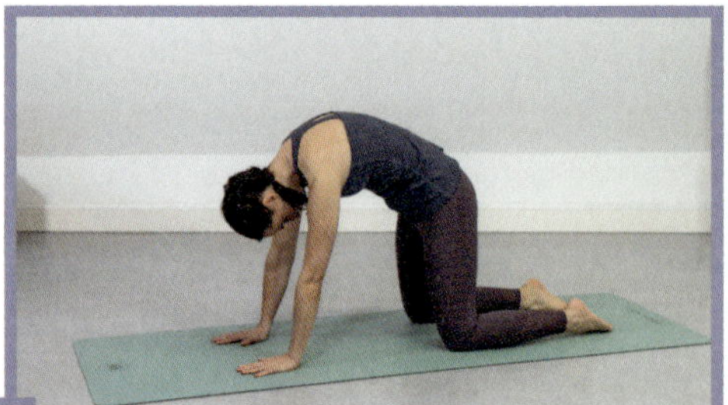

1

Forme mit dem Rücken einen großen Katzenbuckel, rolle den Kopf mit ein.

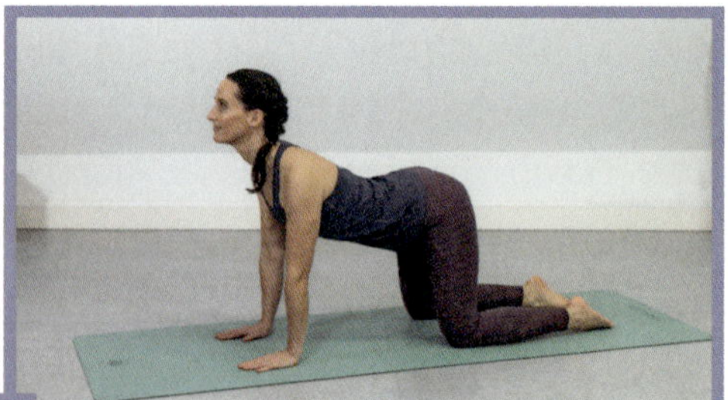

2

Strecke den ganzen Rücken, drücke mit den Händen in den Boden und schau nach vorn.

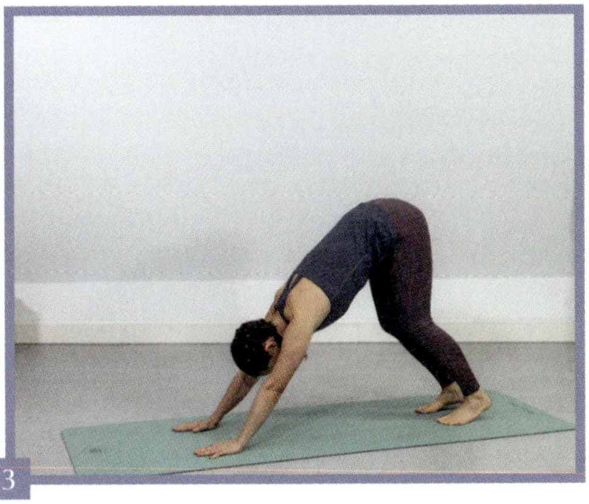

3

Komme in den Herabschauenden Hund. Rücken und Arme sind lang gestreckt, der Kopf entspannt sich. Die Knie gern leicht beugen.

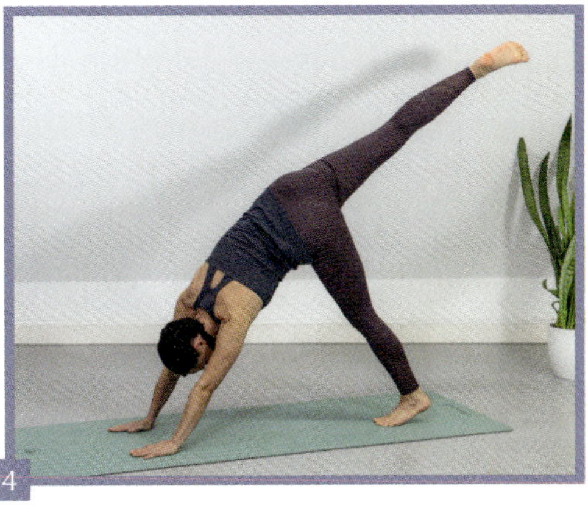

4

Strecke das rechte Bein gerade zum Himmel aus, das Becken dreht sich mit auf. Die Arme bleiben dabei parallel.

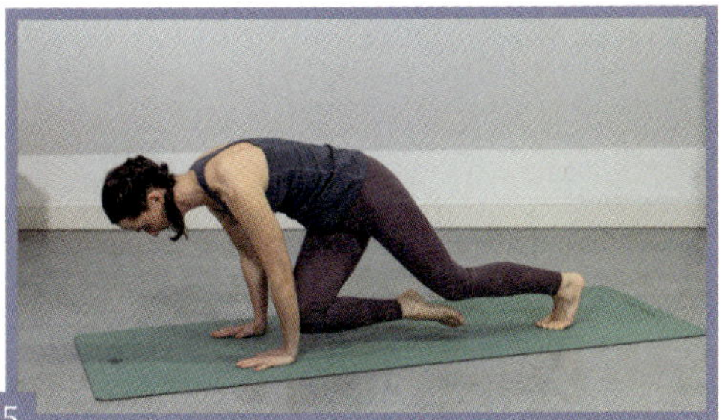

5

Führe das rechte Knie diagonal unter dem Bauch vorbei bis an das linke Handgelenk.

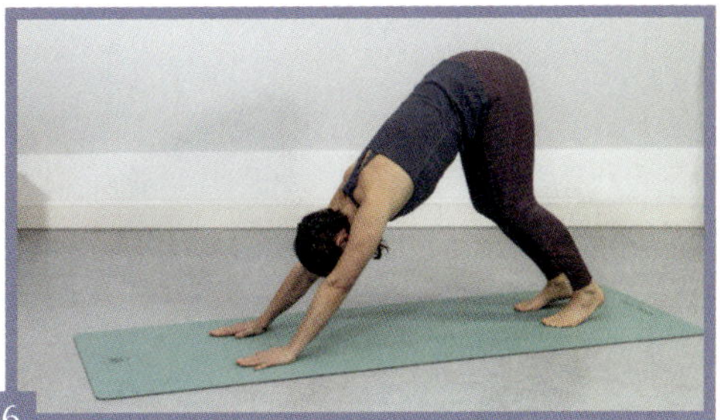

6

Komme zurück in den Herabschauenden Hund.

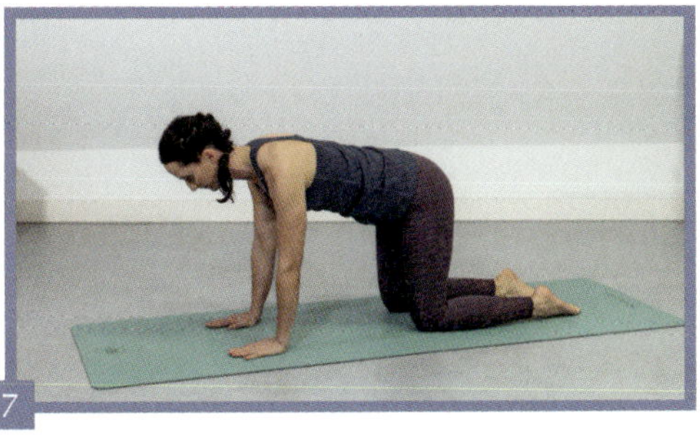

7

Setze die Knie im Vierfüßlerstand am Boden ab und achte auf einen geraden Rücken.

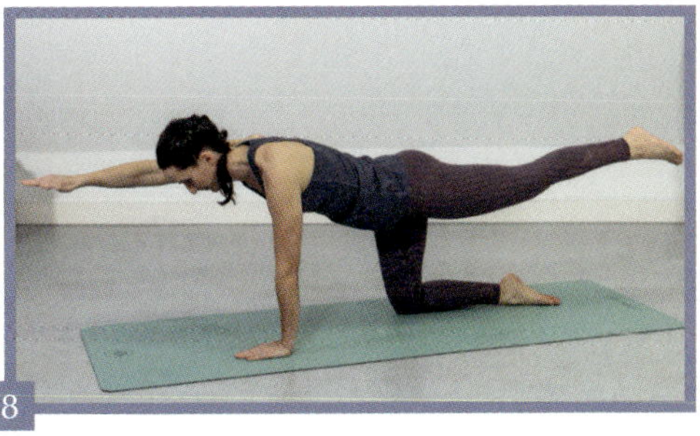

8

Strecke das linke Bein und den rechten Arm in Verlängerung der Wirbelsäule aus.

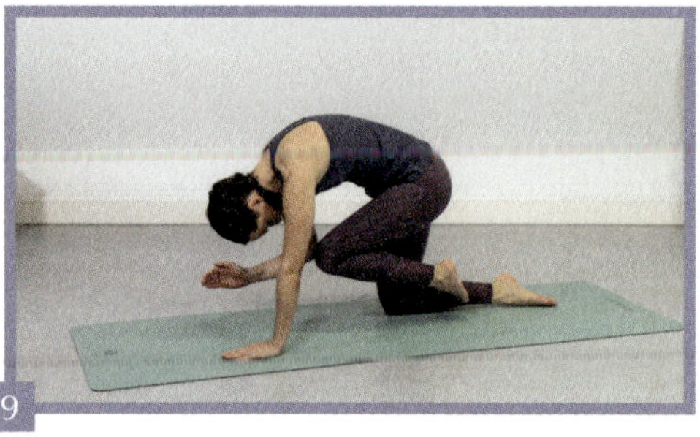

9

Rechter Ellenbogen und linkes Knie ziehen diagonal zueinander und treffen sich unter dem Bauch. Der Rücken rundet sich.

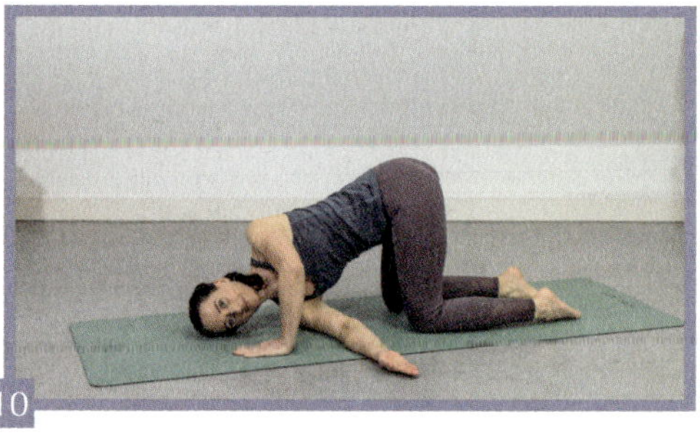

10

Fädele im Vierfüßlerstand den rechten Arm unter den linken Stützarm, drehe den Oberkörper zur linken Seite. Lege den Kopf am Boden ab.

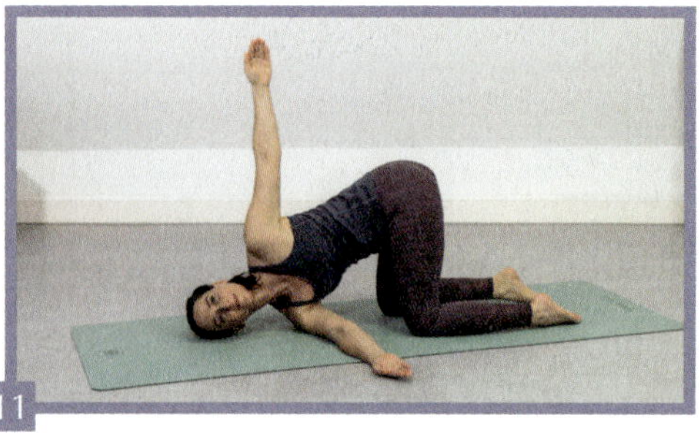

11

Strecke den linken Arm nach oben zum Himmel.

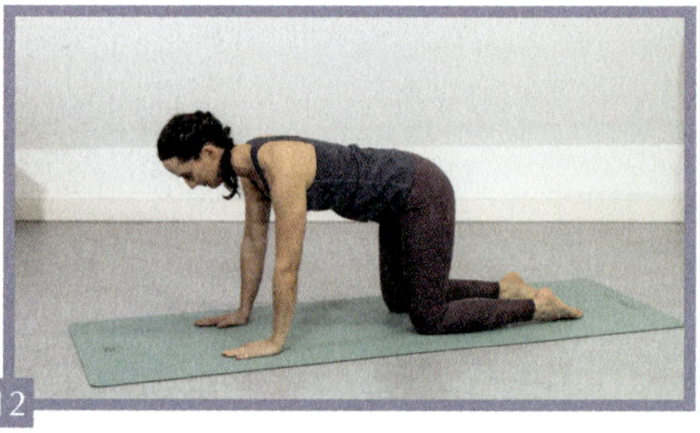

12

Komme zurück in den Vierfüßlerstand.

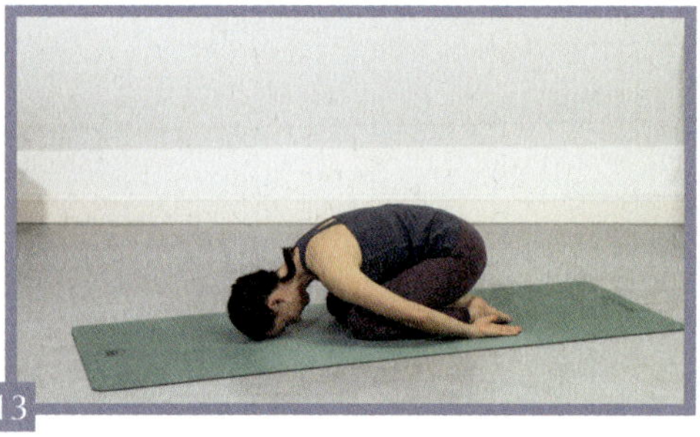

13

Schließe den Flow in der Kind-Position ab. Lege die Stirn auf den Boden, das Gesäß sinkt zu den Fersen.

Hier ist der Flow nur für eine Körperseite beschrieben. Führe ihn anschließend auch für die andere Seite durch.

RÜCKEN-PRÄVENTIONSSEQUENZ

Ich möchte dir auch die Möglichkeit geben, deinen Rücken mit einer Übungsauswahl an wirkungsvollen Präventivübungen gesund zu halten. Das Programm besteht aus Übungen, die ich Patienten mit Rückenproblemen in der Praxis am häufigsten zeige, wenn es um Rückenwohl und Bewegungsausgleich geht. Der Mix ist sehr ausgewogen und bietet deinem Rücken sowohl Entspannung als auch Möglichkeiten zur Muskelkräftigung. Generell kann man sagen, dass die Körpervorderseite eher gekräftigt werden muss (vor allem die Bauchmuskeln) und sich die Körperrückseite viel dehnen sollte, damit den zahlreichen Fehlhaltungen, denen wir im Alltag begegnen, entgegengewirkt werden kann.

Nutze zum Üben entweder die Abbildungen auf der nächsten Doppelseite oder lass uns zusammen etwas für den Rücken tun und aktiviere den QR-Code.

m-vg.de/link/Praevention

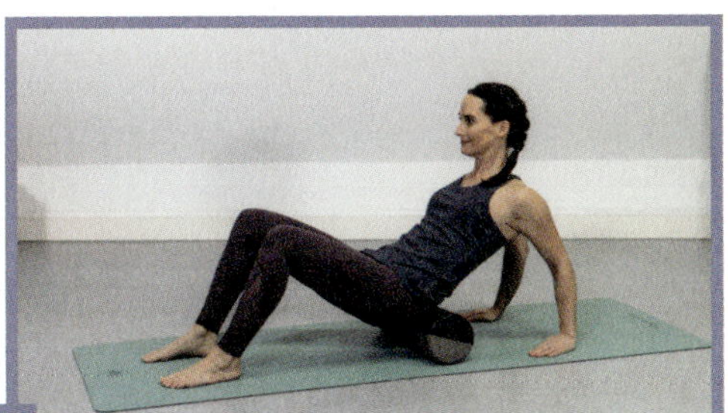

1

Rolle den unteren Rücken mit der Faszienrolle aus.

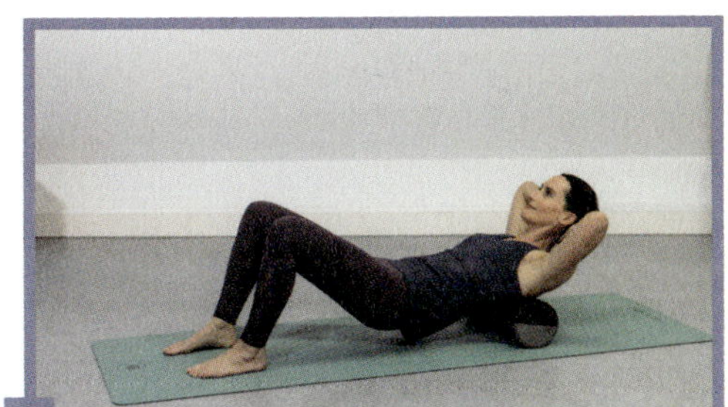

2

Rolle die ganze Brustwirbelsäule mit der Faszienrolle aus.

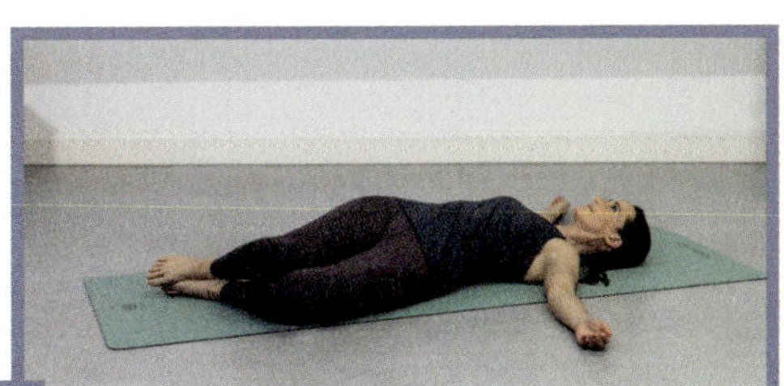

3

Lege dich auf den Rücken, stelle die Beine auf und bewege die Knie zu beiden Seiten hin und her.

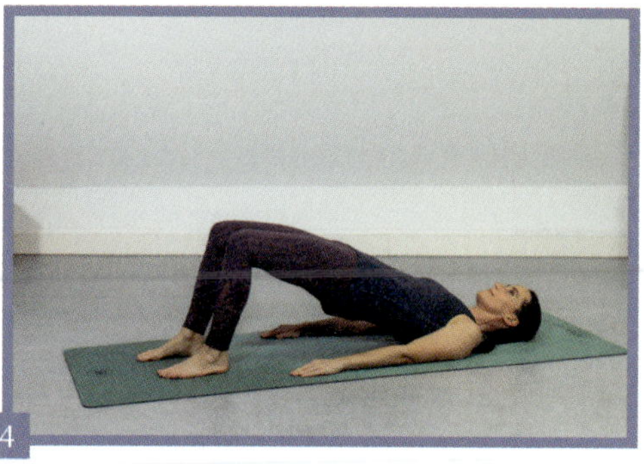

4

Hebe das Becken in der Rückenlage zur Brücke an. Die Füße stehen hüftbreit auseinander und die Arme sind entspannt neben dem Körper.

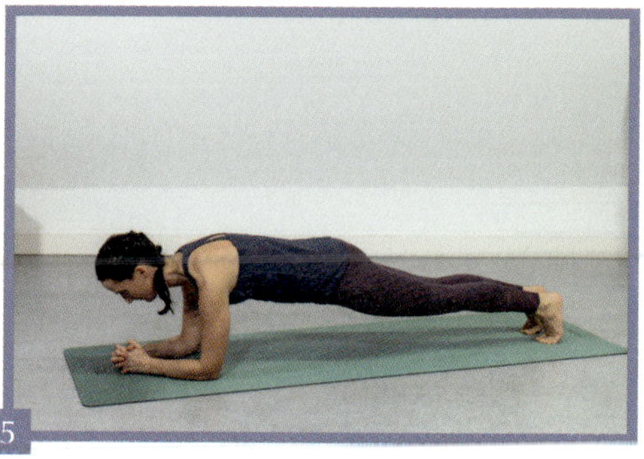

5

Im Unterarmstütz kräftigst du den ganzen muskulären Körperkern, vor allem die Bauchmuskeln.

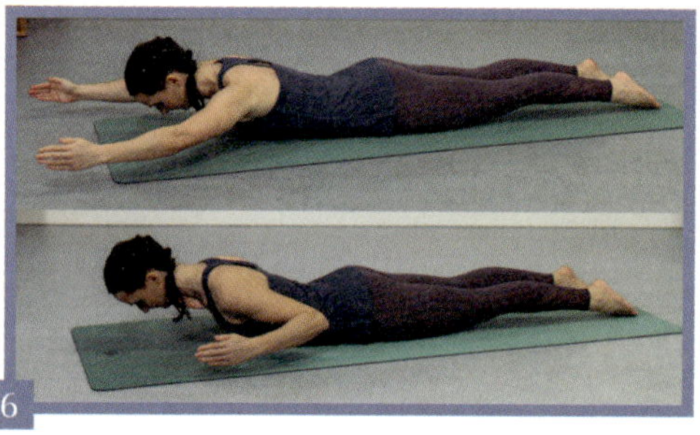

6

Das klassische Rudern in der Bauchlage kräftigt die Schulter-, Nacken- und Brustmuskulatur.

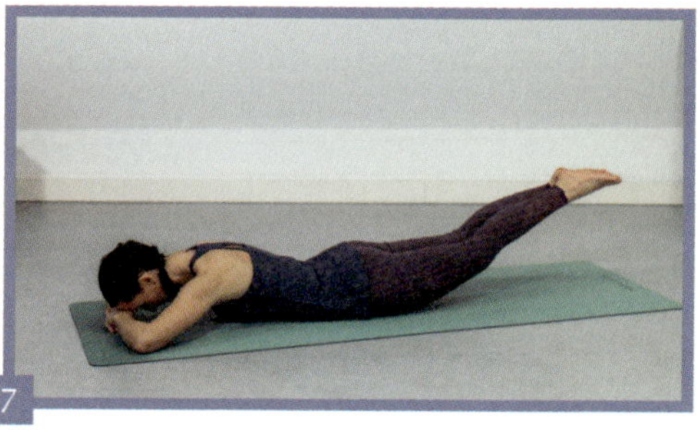

7

Die Yogahaltung »Heuschrecke« stärkt die Lendenwirbelsäule und das Gesäß. Lasse die Beine dabei eng zusammen.

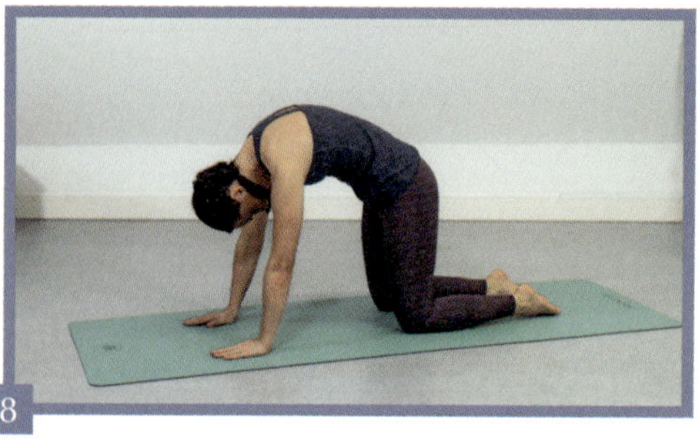

8

In der Yogahaltung »Katze« wird die Rückenfaszie gestreckt und der Kopf entspannt.

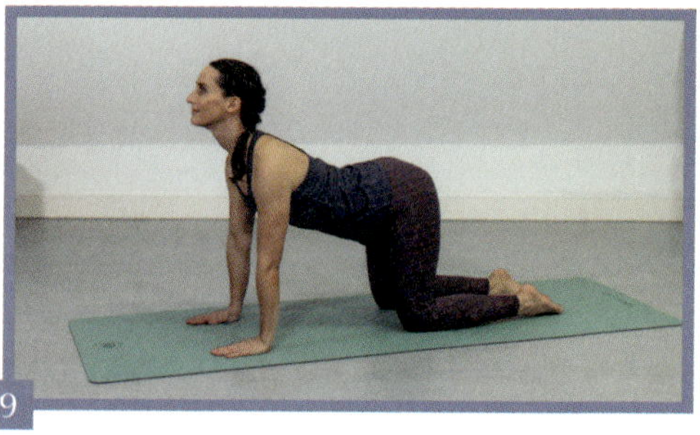

9

In der Yogahaltung »Kuh« wird die vordere Brust- und Halsfaszie gestreckt und die Brustwirbelsäule in die Streckung mobilisiert.

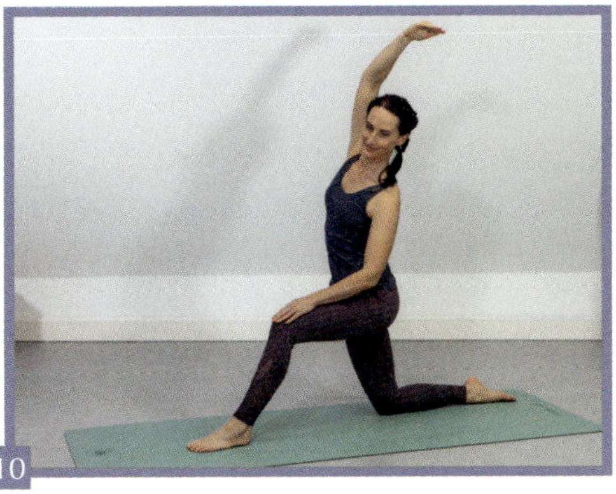

10

Die Dehnung des Hüftbeugers sollte in keinem Rückenprogramm fehlen.

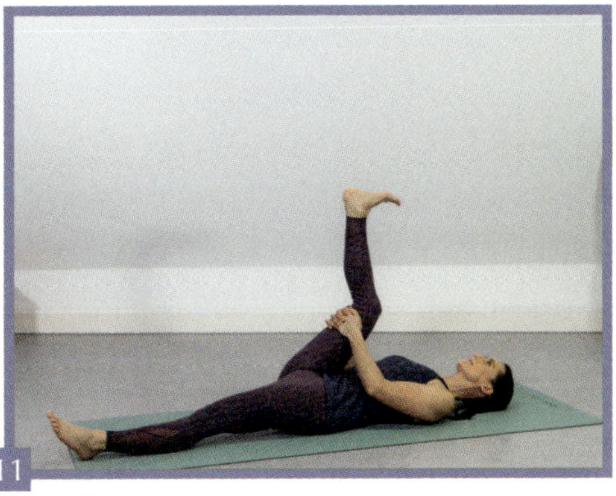

11

Ziehe in der Rückenlage ein Bein zum Bauch, strecke es dann zum Himmel und genieße die Dehnung in der Beinrückseite.

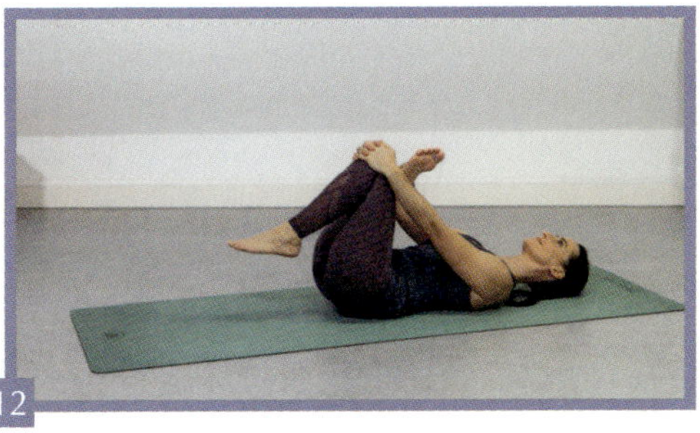

12

Bei Schmerzen im Gesäß und Hüftbereich hilft es, den Birnenmuskel zu dehnen.

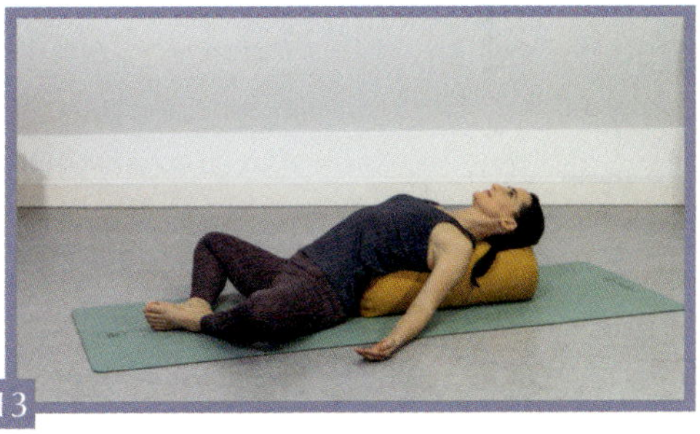

13

Die Yogahaltung »Schmetterling« streckt die Brustwirbelsäule und hilft dir, dass du dich im Stehen besser aufrichten kannst.

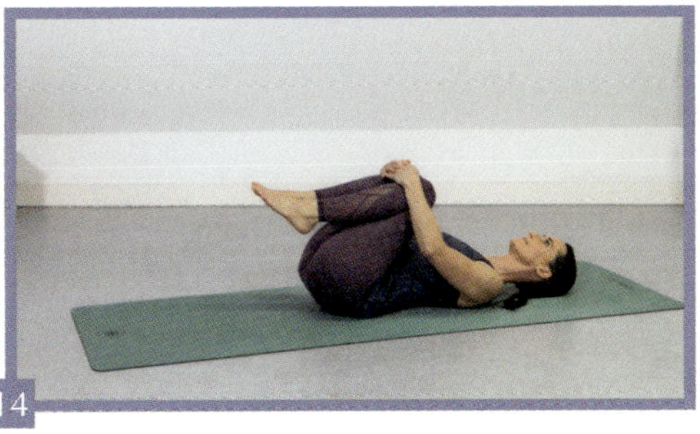

14

Mache dich in der Rückenlage klein und rund und wippe zu den Seiten. Genieße diese abschließende Massage!

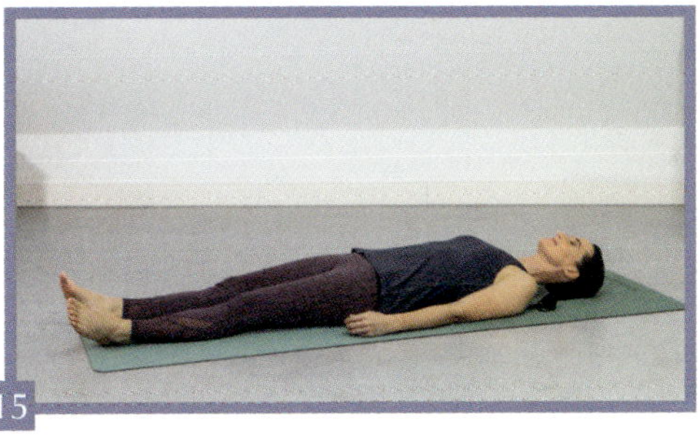

15

Schließe dein Programm mit einer kurzen Entspannung zum Nachspüren ab.

Fünf Duos bei häufigen Rückenproblemen

Die Rücken-Duos helfen an Tagen mit vollem Terminkalender, wenn sich kaum Zeitfenster für Rückenwohl finden, oder dann, wenn du dich zu erschöpft fühlst, noch zum Sport zu gehen. Sie sind besonders praktisch, weil sie nur ein paar Minuten beanspruchen, keine schweren Geräte benötigen und dennoch effektiv auf deine Rückenprobleme eingehen können. Beachte bitte: Die Rücken-Duos sind nicht als dauerhafte Lösung gedacht. Sie dienen zwar als schnelle Hilfe bei Schmerzen und Beschwerden im Rücken, um für ganzheitliche und dauerhafte Rückengesundheit zu sorgen, sind sie jedoch nicht geeignet. Dafür braucht es eine Übungsroutine mit einem ausgewogenen Mix an Kräftigungs- und Entspannungsübungen.

Mein Tipp Bei Rückenproblemen mit individuellen Fehlhaltungsmustern oder bei nachhaltigen Schmerzen sind deine besten Helfer Physiotherapeuten, die dir einen persönlichen Trainingsplan zusammenstellen können.

ISCHIASSCHMERZEN

Nutze dieses Übungs-Duo bei Schmerzen, die von der Lendenwirbelsäule oder aus dem Becken kommen und in das Bein bis zum Fuß ausstrahlen. Die Übungskombi hilft auch bei Lendenschmerzen, die über das Gesäß oder nach vorn in die Leisten und Hüften ziehen.

1 Komme in die Haltung »Kreuzbeingeflecht« (Seite 122) und lege deinen Fokus auf die Beuge- und Streckbewegung des Fußes. Lasse dir für die gesamte Übung etwa 2 Minuten Zeit, nutze die Hälfte davon für die Fußbewegung.

2 Übe anschließend die Drainagetechnik für das Lendengeflecht (Seite 120).

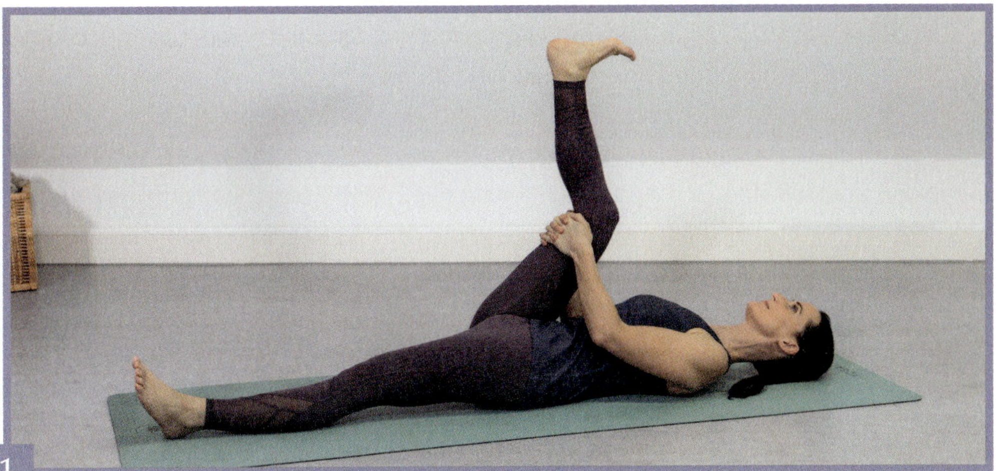

1

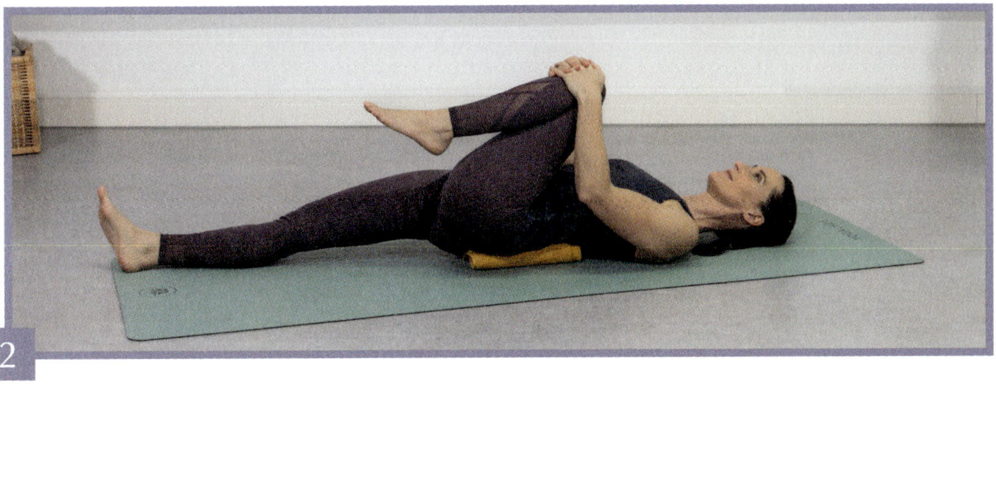

2

MUSKULÄRE VERSPANNUNGEN

Dieses Duo mobilisiert, dehnt und aktiviert alle relevanten Rückenstrukturen. Dazu zählen etwa die Rücken- und Bauchmuskeln, das Rückenmark, die Rückenfaszie, die gesamte Wirbelsäule und die Nerven. Daher eignet sich diese Übungskombination perfekt zum Üben, wenn du Schmerzen im gesamten Rücken hast, oder dann, wenn du dich unbeweglich fühlst, etwa morgens nach dem Aufstehen.

1 Komme in die Haltung »Katze«, die du schon im Katze-Kuh-Flow (Seite 158) kennengelernt hast. Dabei bilden Hand- und Schultergelenke etwa eine Linie und die Knie sind beckenbreit aufgestellt. Mache einen großen Buckel: Das Steißbein zeigt dabei nach vorn-unten. Der Kopf darf sich entspannen.

2 Wechsle danach in die Haltung »Kuh« aus dem Katze-Kuh-Flow. Strecke jetzt den Rücken durch, gib mit den Händen etwas Druck in die Erde, strecke die Brust und schau nach vorn oder leicht mit dem Kinn nach oben zur Decke.

Mein Tipp Probiere aus, die Haltungen im Rhythmus der Atmung zu praktizieren: einatmen in der Katze und ausatmen in der Kuh. Mithilfe der Atmung werden gestaute Energien mobilisiert und der Blut- und Lymphfluss wird verbessert.

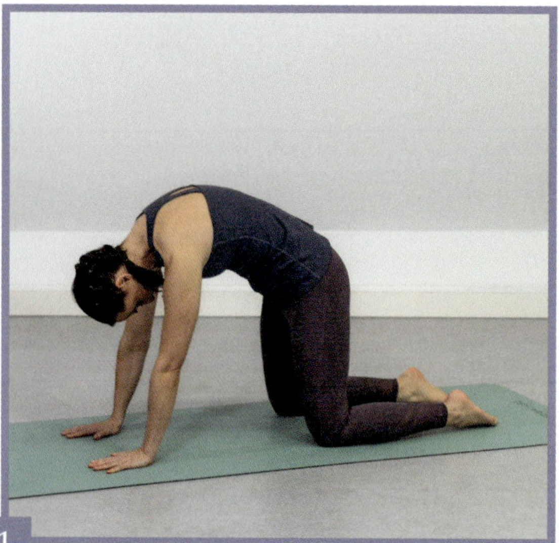

1

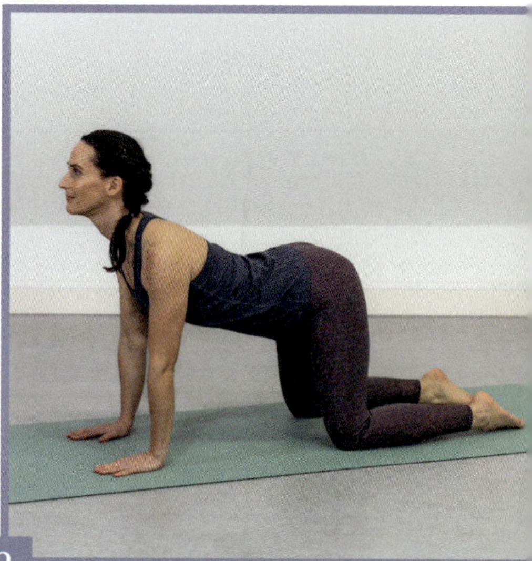

2

NERVENSCHMERZEN IM UNTEREN RÜCKEN

Sei bei diesem Duo besonders achtsam und berücksichtige unbedingt die Schmerzgrenzen, überschreite sie nicht. Auch hektische, schnelle Bewegungen tun dem Rücken bei Nervenirritationen und Bandscheibenvorfällen nicht gut! Die Übung hilft dir bei sehr starken, akuten Schmerzen und bei Schmerzen im unteren Rücken, die nach Stuhlgang besser werden.

1 Die Übung »Starke Schmerzen im Kreuz-Darmbein-Gelenk« (Seite 74) kannst du auch im Bett machen. Führe sie langsam aus und achte darauf, dass die Ausgangsstellung der Beine etwa hüftbreit ist. Dann kann die Mobilisation für die Kreuz-Darmbein-Gelenke optimal greifen.

2 Wenn deine Schmerzen so stark sind, dass du kaum aus dem Bett kommst, dann praktiziere das »Grand Manoeuvre« (Seite 132).

Variante Falls du aufstehen und sitzen kannst, dann ist die Übung »Dumpfe Schmerzen am Kreuz- und Steißbein« (Seite 138) bei tief sitzenden Rückenschmerzen noch effektiver.

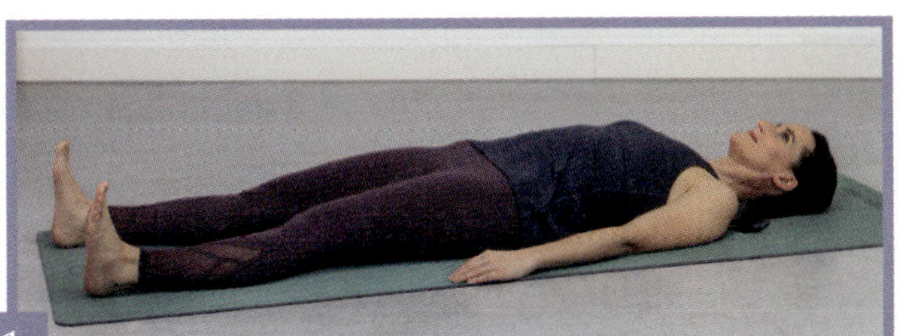

1

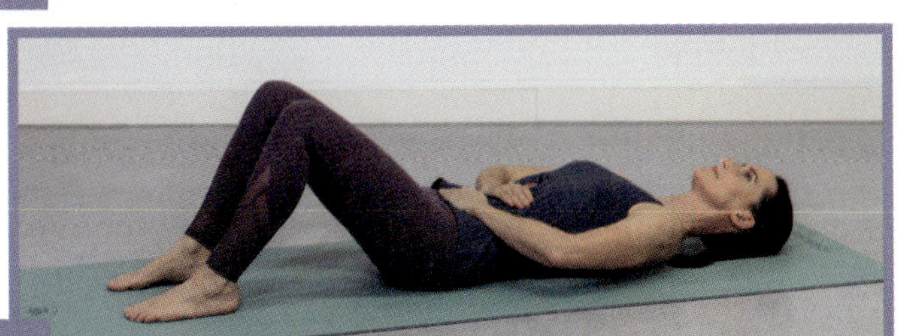

2

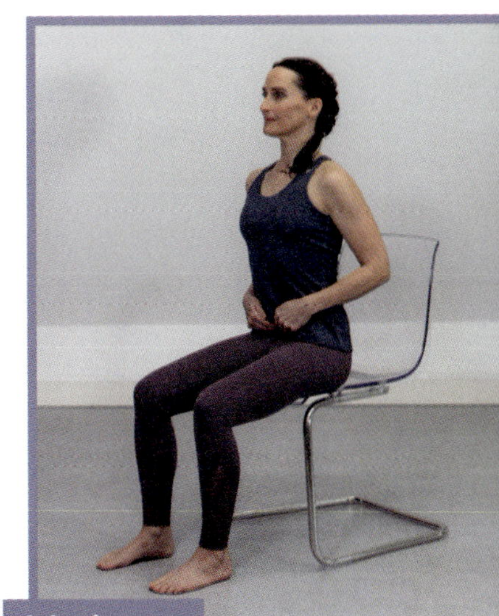

Variante

UNBEWEGLICHKEIT UND VIELSITZERRÜCKEN

Dieses Übungs-Duo hilft bei Anlaufschmerzen und bei Rückenproblemen, bei denen man sich kaum zu bewegen wagt. Außerdem sind diese beiden Übungen angezeigt, wenn du dich schlecht bücken kannst. Sie trainieren deinen Rücken auf sanfte Art und Weise, damit du dich wieder beugen kannst. Für Vielsitzer ist diese Übungskombination ein wahrer Segen, denn du kannst beide Übungen direkt im Büro machen und deinen Rücken nach längerer Fehlhaltung so strecken und beugen, dass sich die Bandscheiben wieder mit Flüssigkeit füllen können. Führe die Übung 8-mal in einem sehr langsamen Tempo aus. Genieße das Strecken: Hole dabei tief Luft und rekele dich beim Strecken genüsslich durch!

1 Setze dich auf einen Stuhl vorn an die Kante. Beide Füße haben festen Kontakt zum Boden und sind hüftbreit aufgestellt. Streiche mit beiden Händen langsam und mit etwas Druck über die Beine bis zu den Füßen (oder bis da, wo du leicht hinkommst). Entspanne den Kopf am Endpunkt der Bewegung und verbleibe hier für ein paar Atemzüge.

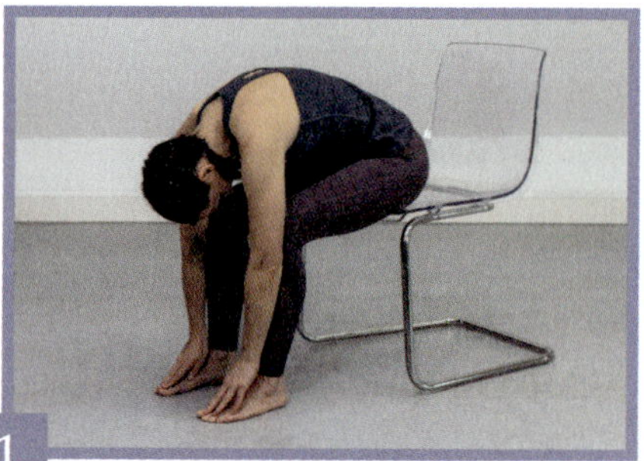
1

2 Streiche mit den Händen wieder über die Beine, diesmal von unten nach oben zu den Leisten. Dabei richtet sich die Wirbelsäule auf. Strecke die Arme langsam über den Kopf aus und halte die Handflächen zusammen. Beuge dich leicht zurück – nur so weit, wie es gerade für dich gut ist. Bleibe auch hier für 3 bis 5 Atemzüge. Achte darauf, nicht zu schnell zu werden, und ermögliche deinem angeschlagenen Rücken eine sanfte Mobilisation.

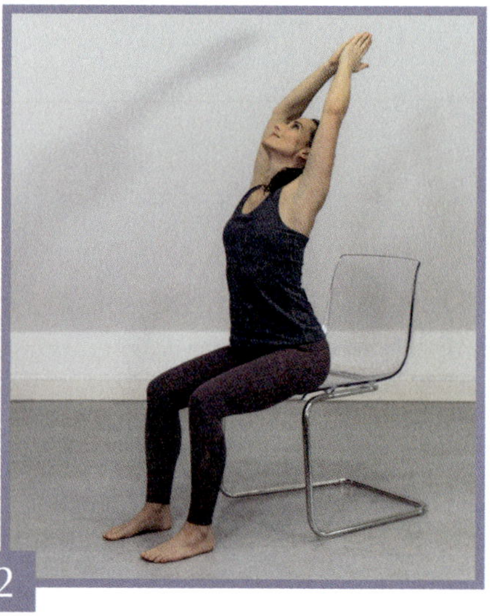
2

HÄNDEKRIBBELN, SCHULTER-NACKEN- UND KOPFSCHMERZEN

Falls sich beim Schreiben Händekribbeln einstellt oder wenn du mit Taubheitsgefühl in den Händen aufwachst, dann probiere dieses Übungs-Duo aus. Es hilft dir auch, den Nacken zu lockern und Spannungskopfschmerzen aufzulösen.

1 Lege dir für »Schmerzen an der oberen Halswirbelsäule lindern« einen Block und Duobälle bereit. Falls du keine Duobälle hast, dann knote dir zwei Tennisbälle in einem Socken zusammen. Die Beschreibung der Übung findest du ab Seite 90. Führe die Übung so lange aus, bis du eine deutliche Linderung deiner Beschwerden im Nacken spürst.

2 Setze dich danach auf einen Stuhl und dehne das Hals-Arm-Geflecht. Die Übungsbeschreibung findest du auf Seite 128.

Mein Tipp Fühlt sich dein Kopf unbeweglich an oder hast du zusätzlich zu deinen Nackenverspannungen noch Verdauungsprobleme oder viel Stress? Auch in diesen Fällen ist diese Übungskombination eine Möglichkeit, deine Beschwerden zu lindern. Bitte führe gerade den zweiten Teil des Duos langsam und mit sanften Bewegungen aus. Bist du zu schnell und unachtsam, kann das Bewegen Schwindel auslösen und den Kreislauf schwächen.

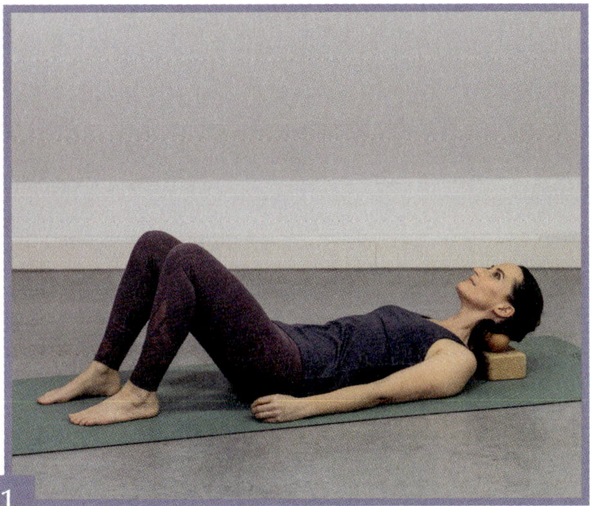

1

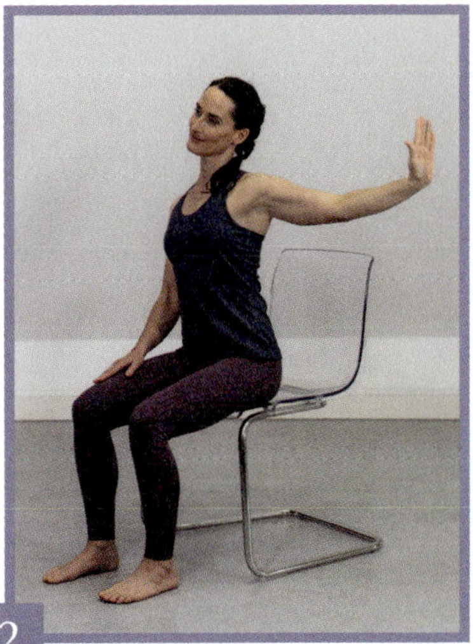

2

Entlastung und Hilfsmittel bei Rückenschmerzen

Es gibt einige gute Lagerungspositionen, die helfen können, die Rückenmuskulatur zu entspannen, den Druck auf die Wirbelsäule zu reduzieren und Schmerzen zu lindern. Wichtig ist, die richtige Position für die jeweiligen Beschwerden zu wählen und darauf zu achten, dass die Lagerung bequem ist und keine zusätzlichen Schmerzen verursacht. Wenn notwendig, passe die Entlastungshaltungen noch mit Kissen oder unterstützendem Material individuell an und achte darauf, nach der Haltung langsam aufzustehen.

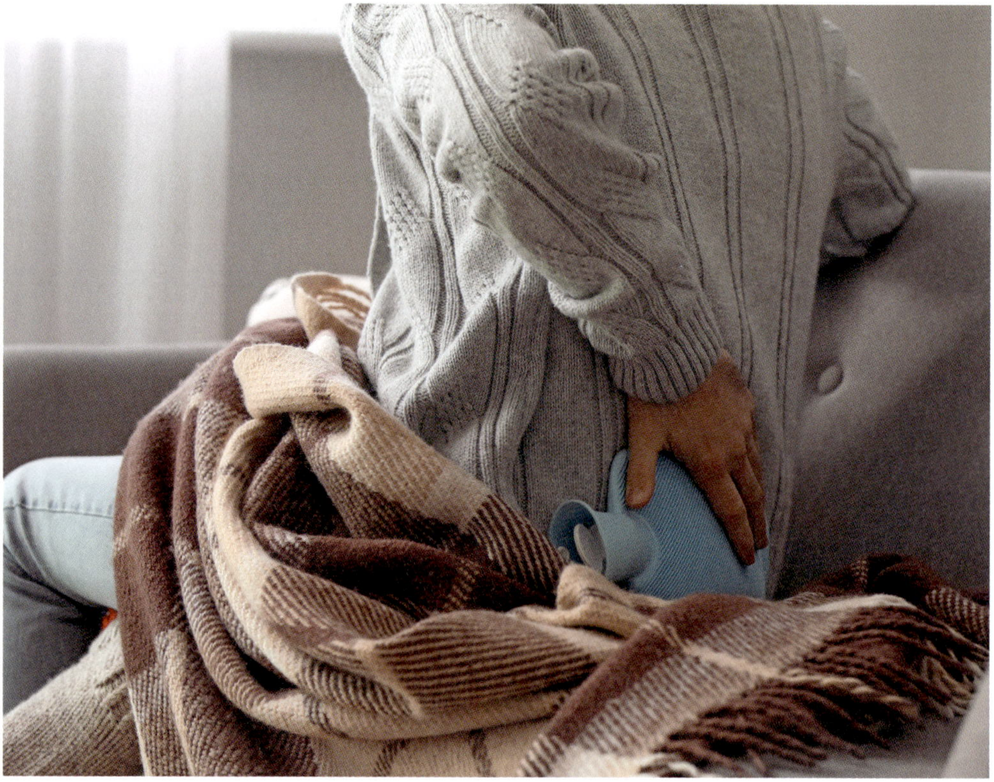

In vielen Entlastungshaltungen kannst du zusätzlich Wärme anwenden, dadurch kann sich verkrampfte Muskulatur noch besser entspannen.

STUFENBETT

Benötigtes Equipment: Stuhl oder Fitnessball

Bei akuten Rückenschmerzen, Bandscheibenproblemen oder bei Ischiasbeschwerden kannst du die Stufenlagerung ausprobieren. Sie entlastet die Lendenwirbelsäule und reduziert Druck auf die Bandscheiben.

Lege dich auf den Rücken und platziere die Beine nacheinander auf einem Stuhl, sodass die Knie und Hüften jeweils etwa in einem 90-Grad-Winkel gebeugt sind und sich der untere Rücken entspannt. Wenn du die Haltung auflöst, stelle die Füße nacheinander wieder am Boden ab und rolle über eine Seite ins Sitzen zurück. Achte darauf, dass jemand zu Hause ist und dir bei Bedarf beim Aufstehen helfen kann.

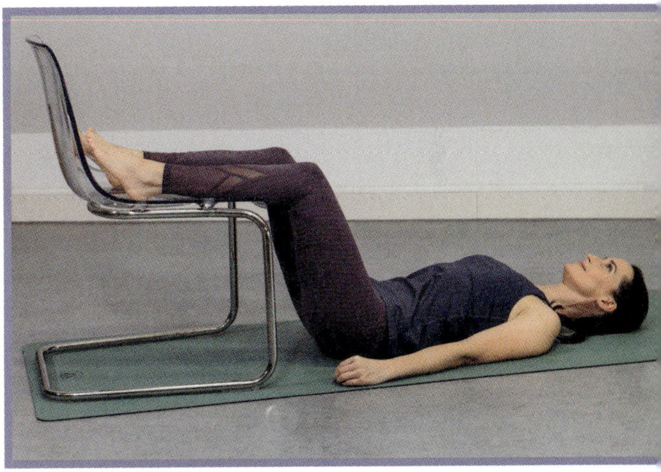

Variante Bei starken Muskelverspannungen wie bei einem Hexenschuss tut es gut, die Beine auf einen Fitnessball abzulegen anstatt auf einem Stuhl. Mithilfe des Balles kannst du dich sanft im Rücken hin- und herrollen. Das Schaukeln löst verkrampfte Muskulatur und reduziert den Muskeltonus.

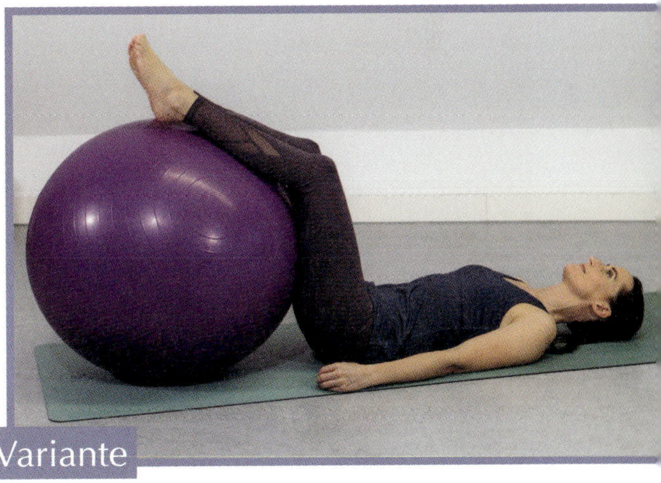

Variante

Dauer: Bleibe so lange in der Haltung, bis sich deine Symptome etwas bessern.

KUTSCHERSITZ

Benötigtes Equipment: Stuhl oder Hocker

Der Kutschersitz hilft bei Überlastung im unteren Rücken oder bei vegetativen Problemen, die durch Blockaden in der Brustwirbelsäule hervorgerufen werden. Dazu zählen beispielsweise Atemprobleme, Kreislaufstörungen und Sodbrennen.

Setze dich auf einen Stuhl oder auf einen Hocker und stelle die Füße hüftbreit auf den Boden. Stütze dich mit den Unterarmen auf den Oberschenkeln ab und entspanne den Kopfbereich. Versuche, den Atem in den Bauchraum zu lenken und im Atemfluss ruhiger zu werden. Dadurch wird der Parasympathikus aktiviert und vegetative Symptome werden spürbar reduziert.

Dauer: Bleibe 1 bis 3 Minuten in dieser entspannten Haltung sitzen.

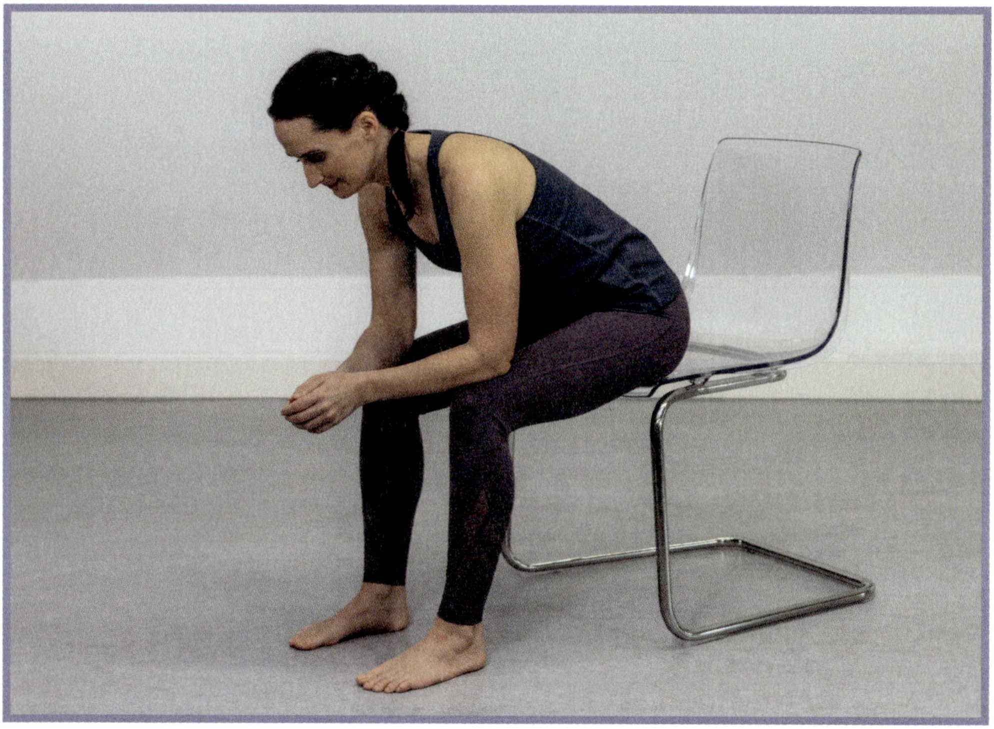

ENTSPANNTE RÜCKENLAGE

Die Entlastungshaltung mit aufgestellten Füßen und aneinandergelegten Knien ist besonders gut zur Entspannung der Lendenwirbelsäule und des Beckens. Durch das Anwinkeln der Beine lastet weniger Zug auf der Lendenwirbelsäule – eine Wohltat für die Bandscheiben. Die Haltung ist auch gut bei Kreuz-Darmbein-Blockaden geeignet und bei Verspannungen im Hüftbeuger.

Lege dich flach auf den Rücken und winkle die Beine an. Die Füße stehen etwa hüftbreit auseinander. Lege dann die Knie aneinander.

Dauer: Bleibe etwa für 10 Minuten in der Entlastungshaltung liegen.

Mein Tipp Leite deine Atmung sanft in den Bauchraum, um die Entspannung weiter zu fördern, oder lege dir eine Wärmflasche auf den Bauch.

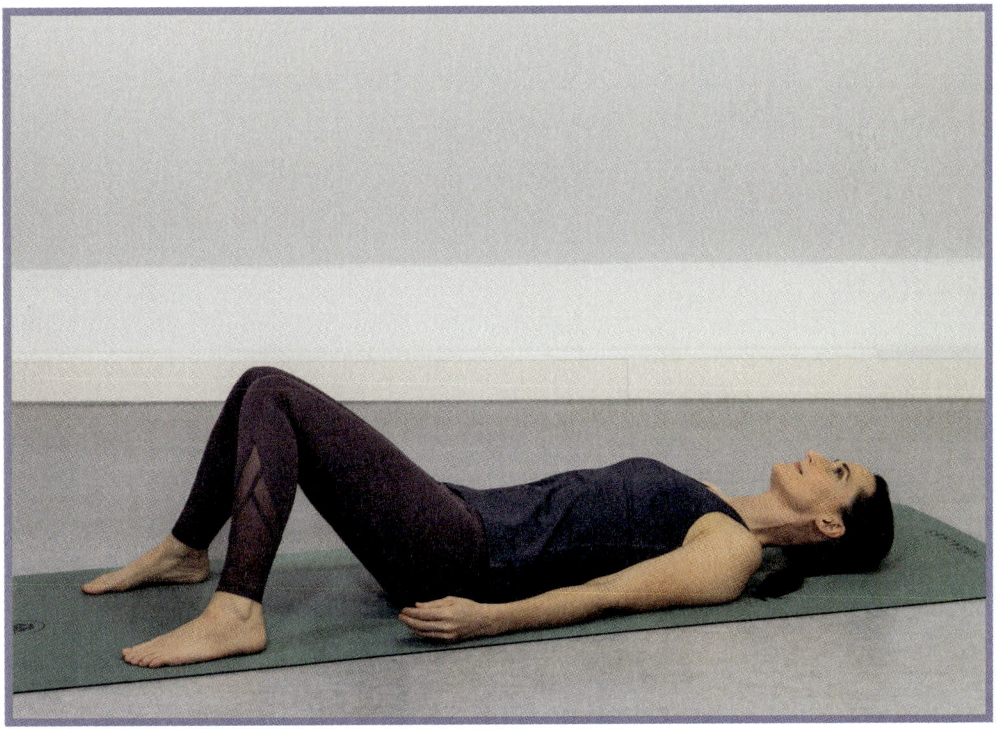

AUF EINEM FITNESSBALL SITZEN

Benötigtes Equipment: Fitnessball

Im Büro kann ein Fitnessball eine gute Alternative zu einem klassischen Bürostuhl sein, um die Rückenmuskulatur zu aktivieren und eine entlastende Sitzhaltung einzunehmen. Diese Entlastungshaltung eignet sich gut bei Rückenschmerzen durch langes, statisches Sitzen, bei Verspannungen in der Lendenwirbelsäule und bei Fehlhaltungen. Passe die Ballgröße individuell an: Die Knie sollten etwa in einem 100-Grad-Winkel gebeugt sein und die Füße müssen stabil am Boden stehen.

Setze dich auf einen Fitnessball, die Füße etwa schulterbreit auf dem Boden aufgestellt. Lege die Hände auf die Oberschenkel und richte die Wirbelsäule auf. Der Hals ist lang. Richte den Blick geradeaus.

Dauer: Der Fitnessball eignet sich eher für kurze Sitzphasen bis zu 1 Stunde, da dauerhaftes Sitzen ohne Lehne ermüdend sein kann.

Mein Tipp Nutze den Fitnessball im Wechsel mit einem ergonomischen Schreibtischstuhl und baue ein paar Bewegungen mit ein, wie sanftes Wippen oder Kreisen, um die Durchblutung im Becken zu fördern.

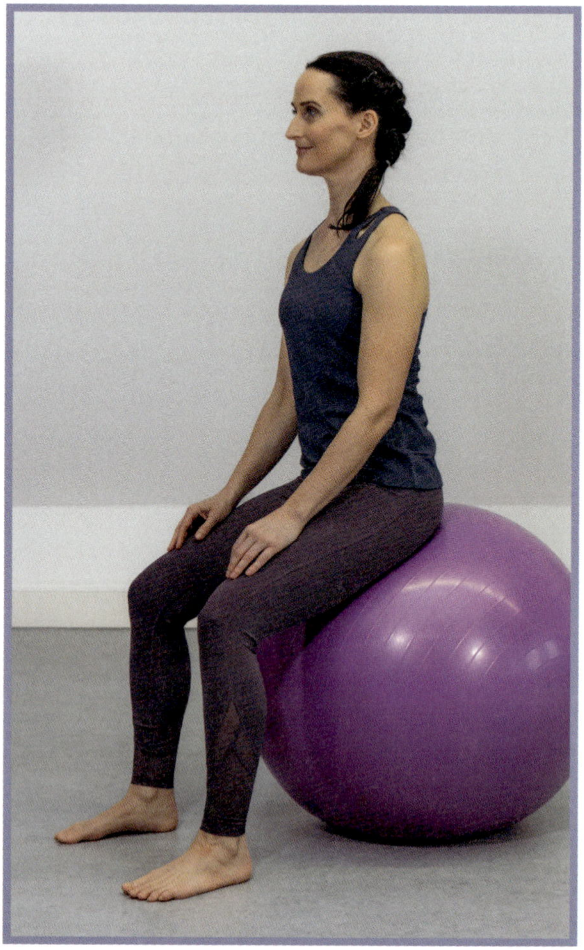

BANDAGEN

Benötigtes Equipment: Bandage mit Klettverschluss

Bandagen können bei Rückenschmerzen hilfreich sein, denn sie bieten stabilisierende Unterstützung für den Rücken und verteilen den Druck besser. Dadurch kommt es zur Durchblutungssteigerung, die das Lösen von Verspannungen fördert. Gerade bei Schmerzen in der Lendenwirbelsäule sind Bandagen oft sehr wohltuend. Sie schränken zwar die Bewegung etwas ein, vermeiden aber auch Fehlhaltungen. Aus diesem Grund sind Rückenbandagen bei akuten Schmerzen und bei akuten Überlastungen zu empfehlen, wenn der Rücken über einige Stunden Ruhe benötigt und man sich eher schonen sollte. Viele ältere Menschen wissen Bandagen gerade bei Alltagsbewegungen wie Gartenarbeit, beim Bügeln oder beim Kochen sehr zu schätzen. Sie stabilisieren das Muskelkorsett im Rücken, wenn der Rücken sehr schwach ist und sich die Muskulatur nicht mehr gut aufbauen lässt.

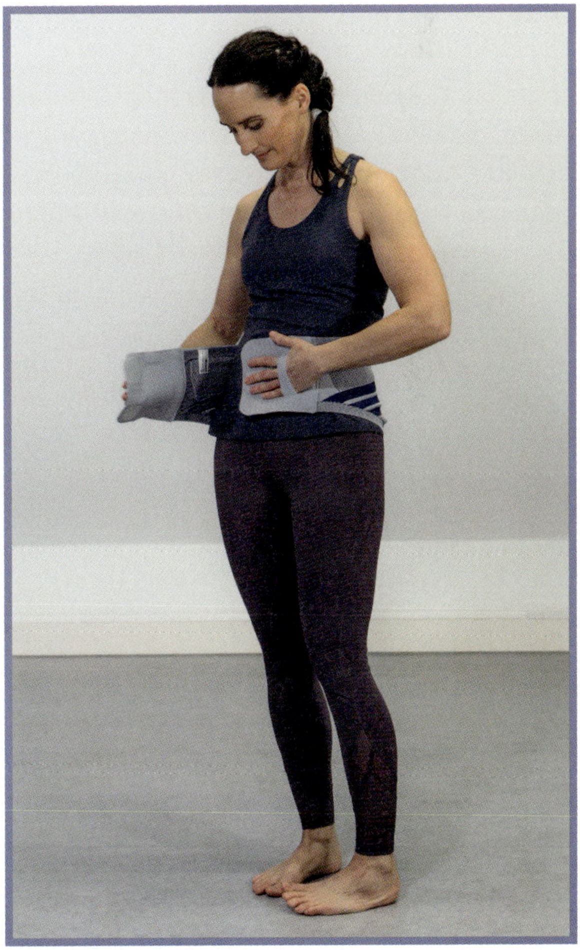

Mein Tipp Bandagen sind eine gute Unterstützung bei Berufen mit starker körperlicher Belastung, weil sie dann Schutz bieten. Jedoch sollte eine längere Anwendung vermieden werden, weil sich die Muskulatur an die Unterstützung gewöhnen und abschwächen kann.

Tape zum Selberkleben

Kinesiologie-Tapes sind gut zur Schmerzreduktion und für die Mobilität. Die Klebestreifen heben die Haut leicht an, was den Blut- und Lymphfluss fördert. Dadurch werden dezente Schwellungen abgetragen und Schlackenstoffe aus dem Gewebe gelöst. Die Beweglichkeit im Rücken bleibt durch die Tapes erhalten, da die Klebestreifen die natürliche Bewegung nicht einschränken, aber die Muskulatur in ihrer Funktion unterstützen. Tape eignet sich am besten bei Muskelverspannungen oder bei Verhärtungen im Rücken und bei leichten Instabilitäten der Wirbelsäule. Der Vorteil im Vergleich zu Bandagen: Tapes können besser an individuelle Schmerzen und Rückenprobleme angepasst werden und einige Tage am Stück auf der Haut kleben bleiben.

Falls du dir unsicher bist, kann dir ein Orthopäde oder ein Physiotherapeut dabei helfen, die beste Methode für dich auszuwählen. Zum Ausprobieren zeige ich dir jetzt einen einfach zu klebenden Tapeverband, den du mit der Hilfe eines Partners oder einer Partnerin aufkleben kannst. Im Rahmen des Buches habe ich zwei Tapes ausgewählt, die besonders viele Lesende mit Rückenproblemen ansprechen und die risikofrei und einfach in der Anwendung sind. Ich bitte dich aber, einen Physiotherapeuten mit spezieller Ausbildung in Kinesiotaping aufzusuchen, falls dir mein Vorschlag nicht hilft. Dieser kann die Tape-Streifen noch besser an individuelle Beschwerden anpassen.

TAPE BEI SCHMERZEN IM UNTEREN RÜCKEN

Diese Tape-Technik ist besonders gut bei Schmerzen geeignet, die sich mehr im unteren Rücken und am Kreuzbein zeigen. Du benötigst dafür vier Tape-Streifen und optimalerweise eine Person, die beim Aufkleben hilft.

1 Miss den ersten Basis-Tape-Streifen von der Gesäßfalte bis über den ganzen unteren Rücken ab. Nimm eine leicht nach vorn gebeugte Haltung ein. Schneide den Streifen mittig zu zwei Tape-Zügeln ein und lasse eine Basis von 5 Zentimetern stehen. Die drei anderen Tapes misst du quer über den Rücken von der linken zur rechten Beckenschaufel ab. Klebe die Basis des ersten Streifens bei geradem Rücken über der Gesäßfalte fest. Jetzt werden die beiden Tape-Zügel rechts und links der Wirbelsäule mit leichtem Zug neben der Lendenwirbelsäule aufgeklebt (a).

2 Nimm dir nun den ersten der drei übrigen Streifen (b), klebe ihn mit vollem Zug über den Schmerzpunkt am unteren Rücken und lasse die Enden ohne Zug auslaufen. Die anderen beiden Streifen klebst du ebenfalls mit vollem Zug in Form einer Blume darüber (c und d). In der Mitte der Tape-Blume befindet sich der Schmerzpunkt.

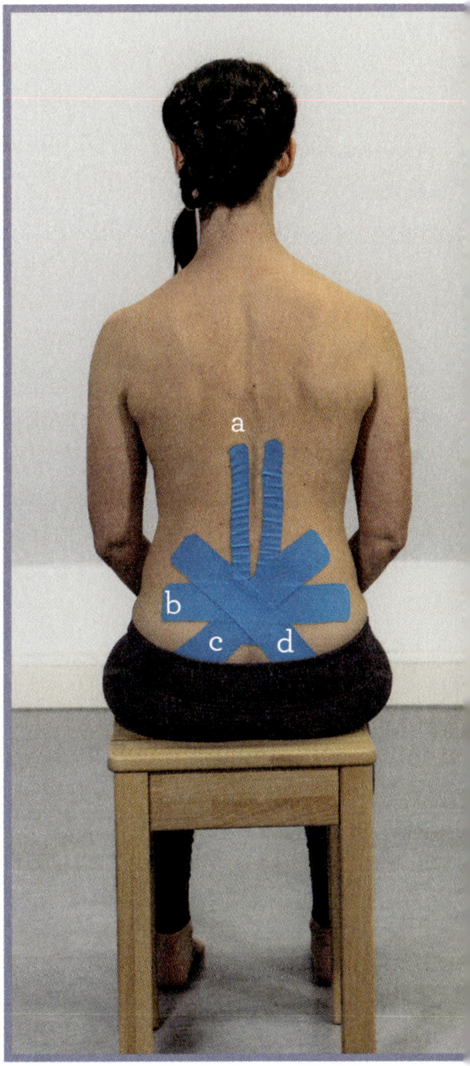

Mein Tipp Ein solcher Tape-Verband kann mehrere Tage auf der Haut verbleiben.

TAPE FÜR RÜCKENSCHMERZEN MIT EINZELNEN TRIGGERPUNKTEN

Dieses Tape kannst du immer dann anwenden, wenn du gerade Rückenschmerzen hast. Klebe dazu einen Tape-Streifen über die gesamte Rückenlänge. Dieser dient als Basis für etwaige weitere Tapes. Dann folgt eine Tape-Blume für einen bestimmten Triggerpunkt. Bei Bedarf kannst du auch mehrere Blumen kleben.

1. Miss den Streifen vorher genau ab: Beuge dich dafür etwas nach vorn und beginne über der Gesäßfalte bis nach oben zum Übergang der Brust- zur Halswirbelsäule. Teile das Tape von einer Seite her mittig, sodass du zwei lange Streifen erhältst, die an einer Stelle eine gemeinsame Basis haben. Diese Klebebasis sollte etwa 5 Zentimeter des Tapes betragen. Sie wird also nicht eingeschnitten. Klebe dieses breite Ende des Tapes bei aufgerichtetem Rücken über die Gesäßfalte beziehungsweise lass dir helfen, das Tape dort anzubringen. Beuge dich dann wieder leicht vor, damit man die beiden schmaleren Tape-Zügel mit leichter Zugspannung rechts und links ganz dicht neben der Wirbelsäule aufkleben kann. Die Enden laufen ungefähr auf Halshöhe ohne Zugspannung aus.
2. Dort, wo der Betroffene Schmerzen angibt, klebst du eine sogenannte Tape-Blume auf. Schneide dafür drei circa 10 Zentimeter lange Streifen zurecht. Den ersten Streifen reißt du in der Mitte ein, ziehst ihn mit voller Zugspannung über den Schmerzpunkt und lässt die Enden von circa 2 Zentimetern ohne Zug auslaufen. Die beiden weiteren Streifen klebst du ebenfalls mit vollem Zug so über den ersten Streifen, dass am Ende eine Blumenform mit sechs Blütenblättern entsteht, der Triggerpunkt ist genau in der Mitte lokalisiert.

Dauer: Ein solcher Tape-Verband kann mehrere Tage auf der Haut verbleiben.

Mein Tipp Auf der Abbildung habe ich exemplarisch ein Tape mit Schmerzen zwischen den Schulterblättern geklebt. Wundere dich nicht, wenn das Tape gekräuselt aussieht. Das ist gewollt und begünstigt die Aktivierung des Lymphflusses.

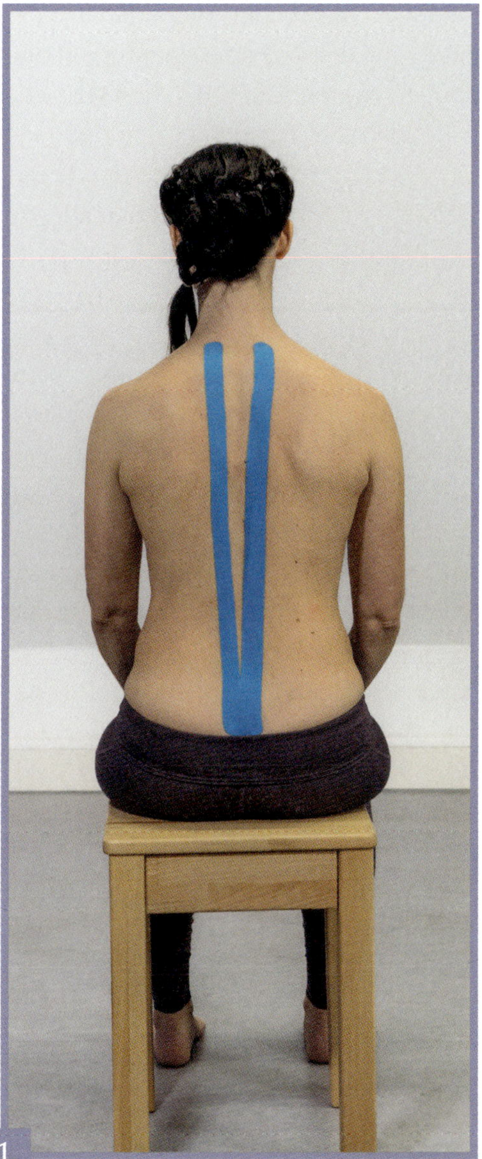

1

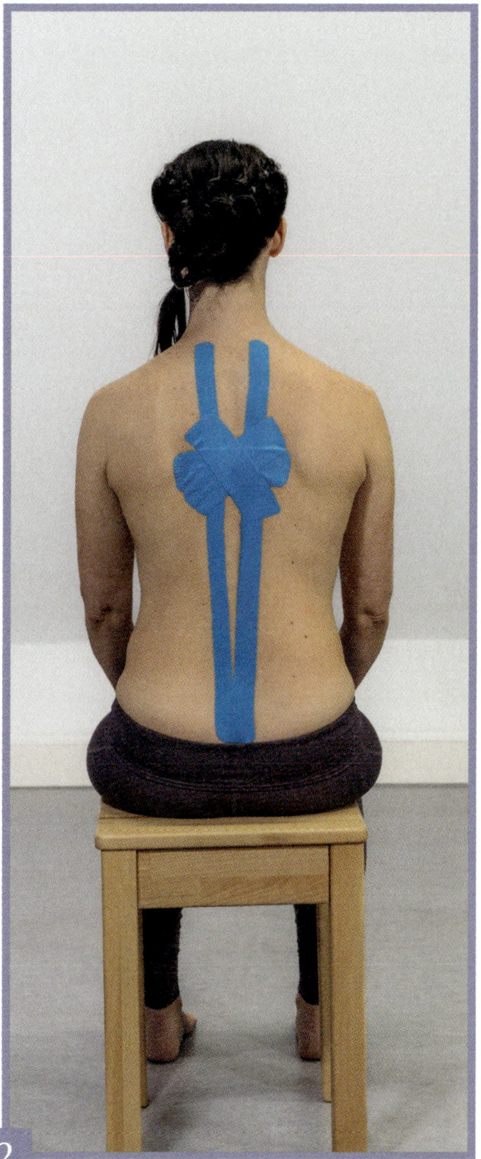

2

Rückenbehandlung zu zweit

Zum Abschluss möchte ich dir noch vier wohltuende Rückenanwendungen aus der alternativen Medizin mitgeben, die du zusammen mit deiner Partnerin oder mit deinem Partner ausführen kannst. Alle Anwendungen eignen sich auch für Kinder (ab Grundschulalter). Besonders beliebt sind Rückenbehandlungen mit Cupping, denn die ursprünglich aus der traditionellen chinesischen Medizin (TCM) kommende Behandlungsmethode ist äußerst effektiv bei Muskel- und Faszienschmerzen und dauert nur wenige Minuten.

Partnermassage mit Schröpf-Cups

Cupping oder Schröpfen ist eine Behandlung, bei der Schröpfgläser oder spezielle Cups auf die Haut aufgesetzt werden, um durch Unterdruck die Durchblutung und den Lymphfluss zu fördern. Darüber hinaus löst die Schröpfmethode Verspannungen in den Muskeln und Verklebungen in Faszien- und Narbengewebe. Selbst große Areale wie der Rücken können dank der Methode schnell entlastet werden.

In der TCM wird Watte mit Alkohol getränkt, angezündet und kurz in ein Schröpfglas gehalten. Das Feuer verbrennt den Sauerstoff und das Glas wird sofort auf die Haut aufgesetzt, damit ein Vakuum entsteht und die Haut angesogen wird. Das sogenannte Cupping ist eine moderne Variante, die sich gut für den Hausgebrauch eignet: Die Cups aus Silikon oder Naturkautschuk lassen sich zusammendrücken und dann ganz leicht auf die Haut aufsetzen. Für die Selbstbehandlung eignen sich das Trockenschröpfen oder die Schröpfmassage am besten.

TROCKENSCHRÖPFEN

Benötigtes Equipment: vier bis fünf verschiedene Cups

Wähle die Größe und Stärke der Cups entsprechend des betroffenen Rückenabschnitts aus. Am Hals sind schmalere Cups besser; dort, wo der Rücken breiter ist, sind Cups mit einem Durchmesser von 4 bis 5 Zentimetern geeigneter. Verwende bei den ersten Malen maximal vier Cups, um das Körpersystem nicht zu überfordern. Behalte als Behandler die Reaktionen deines Partners im Auge und akzeptiere, falls ihm die Methode zu intensiv ist. Nach der Behandlung ist es wichtig, die Stellen warm zu halten, viel Wasser zu trinken und sich auszuruhen. Schwangerschaft, Krampfadern, Entzündungen, Hautverletzungen, akute Infekte und die Einnahme von Blutverdünnern sind Kontraindikationen für die Selbstbehandlung. Wende dich in diesen Fällen an speziell ausgebildete Fachkräfte.

Drücke die Cups zusammen und setze sie auf aktive Triggerpunkte auf. Diese lassen sich leicht auffinden. Drücke etwas fester in Muskelpartien, die behandelt werden sollen. Dort, wo der Behandelte Schmerzen angibt, setzt du den Cup auf.

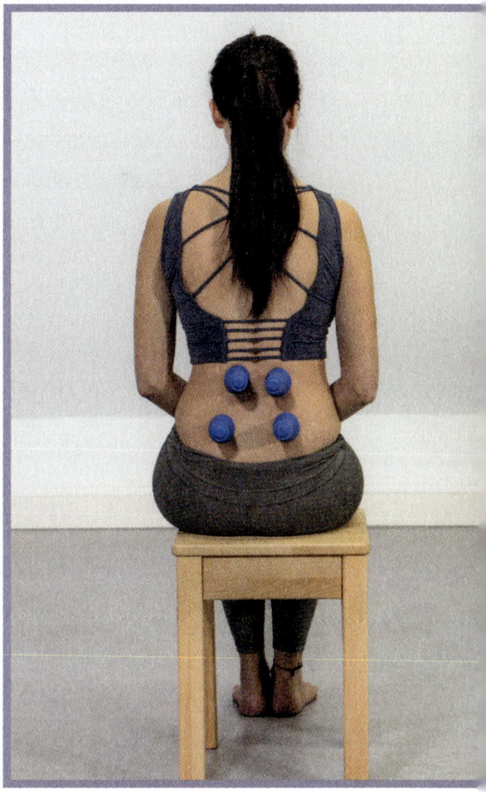

Dauer: Die Cups können beim Trockenschröpfen für 5 bis 15 Minuten auf der Haut belassen werden.

Mein Tipp Falls die Haut stark dunkel wird, den Cup früher entfernen. Bläuliche Flecken und rötliche Haut sind dagegen normal und sogar gewollt: Die bläulichen Flecken sind Anzeichen für gelöste Giftstoffe, die innerhalb von einigen Tagen abgetragen und verschwunden sind. Das Trockenschröpfen ist bei aktiven Triggerpunkten das Mittel der Wahl. Sobald die bläulichen Flecken abgeklungen sind, kann die Behandlung wiederholt werden.

SCHRÖPFMASSAGE

Benötigtes Equipment: ein oder zwei Cups aus Silikon oder Kautschuk, Massageöl

Dies ist eine noch sanftere Variante, bei der ein oder zwei Cups mit Massageöl in langen Bahnen über die Haut am Rücken gezogen werden – das löst Verspannungen ohne starke Blutergüsse. Dennoch ist eine intensive, flächige Rötung als Zeichen einer verbesserten Durchblutung erkennbar. Mit der Schröpfmassage lässt sich der ganze Rücken wirksam behandeln, insbesondere breitere Abschnitte. Die knöcherne Wirbelsäule wird ausgespart.

Ziehe die Cups in langen Bahnen über den Rücken.

Dauer: Die Behandlungsdauer richtet sich nach der Rötung am Rücken (gut sichtbar, kleine rötliche Punkte, aber nicht blau) und dauert in der Regel nur wenige Minuten.

Mein Tipp Um stärkere Verspannungen anzugehen, nutze zusätzliche Wirkstoff-Öle mit Johanniskraut, Lavendel oder Arnika und wende die Methode bis zur Linderung in einem regelmäßigen Turnus (3- bis 4-mal pro Woche) an. Am Halsbereich kommst du sogar gut alleine ran und kannst schmerzende Verspannungen selbst lösen (etwa im Büro am PC). Die Schröpfmassage eignet sich immer dann, wenn große Areale betroffen sind und das Ziel ist, myofasziale Strukturen zu entlasten.

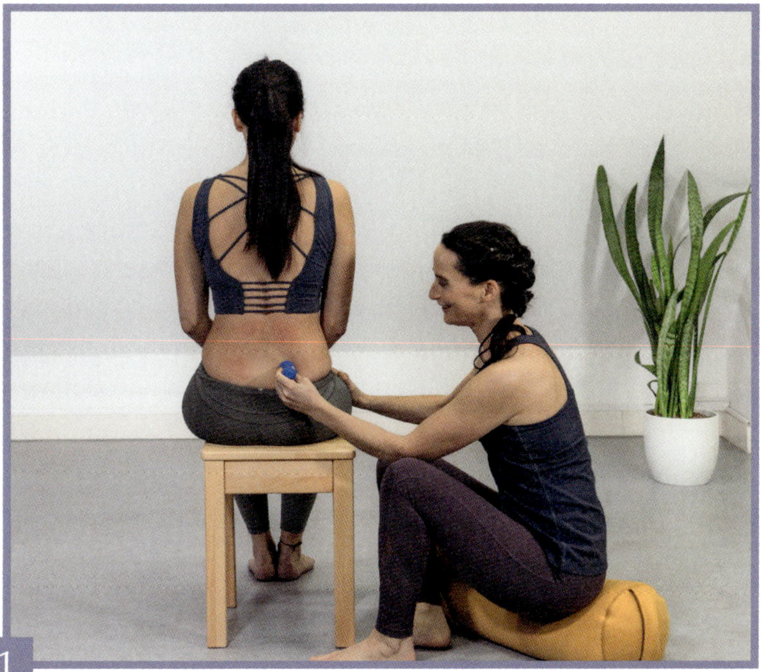

1

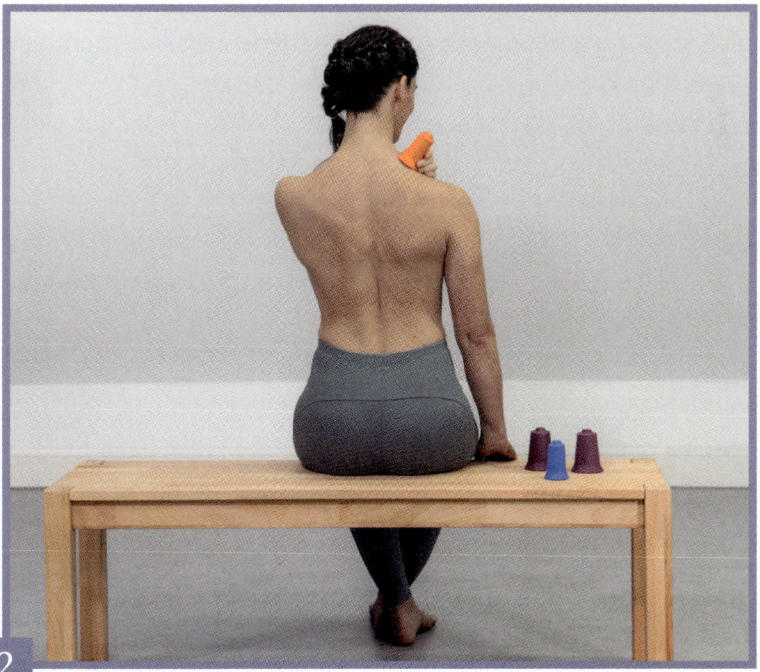

2

INGWER-WÄRMEWICKEL FÜR DIE LENDEN

Benötigtes Equipment: eine frische Ingwerknolle (oder etwas Ingwerpulver, zum Beispiel aus einem Teebeutel), heißes Wasser, ein Baumwolltuch, eine Wärmflasche und eine Decke

Ein warmer Wickel mit Ingwer hilft gut gegen Rückenschmerzen, besonders wenn die Schmerzen bei kaltem Wetter zunehmen, es oft im Rücken knackt und man sich energielos fühlt. Ingwer hat eine stark durchblutungsfördernde, entzündungshemmende und wärmende Wirkung, die Verspannungen lösen und Schmerzen lindern kann. Der Wickel ist mit wenig Aufwand gemacht!

1. Reibe frischen Ingwer oder verwende 1 Esslöffel Ingwerpulver (bei größeren Behandlungsarealen die Menge anpassen). Verrühre den frischen Ingwer oder das Pulver mit etwas heißem Wasser zu einer Paste. Derweil übergieße noch etwas frischen Ingwer mit Wasser, wie bei einem Teeaufguss, tränke darin ein Baumwolltuch und lasse das Tuch 10 Minuten in dem Sud ziehen. Der Behandelte legt sich bequem auf den Bauch – den Bauch gern mit einem kleinen Kissen oder ähnlichem unterlagern, um die Lendenlordose zu reduzieren. Trage die Ingwerpaste großzügig auf das gewünschte Areal auf.
2. Wringe das Baumwolltuch aus und lege es über die Paste auf den Rücken.
3. Um die Wärmewirkung zu fördern, lege dann eine Wärmflasche auf das Baumwolltuch – am besten eine, die mit Stoff überzogen ist, um Verbrennungen zu vermeiden.
4. Decke die behandelte Person anschließend zu. Es soll für die nächste halbe Stunde richtig angenehm warm werden.

Mein Tipp Am besten kann man den Wickel bei Schmerzen im unteren Rücken anwenden und dann, wenn auch die Nieren wärmebedürftig sind. Falls der oder die Betroffene nicht schmerzfrei in der Bauchlage verweilen kann, lässt sich ein Wickel auch in der Rückenlage anbringen, zum Beispiel in einer der Entlastungshaltungen (Seite 171).

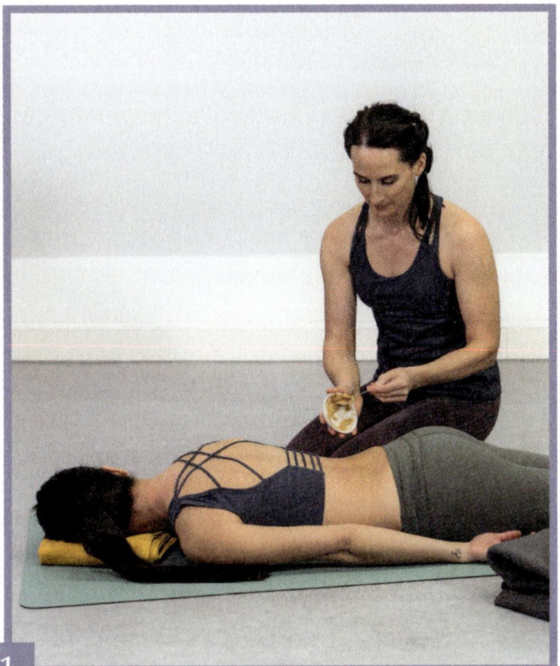
1

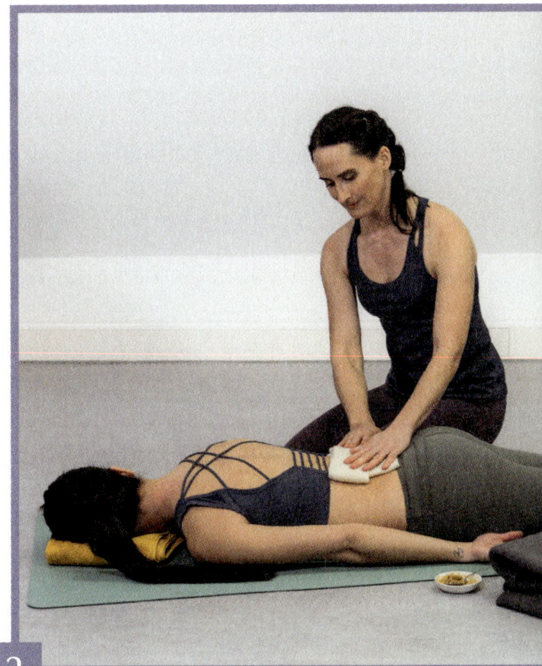
2

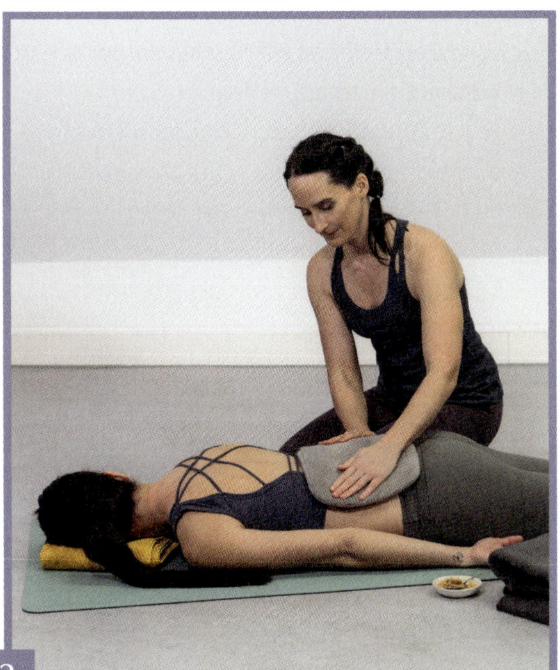
3

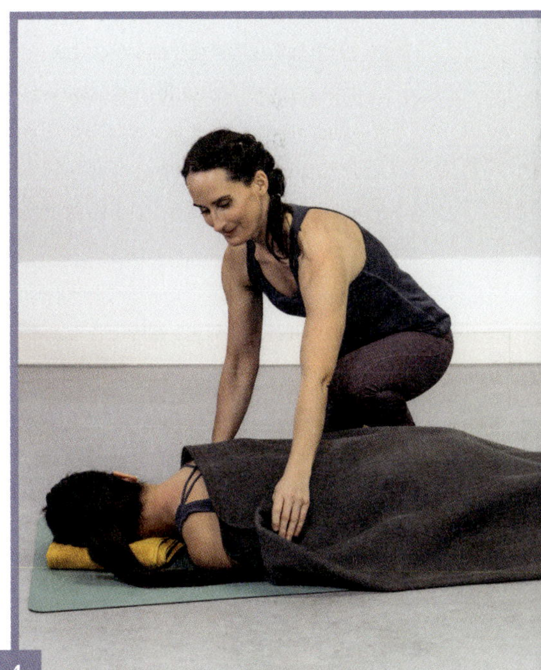
4

HEISSE NACKENROLLE BEI MUSKULÄREN VERSPANNUNGEN

Benötigtes Equipment: mittelgroßes Frotteehandtuch, heißes Wasser (circa 60 Grad Celsius) aus dem Wasserkocher

Hier möchte ich dir noch die »heiße Rolle« vorstellen, eine Methode, wie sie in der Physiotherapie beispielweise bei Nackenverspannungen angewendet wird. Sie kombiniert Wärme mit Massage und die Wirkimpulse dringen dort im Gewebe ein, wo Rückenschmerzen, Verspannungen und Durchblutungsstörungen ihren Ursprung haben.

1. Falte das Handtuch längs zusammen und rolle es von oben nach unten zu einer festen Rolle zusammen. Dies gelingt besonders gut, wenn du dich mit den Füßen auf das Ende des gefalteten Handtuchs stellst. Dann kannst du das Handtuch fester zusammenrollen. Befülle die Rolle in der Mitte etwa bis zur Hälfte mit dem heißen Wasser, bis die innere Schicht feucht, aber nicht triefend nass ist. Die äußere Schicht bleibt trocken, sodass du die Rolle noch gut anfassen kannst.
2. Betupfe die betroffene Partie am Rücken (zum Beispiel die Nackenmuskeln) zunächst mit der Rolle, damit sich der Behandelte an die Hitze gewöhnen kann und sich nicht verbrennt. Sobald die Rolle etwas abkühlt, kann sie stärker und länger auf die Haut gedrückt und die betroffenen Muskeln in kleinen Kreisen massiert werden. Praktisch: Sobald die äußere Schicht der heißen Rolle aufgerollt wird, wird neue Wärme zur Fortsetzung der Behandlung freigesetzt.

Dauer: Nimm dir für die Behandlung etwa 10 Minuten Zeit.

Mein Tipp Die Rolle kann mit ätherischen Ölen wie Minze, Kiefer, Wacholder oder Ingwer noch in der Wirkung verstärkt werden. Nach der Wärmeanwendung sollten die Muskeln warm gehalten werden. Binde beispielsweise einen Schal um oder schlafe gut zugedeckt eine Runde.

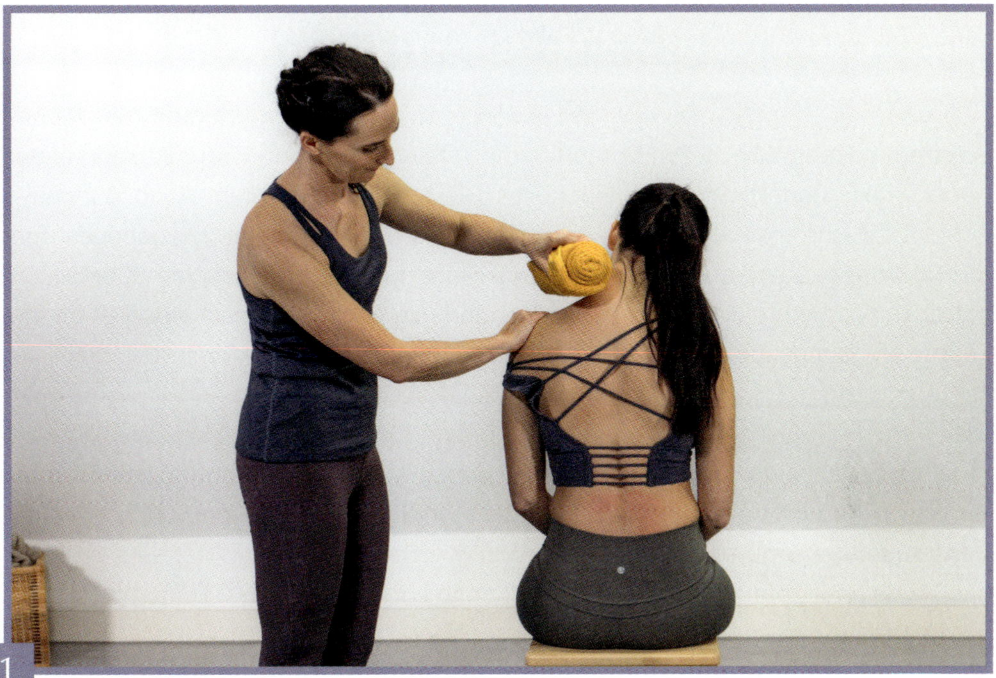

1

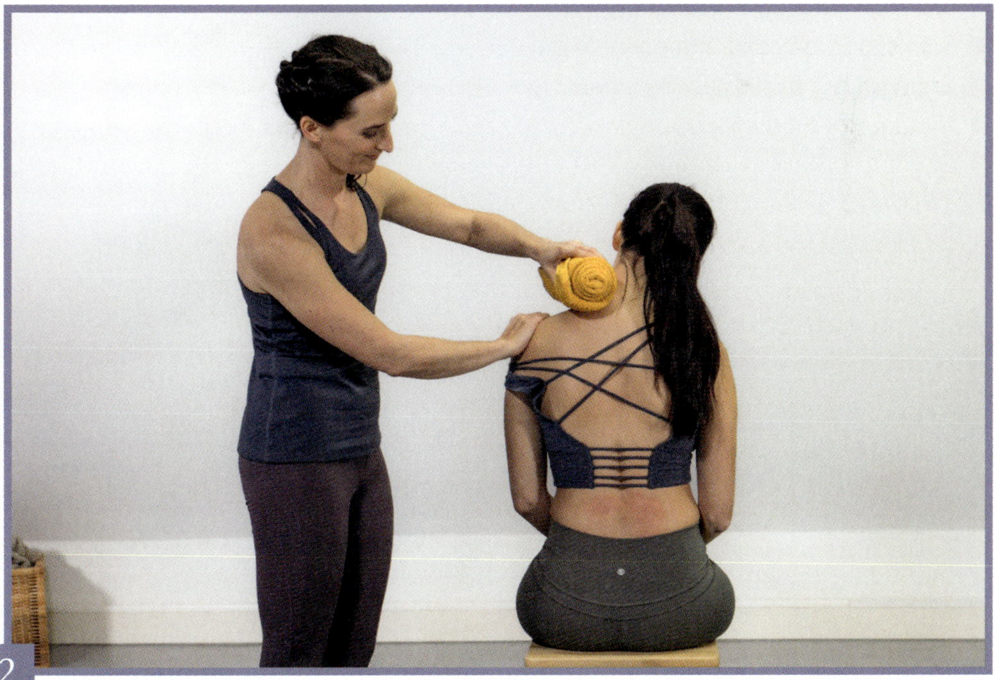

2

Über die Autorin

Friederike Reumann ist Physiotherapeutin, Osteopathin und Heilpraktikerin mit eigener Praxis und Yogaloft bei Hannover. Sie hat unter anderem Ausbildungen in Yoga, TCM und ayurvedischer Medizin absolviert und weitet ihr langjähriges, fundiertes Wissen ständig aus. Friederike hat nicht nur zahlreiche Bücher über Selbstbehandlungsmethoden geschrieben, sondern verfasst regelmäßig Artikel für bekannte Magazine und Fachzeitschriften.

Wer mehr über Friederike und über ihre Praxis PhysioPlus bei Hannover erfahren möchte, findet weiterführende Informationen auf ihren beiden Homepages. Dort findet ihr neben einem Onlineshop und einer Mediathek mit Übungsprogrammen alle Infos zu anstehenden Ausbildungen (Yoga & Osteopathie), Day-Retreats und Kursen. Auch über Youtube- und Instagramkanäle versorgt sie ihre Community ständig mit Informationen und wertvollen Tipps.

- www.physioplus-neustadt.de
- www.yoga-am-steinhuder-meer.de
- Instagram: physioplus_neustadt
- Instagram: friederike_reumann

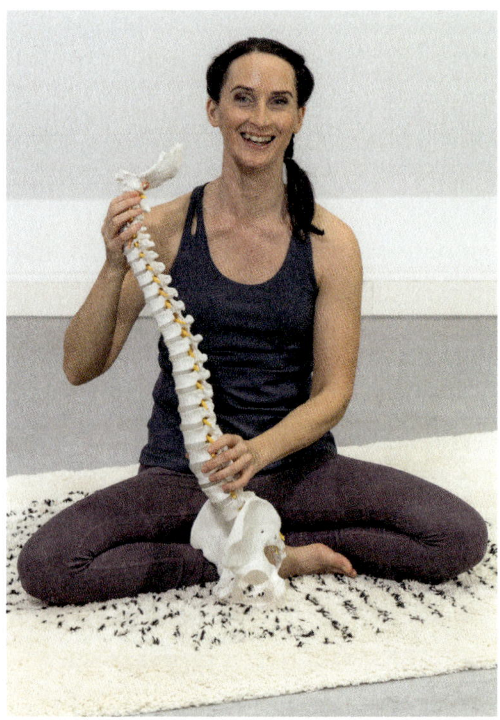

Tipps und Empfehlungen der Autorin

Bücher und Onlineprogramme zur Schmerztherapie

Dr. rer. nat. Torsten Pfitzer (Autor des Vorworts) ist Experte auf dem Gebiet der ganzheitlichen Schmerztherapie und begeistert mich seit Langem mit seinen Büchern und Onlineprogrammen zu diversen Themen wie Rückenbeschwerden, Kiefergelenksproblemen oder Selbstbehandlungen bei Schmerzen. Passend zum Buchthema bietet der Osteopath und Heilpraktiker aus München beispielsweise ein »RückenGlück«-Online-Programm an, bei dem es darum geht, Schmerzen im unteren Rücken nachhaltig selbst zu behandeln. Dieses und weitere spannende Selbsthilfeprogramme für zu Hause sowie ein paar kleine Überraschungen findet ihr auf seiner Homepage.

www.drpfitzer.de/schmerzfrei

Schröpf-Cups für die Selbstbehandlung

In meiner Praxis verwende ich die Schröpf-Cups von BellaBambi, da sie angenehm zu händeln und sehr robust sind. Die Cups werden in einem sympathischen Familienunternehmen in Deutschland unter fairen Bedingungen hergestellt. Es gibt drei verschiedene Größen und Stärken – so lässt sich für jedes myofasziale Problem der richtige Cup finden, nicht nur bei Rückenschmerzen. Ausführliche Infos zur Anwendung, Übungsvideos und einen gut sortierten Onlineshop gibt es auf der BellaBambi-Homepage.

www.bellabambi.de

Gute Bandagen für den Rücken

Die Firma Bauerfeind stellt qualitativ anspruchsvolle Bandagen für alle möglichen Gelenkerkrankungen her. Bei Beschwerden im unteren Rücken empfinde ich die LumboTrain als einen starken Partner, gerade wenn es darum geht, bei Belastungen ein stabiles und gestütztes Gefühl im Rücken zu haben. Durch das integrierte Massagepad wird die Muskulatur zusätzlich aktiviert und besser durchblutet. Die Bandagen können sogar über ein Rezept vom Arzt verordnet werden. Auf der

Bauerfeind-Homepage findest du eine große Auswahl an Bandagen und viele Beispiele für Anwendungsmöglichkeiten.

www.bauerfeind.de

Onlineshop von Friederike Reumann

In meinem Online-PhysioShop findest du handgefertigte Kniekugeln aus verschiedenen Hölzern, die sich nicht nur bei Knieschmerzen bestens eignen, sondern auch zur Triggerpunkt-Behandlung am Rücken. Außerdem kannst du dort all meine Bücher bestellen oder ein paar schöne Kleinigkeiten wie Edelsteinbänder und Yoga-Malas finden. Den Shop findest du auf unserer Praxis-Homepage.

www.physioplus-neustadt.de/physioplus-shop

Behandlungstools wie Bolster und Yogablöcke

Om Ya ist ein Yoga-Label, das seine Produkte mit viel Liebe und Achtsamkeit auswählt. Dabei werden Nachhaltigkeitsaspekte berücksichtigt und viel Wert auf natürliche Materialien gelegt. Im Onlineshop von Om Ya findest du tolle Bolster, wunderschöne, rutschfeste Matten und stabile Blöcke aus Kork, die du als Basics für deine Selbstbehandlungen nutzen kannst.

www.om-ya.de

Erlesene Nährstoffprodukte von höchster Qualität

Nährstoffe für die Rückengesundheit und für Gesundheitsprävention gibt es von der Firma Sunday Natural Products. Alle Nährstoffe sind aus natürlicher Quelle und in bioaktivster Form hergestellt. Die Firma setzt auf pure Wirkstoffe ohne chemische Zusätze, die Produkte sind frei von Gentechnik. Durch das große Netzwerk von Sunday Natural mit ganzheitlich arbeitenden Ärzten und Therapeuten gibt es einzigartige Rezepturen mit den wirksamsten Heilpflanzen und herausragenden Lebensmitteln, die uns helfen, unsere Gesundheit und Vitalität auf natürliche Weise zu fördern und zu erhalten.

www.sunday.de

Weiterführende Literaturempfehlung

Pfitzer, Dr. Torsten; Lechner, Marion (2020): *Osteopathie für zu Hause. Beschwerden und Schmerzen in Nacken, Rücken und Gelenken effektiv selbst behandeln*. riva Verlag, München

Pfitzer, Dr. Torsten (2020): *Kiefer gut, alles gut. Das Übungsprogramm gegen CMD, die wahre Ursache von Zähneknirschen, Kopfschmerzen, Nackenverspannungen, Tinnitus und Co*. riva Verlag, München

Reumann, Friederike (2012): *Das Workbook – eine Arbeitshilfe aus der Yogapraxis.* BoD, Norderstedt

Reumann, Friederike (2021): *Selbstheilung mit Yoga und Osteopathie. Mit osteopathischen Techniken in der Yogapraxis Beschwerden behandeln und Schmerzen lindern.* riva Verlag, München

Reumann, Friederike (2024): *Yoga für Unbewegliche. Schritt für Schritt zu einem geschmeidigen und entspannten Körper*. riva Verlag, München

Arend, Stefanie (2020): *Vital und gesund durch Faszien Massage. Übungen zur Selbsthilfe, um schmerzfrei, beweglich und kraftvoll zu werden*. Schirner Verlag, Darmstadt

Kern, Michael (2017): *Die Weisheit im Körper. Der biodynamische Ansatz der Craniosacral-Therapie*. Richard Pflaum Verlag, München

Löwe, Ramraj Ulrich (2020): *Der inneren Weisheit vertrauen: Eine Einführung in die craniosacrale Methode*. Aurum Verlag, Bielefeld

Übungsübersicht